国家卫生健康委员会"十四五"规划教材

全国中等卫生职业教育教材

供医学影像技术专业用

超声技术与诊断基础

第 4 版

主　编　游晓功

副主编　韦中国　王　梅

编　者（以姓氏笔画为序）

王　梅（泰安市中心医院）

韦中国（阜阳职业技术学院）

史传文（泰山护理职业学院）

姜　璐（山东省海阳市中医医院）

宫　凯（山东省莱阳卫生学校）

莫　霞（桂东卫生学校）

黄文弟（铜仁职业技术学院）

游晓功（泰山护理职业学院）

人民卫生出版社

·北　京·

图书在版编目（CIP）数据

超声技术与诊断基础 / 游晓功主编 . —4 版 . —北京：人民卫生出版社，2022.11（2025.1重印）
  ISBN 978-7-117-33954-4

  Ⅰ.①超…　Ⅱ.①游…　Ⅲ.①超声波诊断–中等专业学校–教材　Ⅳ.①R445.1

  中国版本图书馆 CIP 数据核字（2022）第 203266 号

人卫智网	www.ipmph.com	医学教育、学术、考试、健康，购书智慧智能综合服务平台
人卫官网	www.pmph.com	人卫官方资讯发布平台

超声技术与诊断基础
Chaosheng Jishu yu Zhenduan Jichu
第 4 版

主　　编：游晓功
出版发行：人民卫生出版社（中继线 010-59780011）
地　　址：北京市朝阳区潘家园南里 19 号
邮　　编：100021
E - mail：pmph @ pmph.com
购书热线：010-59787592　010-59787584　010-65264830
印　　刷：天津市光明印务有限公司
经　　销：新华书店
开　　本：850×1168　1/16　印张：17
字　　数：362 千字
版　　次：2003 年 2 月第 1 版　　2022 年 11 月第 4 版
印　　次：2025 年 1 月第 4 次印刷
标准书号：ISBN 978-7-117-33954-4
定　　价：62.00 元

打击盗版举报电话：010-59787491　E-mail：WQ @ pmph.com
质量问题联系电话：010-59787234　E-mail：zhiliang @ pmph.com
数字融合服务电话：4001118166　E-mail：zengzhi @ pmph.com

修订说明

为服务卫生健康事业高质量发展,满足高素质技术技能人才的培养需求,人民卫生出版社在教育部、国家卫生健康委员会的领导和支持下,按照新修订的《中华人民共和国职业教育法》实施要求,紧紧围绕落实立德树人根本任务,依据最新版《职业教育专业目录》和《中等职业学校专业教学标准》,由全国卫生健康职业教育教学指导委员会指导,经过广泛的调研论证,启动了全国中等卫生职业教育护理、医学检验技术、医学影像技术、康复技术等专业第四轮规划教材修订工作。

第四轮修订坚持以习近平新时代中国特色社会主义思想为指导,全面落实党的二十大精神进教材和《习近平新时代中国特色社会主义思想进课程教材指南》《"党的领导"相关内容进大中小学课程教材指南》等要求,突出育人宗旨、就业导向,强调德技并修、知行合一,注重中高衔接、立体建设。坚持一体化设计,提升信息化水平,精选教材内容,反映课程思政实践成果,落实岗课赛证融通综合育人,体现新知识、新技术、新工艺和新方法。

第四轮教材按照《儿童青少年学习用品近视防控卫生要求》(GB 40070—2021)进行整体设计,纸张、印刷质量以及正文用字、行空等均达到要求,更有利于学生用眼卫生和健康学习。

前　言

《超声技术与诊断基础》（第4版）是为适应现代卫生职业教育事业的发展，全面落实党的二十大精神进教材要求，根据教育部颁布的《中等职业学校医学影像技术专业教学标准》编写。教材编写坚持质量第一，体现卫生职业教育特点，精心组织内容，优化知识结构，体现职业教育改革发展要求。

本教材主要面向全国中等卫生职业教育医学影像技术专业师生，以培养具有崇高道德水准和高素质劳动者与技能型人才为中心任务，侧重"技术技能"的培养，体现最新职业标准、行业标准和岗位规范，注重教学内容与超声专业技术资格考试及职业准入对接。

本教材的主要内容包括超声检查与诊断的应用基础、常见组织器官的超声检查技术和正常声像图分析、常见病超声诊断概要、超声介入技术和超声图像存储传输与图文处理等。针对医学影像技术专业学习特点与岗位需求，教材适当增加超声扫查技术、正常声像图分析、超声扫查要点和超声图像存储传输与图文处理等方面的内容。

本教材每章章首设有"学习目标"，并通过案例分析、知识拓展拓宽学生专业视野，培养学生的创新意识、解决问题的能力和实践能力；每章学习内容后有围绕学习目标和教学重点的"本章小结"及"思考与练习"，突出重点教学内容。

本教材为融合教材，数字内容包含课件PPT、视频和自测题，纸书、网络资源融合互动，巩固所学知识。

本教材的编者为本专业一线教师或经验丰富的临床医学影像学专家，各位编者克服时间紧、任务重等困难，如期完成编写任务。本教材在编写过程中，得到了各编者单位的大力支持，多位行业专家对本教材的编写提出了宝贵意见，在此一并致谢。

由于编写时间紧且受水平所限，书中难免存在疏漏和不足之处，恳请广大师生和读者不吝赐教。

游晓功

2022年11月

目　录

第一章　绪论　1

**第一节　超声技术与诊断基础的
　　　　内容与发展简介　2**
一、超声技术与诊断基础的内容　2
二、超声检查技术的临床应用　2
三、发展简介　2
**第二节　超声技术与诊断基础的
　　　　特点与学习指导　3**
一、特点　3
二、学习指导　3

**第二章　超声检查与诊断的
　　　　应用基础　6**

第一节　超声成像基础　6
一、超声成像物理基础　7
二、超声波与界面的相互作用　9
三、超声成像显示方式　11
**第二节　超声诊断仪的功能调节与
　　　　使用　15**
一、超声诊断仪的功能调节　16
二、超声诊断仪的维护与保养　18
**第三节　超声技术与诊断的临床
　　　　应用基础　19**
一、超声检查方法　19
二、超声回声描述和声像图分析　22
三、超声伪像　23

第三章　肝超声检查　27

第一节　肝解剖概要　28
一、肝的位置、形态与结构　28
二、肝的分叶分段　29
**第二节　肝超声检查技术和正常
　　　　声像图　29**
一、检查前准备　29
二、扫查方法和正常声像图　30
三、扫查要点和注意事项　37
第三节　肝常见疾病超声诊断概要　38
一、肝囊肿　38
二、多囊肝　39
三、肝脓肿　40
四、肝血管瘤　41
五、肝癌　42
六、脂肪肝　45
七、肝硬化　46

第四章　胆系超声检查　50

第一节　胆系解剖概要　50
一、胆囊　51
二、肝内胆管　52
三、肝外胆管　52
**第二节　胆系超声检查技术和
　　　　正常声像图　52**
一、检查前准备　52

二、扫查方法和正常声像图　53

三、扫查要点和注意事项　56

第三节　胆系常见病超声诊断概要　56

一、胆囊结石　56

二、急性胆囊炎　58

三、胆囊息肉样病变　59

四、胆囊癌　60

五、阻塞性黄疸　61

第五章　胰腺超声检查　65

第一节　胰腺解剖概要　65

一、胰腺的位置与毗邻　65

二、胰腺的分部　66

三、胰腺的血管定位标志　66

**第二节　胰腺超声检查技术和
正常声像图　67**

一、检查前准备　67

二、扫查方法和正常声像图　68

三、扫查要点和注意事项　70

第三节　胰腺常见病超声诊断概要　70

一、急性胰腺炎　70

二、胰腺囊肿　71

三、胰腺癌　72

第六章　脾超声检查　75

第一节　脾解剖概要　75

**第二节　脾超声检查技术和
正常声像图　76**

一、检查前准备　76

二、扫查方法和正常声像图　77

三、扫查要点和注意事项　79

第三节　脾常见病超声诊断概要　79

一、弥漫性脾大　79

二、脾破裂　80

第七章　胃肠超声检查　83

第一节　胃肠解剖概要　84

一、胃　84

二、小肠　84

三、大肠　84

**第二节　胃肠超声检查技术和
正常声像图　84**

一、检查前准备　84

二、扫查方法和正常声像图　85

三、扫查要点和注意事项　87

第三节　胃肠常见病超声诊断概要　87

一、胃肠道肿瘤　87

二、肠套叠　88

三、急性阑尾炎　89

四、肠系膜淋巴结肿大　90

**第八章　泌尿系统与前列腺
超声检查　93**

第一节　泌尿系统超声检查　93

一、解剖概要　94

二、检查前准备　94

三、扫查方法和正常声像图　96

四、扫查要点和注意事项　99

五、泌尿系统结石　99

六、肾积水　100

七、肾囊性病变　102

八、肾错构瘤　103

九、肾细胞癌　104

十、膀胱肿瘤　105

第二节　前列腺超声检查　106

一、前列腺解剖概要　106

二、检查前准备　106

三、扫查方法和正常声像图　107

四、扫查要点和注意事项　108

五、前列腺增生症　108

六、前列腺癌　109

第九章　妇科超声检查　112

第一节　子宫及附件解剖概要　112

一、子宫　113

二、输卵管与卵巢　113

第二节　子宫及附件超声检查技术和正常声像图　113

一、检查前准备　113

二、扫查方法和正常声像图　114

三、扫查要点和注意事项　118

第三节　子宫及附件常见病超声诊断概要　118

一、宫内节育器　118

二、子宫肌瘤　119

三、子宫腺肌病　121

四、子宫内膜癌　121

五、卵巢非赘生性囊肿　122

六、卵巢肿瘤　123

第十章　产科超声检查　128

第一节　正常妊娠超声检查　128

一、早期妊娠超声检查　129

二、中晚期妊娠超声检查　130

三、胎儿发育与测量　133

第二节　异常妊娠超声检查　134

一、流产　134

二、异位妊娠　135

三、葡萄胎　136

四、前置胎盘　136

五、羊水异常　137

第三节　胎儿畸形超声检查　137

一、无脑儿　137

二、脑膨出　138

三、脊柱裂　139

四、腹壁缺损内脏外翻　139

五、单心室　140

六、致死性骨发育不良　141

第十一章　心脏超声检查　143

第一节　心脏解剖概要　144

一、心脏的位置与外形　144

二、心脏的结构　144

第二节　心脏超声检查技术与正常超声心动图　145

一、检查前准备　145

二、二维超声心动图　146

三、M 型超声心动图　151

四、多普勒超声心动图　153

五、超声测值与心功能测定　158

六、扫查要点和注意事项　160

第三节　心脏常见病超声诊断概要　160

一、房间隔缺损　161

二、室间隔缺损　162

三、动脉导管未闭　164

四、二尖瓣狭窄及关闭不全　165

五、主动脉瓣狭窄及关闭不全　167

六、肥厚型心肌病　169

七、心肌梗死　170

八、心包积液　172

第十二章　周围血管超声检查　175

第一节　颈动脉超声检查　175
一、颈动脉解剖概要　175
二、检查前准备　176
三、扫查方法和正常声像图　177
四、扫查要点和注意事项　179
五、颈动脉硬化性闭塞症　179

第二节　下肢动脉超声检查　181
一、下肢动脉解剖概要　182
二、检查前准备　182
三、扫查方法和正常声像图　183
四、扫查要点和注意事项　184
五、下肢动脉硬化性闭塞症　184

第三节　下肢静脉超声检查　185
一、下肢静脉解剖概要　185
二、检查前准备　185
三、扫查方法和正常声像图　186
四、扫查要点和注意事项　187
五、下肢深静脉血栓形成　187

第十三章　浅表器官超声检查　190

第一节　甲状腺超声检查　190
一、甲状腺解剖概要　191
二、检查前准备　191
三、扫查方法和正常声像图　192
四、扫查要点和注意事项　193
五、甲状腺功能亢进症　193
六、甲状腺肿　195
七、甲状腺腺瘤　195
八、甲状腺癌　196

第二节　乳腺超声检查　197
一、乳腺解剖概要　198
二、检查前准备　198
三、扫查方法和正常声像图　199
四、扫查要点和注意事项　200
五、乳腺增生症　200
六、乳腺纤维腺瘤　201
七、乳腺癌　202

第三节　浅表淋巴结超声检查　204
一、淋巴结解剖概要　204
二、检查前准备　204
三、扫查方法和正常声像图　205
四、扫查要点和注意事项　205
五、淋巴结增大评估分析　205

第四节　运动系统超声检查　207
一、运动系统解剖概要　207
二、检查前准备　207
三、扫查方法和正常声像图　208
四、扫查要点和注意事项　210
五、运动系统常见疾病超声诊断　210

第十四章　介入性超声　213

第一节　超声引导穿刺的技术原则　214
一、介入超声器材　214
二、穿刺路径的选择原则　214
三、影响穿刺精度的因素　214

第二节　临床常用超声介入技术　214
一、超声引导下穿刺活检　215
二、囊性病变介入治疗　216
三、超声引导下消融治疗　218

第十五章　超声图像存储传输与图文处理　222

第一节　超声图像传输与存储　222
一、DICOM 标准与 DICOM 格式图像　223

二、超声图像的分类与格式　223

三、超声图像的接收与传输　223

四、超声图像的存储与备份　224

第二节　超声图文工作站功能介绍　224

一、信息登记　224

二、图像接收与处理　224

三、报告编辑与打印　226

四、图像备份与教学科研　226

五、科室管理　227

**第三节　超声报告书写规范与
格式　227**

一、超声报告书写规范　227

二、超声报告的基本格式及要求　227

附录　230

实训指导　230

实训 1　B 超和 M 超功能调节与
操作　230

实训 2　彩色和频谱多普勒超声
功能调节与操作　231

实训 3　肝超声检查方法及测量　232

实训 4　肝主要切面扫查操作和
标准切面声像图分析　233

实训 5　胆系超声检查　234

实训 6　胰腺超声检查　235

实训 7　脾超声检查　236

实训 8　胃肠超声检查　237

实训 9　泌尿系统及前列腺超声
检查　238

实训 10　子宫及附件超声检查　239

实训 11　产科超声检查　240

实训 12　心脏二维超声检查　241

实训 13　心脏 M 型、彩色与频谱
多普勒超声检查　242

实训 14　周围血管超声检查　243

实训 15　甲状腺、浅表淋巴结和
运动系统超声检查　244

实训 16　超声图文工作站的使用　245

教学大纲（参考）　246

参考文献　257

第一章 | 绪 论

01章 数字资源

学习目标

1. 具有高度的责任心和尊重、渴求知识的态度。
2. 掌握超声技术与诊断基础的内容和临床应用。
3. 熟悉超声技术与诊断基础的特点。
4. 了解超声医学发展概况。
5. 学会超声技术与诊断基础的学习方法。

 案例导入

患者男性,66岁。突发右上腹绞痛1h,疼痛向右肩背部放射。检查:体温37.9℃,脉搏70次/min,呼吸19次/min,血压120/80mmHg。皮肤、巩膜黄染,右上腹压痛。

请问:该患者首选何种影像检查方法?

超声波是指振动频率超过20 000Hz(赫兹),超出人耳听觉上限的机械波。临床诊断所用超声波的频率多在1~20MHz之间。探头发射的超声波进入人体后,遇到不同组织的交界面时将发生反射、散射等而形成回声,这些携带人体结构信息的回声信号被接收处理,形成声像图。超声技术与诊断基础是研究和应用超声波扫查人体进行诊断和治疗疾病的学科,属于医学影像学范畴。

第一节　超声技术与诊断基础的内容与发展简介

一、超声技术与诊断基础的内容

　　超声技术与诊断基础涉及的主要内容包括超声成像的基础理论、操作技术、超声图像存储传输与图文处理、各组织器官超声检查技术和正常声像图表现、常见疾病的图像特征及扫查要点和注意事项等。

二、超声检查技术的临床应用

　　1. 形态学检测　观察分析各脏器的解剖结构、病变组织的病理学形态改变在声像图上的反应。

　　2. 功能性检测　可用于评价某些脏器的功能,如利用超声评价心脏舒张和收缩、胆囊收缩等功能。

　　3. 介入性超声　在超声引导下进行穿刺活检、造影、抽吸、插管和肿瘤消融治疗等。

三、发　展　简　介

　　在20世纪40年代超声技术开始应用于医学领域,至今经历了A型、M型、B型、D型(多普勒超声)超声阶段和超声新技术发展与应用阶段。

　　1942年奥地利医生K. T. Dussik使用A型超声扫查颅脑,开始了A型超声的临床探索与应用。1954年瑞典的Edler首次报道了应用超声光点扫查法诊断心脏疾病,即M型超声心动图。A型与M型超声的成熟与临床应用是在20世纪的60~80年代,目前A型超声在眼科仍有使用,而M型超声主要用于检查心脏和血管。1949年美国的Howry获得上臂的B型超声声像图,B型超声逐步开始应用于临床并于20世纪70~80年代日臻成熟,目前B型超声已成为现代超声检查与诊断的核心内容,得到了临床的广泛认可和推广。

　　20世纪80年代开始,彩色多普勒血流成像、能量多普勒和组织多普勒技术开始应用于临床,至今在临床上得到迅速的应用和普及。20世纪80~90年代三维超声显像技术开始应用于临床,目前的实时三维超声技术的声像质量和应用价值不断提高。进入21世纪,超声弹性成像、超声组织定征、血管内超声、超声造影及介入性超声等新技术、新方法不断应用于临床,进一步拓展和延伸了超声检查技术的应用范围和深度,将超声从解剖学成像逐步过渡到功能性成像、分子生物学成像与诊疗。

国内超声检查与诊断起源于20世纪50年代末期，1958年底上海市第六人民医院安适先生首先用超声波探测癌肿获得成功，拉开了我国超声诊断的历史序幕。1959年4月，我国超声医学技术第一个科技攻关小组"上海市超声医学应用研究小组"诞生，为我国超声诊断的发展做出了巨大贡献。目前，我国在所有的超声诊断领域中开展了与国外几乎同步的诊断技术，迈开了走向世界先进水平的坚实步伐。

第二节　超声技术与诊断基础的特点与学习指导

一、特　点

1. 超声检查无放射性损伤，可视为无创伤性检查技术，临床应用一般不受限制。

2. 适用于人体软组织检查。超声对软组织有良好的分辨能力，超声显像无需对比剂即可显示并区分肌肉、脂肪、液体等组织结构。

3. 超声声像图为切面或断层面图像，类似计算机体层成像（computed tomography）图像，图像清晰，层次丰富，测量准确。

4. 超声声像图实时动态，符合人体的生理性。

5. 检查便捷，可移动，适于床旁检查和应急检查。

6. 既能观察形态又能检测功能，还能在超声引导下进行诊疗。

7. 对肺等含气脏器和骨骼等高密度组织结构的显示较差。

8. 脉冲多普勒超声受到脉冲重复频率的限制，对高速血流的检测易产生混叠现象；连续波多普勒超声缺乏距离分辨力，难以定位。

9. 超声成像中伪像较多，如不能正确识别可能会导致漏诊或误诊。

10. 超声检查对操作者的技术水平和仪器质量有较强的依赖性。

二、学习指导

按照教学大纲的规定，本教材的学习分为在校理论学习、实训和毕业实习。在校学习的重点是主要脏器常用标准切面的扫查操作技术和标准声像图分析，通过实训来强化操作技能，并适当学习一些常见病的超声诊断要点、超声扫查要点与注意事项等，使学生在毕业实习前能掌握教学大纲规定的基本知识和基本操作技能。毕业实习是理论与实践相结合的重要环节，实习期间学生在上级医生指导下进行超声检查操作，把在校学习的理论知识与实训的技能转化为独立工作的能力，直接服务患者，达到培养目标。

（一）理论学习

1. 熟悉相关的基础学科知识　超声成像涉及声学、电子学、影像设备学等课程内容，学习时应经常复习与之有关的基础知识，增强获取声像图的能力，提高声像图的质量，加深对声像图临床特征的认识。

2. 熟悉相关的基础医学知识　熟悉解剖学、病理学和生理学方面的基本知识，有助于准确扫查获得不同脏器的常用标准切面，认识组织结构在各切面所表现的正常声像图的规律变化，识别病理情况下组织结构特征性改变。

3. 学习必要的临床医学知识　超声诊断中常遇"同病异图、异病同图"的现象，为此必须结合临床相关知识的学习，以加深对声像图特征的认识和理解，提高声像图采集的成功率和超声诊断的准确率。

4. 学会正确的诊断思维方式　超声的成像原理决定了其临床应用的局限性，加上操作者的经验等因素影响可能出现漏诊、误诊，因此应客观看待超声检查结果。应通过临床和术后随访验证超声检查结果，以不断提高超声诊疗技术水平。

（二）技能训练

超声诊断的准确性与操作人员的技术水平密切相关，准确的超声诊断有赖于客观、真实的声像图资料获取和分析。因此要求超声操作人员能通过规范而熟练的切面操作获取标准的声像图，而掌握一个标准切面超声扫查技术需要大量的实践，因此实践操作技能的训练对超声专业技术人员极为重要。

> **本章小结**
>
> 超声技术与诊断基础主要内容有超声操作技术、超声诊断基础和介入性超声。从20世纪40年代至今经历了A型、M型、B型、多普勒超声和超声新技术发展与应用，目前超声作为医学影像学的重要组成部分广泛应用于临床。超声具有无创、软组织分辨力高和实时便捷等特点，与X射线和CT等检查形成互补。本课程的学习应理论学习和实训并重，强调理工基础、相关医学基础、临床医学知识在学习中的作用，用正确的临床思维方法客观认识超声的临床应用价值。

（游晓功）

思考与练习

一、名称解释
超声波
二、填空题
1. 应用于医学领域的超声技术起源于_____世纪_____年代。

2. 超声技术至今经历了_____、_____、_____、_____和超声新技术发展与应用阶段。

三、简答题

1. 简述超声检查技术的临床应用价值。

2. 简述超声检查技术的优缺点。

3. 简述超声操作技能训练的重要性。

第二章 | 超声检查与诊断的应用基础

02章 数字资源

学习目标

1. 具有高度的责任心、严谨的学习态度和良好的职业道德,尊重与关心患者,能与患者进行良好的沟通与交流。
2. 掌握超声检查的基本方法和声像图的描述。
3. 熟悉超声成像的基础和超声诊断仪的功能调节。
4. 了解常见的超声伪像、超声诊断安全性及注意事项。
5. 学会超声诊断仪的基本操作和维护保养,能认识声像图。

 案例导入

患者男性,45 岁,右上腹部疼痛 1d、加重 2h,临床科室考虑急性胆囊炎,申请进行肝胆胰脾超声检查。

请问:

1. 检查者可选用哪些超声检查显示方式?
2. 检查者对超声诊断仪进行的功能调节有哪些?

第一节 超声成像基础

超声成像是利用超声波探测人体,将人体内的回声信息以图形、频谱或其他数据形式显示为声像图。临床上通过观察分析声像图并结合临床表现等对疾病进行诊断和治疗。

一、超声成像物理基础

（一）超声波

1. **超声波** 超声波指振动频率大于 20 000Hz、超出人耳听觉上限的机械波。振动频率在 20~20 000Hz 的机械波能被人耳感知，称为可闻声波（声音）。振动频率小于 20Hz 的声波为次声波。

2. **基本物理量** 超声波有波长（λ）、频率（f）与声速（c）三个基本物理量，三者的关系：$c=\lambda \cdot f$。

（1）波长：指在波的传播方向上，一个振动周期内相邻两个振动相位之间的距离。常用单位有毫米（mm）或微米（μm）。

（2）频率：指声源在单位时间内完成的全振动的次数。单位为赫兹（Hz）。医用诊断超声频率在 1~20MHz（兆赫兹），常用频率 2~15MHz。

（3）声速：指单位时间内声波在介质中传播的距离，单位为米/秒（m/s）。声速与传播介质的密度和弹性系数等因素有关。超声波在同一介质中传播时声速相同，在不同介质中传播时声速不同，如在人体骨骼、软组织、体液和气体中平均声速分别约为 3 860m/s、1 540m/s、1 500m/s 和 350m/s。

（二）超声波的产生与接收

产生与接收超声波的装置为探头，也称换能器。探头的基本结构包括压电晶体、电极、吸声材料、导线、外壳和接插件等，压电晶体实现电能与机械能的转换。

1. **产生** 利用压电晶体的逆压电效应，将电能转换成机械能。探头内的压电晶体在高频震荡电信号作用下发生高频振动，产生超声波。

2. **接收** 利用压电晶体的正压电效应，将机械能转换成电能。超声波扫查人体，部分声能从人体内返回探头，作用于压电晶体上产生电信号，经处理后形成声像图，实现超声波的接收。

（三）声场

1. **超声场** 超声波在弹性介质中传播时，介质中充满超声波能量的空间称为超声场。不同的超声波声源及不同的传播条件将形成不同的超声场。超声诊断技术中被超声扫查的范围，实际上只是超声场的一部分。

2. **声场特性**

（1）声束：指从声源发出在一个较小的立体角内沿一定方向传播的声波。声束的中心线为声轴，它代表着声束传播的主方向。

（2）近场与远场：声束两侧边缘之间的距离为束宽，声束上各处束宽不等。在探头短轴（或长轴）方向上，邻近探头（声源）的一段距离内声束宽度近似相等，该区域称为近场。近场区长度与声源的面积成正比，与声波的波长成反比。离声源较远的区域声束扩散称为远场。远场声束开始扩散而呈喇叭形（图2-1），扩散程度也与声源面积和超声波长等有关，声源径线越大、波长越短，远场声束扩散程度越小。

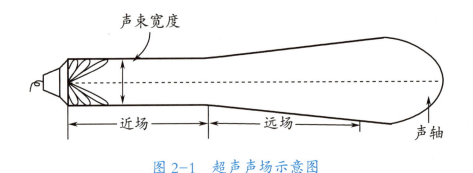

图 2-1　超声声场示意图

3. 声束聚焦　采用聚焦技术可使聚焦区声束变细，减少远场声束扩散，改善超声的横向和/或侧向分辨力。有声透镜聚焦、电子聚焦等方式。

（四）超声分辨力

超声分辨力指超声能区分细小结构的能力。分辨力高则图像的亮点细小、清晰，显示细微结构能力强。分为空间分辨力和对比分辨力等。

1. 空间分辨力　空间分辨力指超声系统能够区分两个紧邻的组织界面（目标）的最小距离的能力（图2-2），可分为以下几种：

（1）轴向分辨力：指在沿声束轴线方向上超声能区分两个界面间的最小距离，又称纵向分辨力。频率高，轴向分辨力高，3~3.5MHz探头的轴向分辨力在1mm左右。

（2）侧向分辨力：指在与声束轴线垂直的平面上，在探头长轴方向上超声能区分两个界面间的最小距离。声束越细，侧向分辨力越高，与电子聚焦效果、晶片形状等因素有关。在声束聚焦区，3~3.5MHz探头的侧向分辨力在1~2mm。

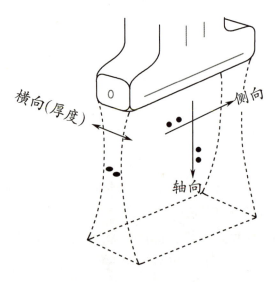

图 2-2　超声分辨力示意图

（3）横向分辨力：指在与声束轴线垂直的平面上，在探头短轴方向上超声能区分两个界面间的最小距离，亦称厚度分辨力。声束有厚度，声像图是一定厚度的断面信息叠加显示。与探头的曲面聚焦等因素有关。

2. 对比分辨力　对比分辨力指超声系统能显示出的最小声阻抗（回声强度）差值的能力。两个回声信号能被显示为两种回声强度（灰度）而非一种回声强度时需要的最小回声差。对比分辨力高，声像图灰阶多，层次丰富，区分微小回声强度差别的能力强。

二、超声波与界面的相互作用

超声波在气体、液体和人体软组织等介质中以纵波（疏密波）的形式传播。超声波在均匀介质中沿直线传播，在非均匀介质中会发生反射、散射、折射和绕射等现象。

（一）声阻抗与界面

1. 声阻抗（Z）　声阻抗指介质对声波传播的阻力。其数值等于介质密度（ρ）与声速（c）之积，即 $Z = \rho \cdot c$，单位为 g/（cm^2·s）。不同的介质有不同的声阻抗。

2. 界面　界面指声阻抗不同的两种介质的交界面。尺寸大于超声波波长的界面为大界面；反之，为小界面。人体内不同的器官间、组织间和细胞间构成大小不等的众多界面，超声波在界面处发生反射、散射等回声信号，经处理形成声像图。

（二）界面对入射超声波的作用

1. 反射　反射指超声波在界面处部分或全部声波返回到原介质中传播的现象（图 2-3）。大界面对入射超声波产生反射。反射角等于入射角。反射声能的大小与两界面的声阻抗差和入射角度等因素有关，当两界面之间的声阻抗有 0.1% 的差别时，即可产生声反射。声束垂直入射到界面，探头能接收到最大的反射回声信号。

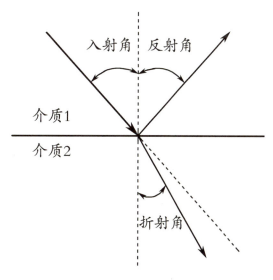

图 2-3　超声反射与折射示意图

2. 散射　散射指入射声能的一部分在界面处向各个空间方向分散辐射的现象（图2-4）。小界面对入射超声波产生散射，散射无方向性。散射声能仅有小部分（返回至探头的）被接收成像。

人体内界面的声反射和散射是超声成像的基础。

3. 折射　折射指超声波经过声速不同的两种介质界面时，其传播方向发生改变的现象（图2-3）。折射导致超声波非直线传播。

4. 绕射　绕射指入射超声波绕过界面继续向前传播的现象。界面的径线和入射声波的波长相近时，可能发生绕射（图2-5）。

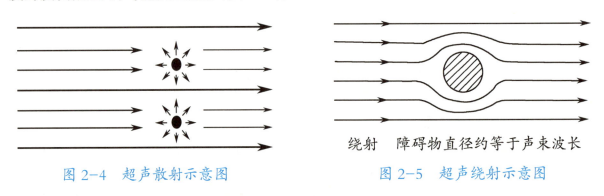

绕射　障碍物直径约等于声束波长

图 2-4　超声散射示意图　　　　图 2-5　超声绕射示意图

5. 衰减　衰减指声能随传播距离的增加而减少的现象。与声反射、散射、吸收、扩散和组织结构等因素有关。组织中胶原蛋白和钙质越多，或体液中蛋白的成分越多，声衰减越大。人体组织声衰减程度的一般规律：骨 > 软骨 > 软组织 > 血液 > 尿液。

6. 多普勒效应（Doppler effect）　多普勒效应指入射声波遇到运动界面后，反射或散射回声的频率发生改变的现象。频率差值，称为频移。界面朝向探头运动时，回声频率高于入射频率，为正频移；反之为负频移（图2-6）。利用多普勒效应成像可获得运动界面（如血细胞）的运动方向、速度、性质等信息。

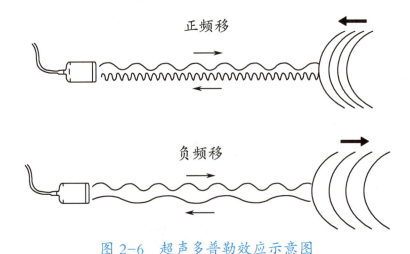

正频移

负频移

图 2-6　超声多普勒效应示意图

（三）入射超声波对界面的作用

1. 超声生物效应　超声波是机械振动在介质中的传播，当它在生物组织介质中传播

且超声剂量超过一定阈值时,可能会对生物组织产生功能或结构上的影响(效应),称为超声生物效应。其产生机制有:

(1)机械效应:超声波在介质中前进,会使人体组织中各质点受到交替变化的压缩和伸展(正压和负压),可能会对生物组织的结构、功能和生理活动产生影响。

(2)热效应:指超声在生物组织传播过程中,部分声能被组织吸收而转化为热能,使组织温度升高的现象。热效应可用于临床理疗。

(3)空化效应:当足够强的超声波作用于液体介质时,液体介质中的稀疏区受拉,可能形成微小腔隙即空化气泡。液体中的空化气泡在超声作用下产生、生长、崩溃的过程,可伴有局部瞬时温度升高、放电等现象。

2. 超声检查安全性与注意事项

(1)安全性:超声波属于非电离辐射,常规超声检查对人体大多数组织器官是安全的。对部分敏感的组织器官超声检查时,应注意超声安全剂量问题。超声安全剂量与受检部位的超声敏感度、检查时长、超声强度与频率等因素有关。

(2)注意事项:应坚持最小剂量原则,即在保证声像图质量的前提下,采用最低超声强度和最短扫查时间。一般认为,扫查敏感组织器官如中枢神经、视网膜、生殖腺和早期胚胎、胎儿心脑等,每个切面固定观察时间不应超过 1min,若需重复扫查则间隔 2~3min 后进行。

三、超声成像显示方式

超声诊断仪由主机、探头、显示器等组成,主机包括主控电路、发射电路、接收电路和扫描电路等。探头发射超声并接受回声,回声信号经主机处理后,以曲线、图像、伪彩色编码或频谱图等形式显示于显示器上,形成 A 型、B 型、M 型和多普勒型等显示方式,A 型目前应用少。

(一)B 型超声

B 型超声简称 B 超,也称二维超声。声像图为断层面图像,以光点大小表示回声界面的大小,以光点亮度表示界面回声的强弱。扫查时探头顺序发射多条平行排列(常规超声)或相互成一定的角度(复合超声)的声束进入人体,遇到各种界面会形成强度与范围不一的回声信号,经处理后在显示屏以相应亮度与大小的光点显示,形成 B 超声像图(图 2-7)。

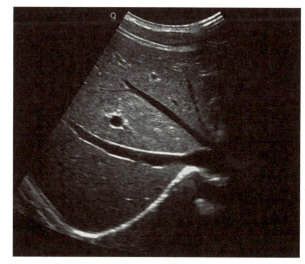

图 2-7 B 超声像图

(二)M 型超声

M 型超声将活动界面的动态回声信息以曲线(波形)图显示,主要用于心脏和大血管检查。在 M 型超声上可对腔径、壁厚、幅度、速度和功能等进行定量分析。其包括常规 M 型超声和解剖(全方位)M 型超声。

1. 常规 M 型超声　常规 M 型超声以单声束取样,获取声束与活动界面相交点的回声,以光点纵行排列在显示屏上,通过慢扫查使光点随时间从左向右移动显示。纵坐标表示各界面相对探头的空间位置及距离变化,横坐标表示扫查时间(图 2-8)。

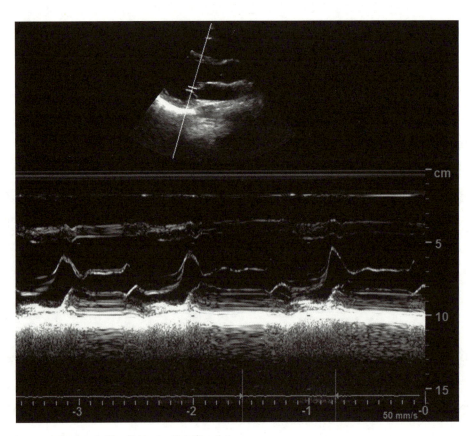

图 2-8　M 型超声心动图

2. 解剖 M 型超声　解剖 M 型超声利用计算机对序列数字化二维超声图像进行后处理,在帧频存储器中每一帧都取一个地址的信号,形成一条特定形状的取样线,最终读出显示出来,地址是扫查深度,信号是灰度信号,形成纵轴;每一帧都有一个时间差,形成横轴。取样线可以任意角度灵活调整。

(三)多普勒型超声

依据多普勒效应原理,将运动界面的回声频移信息处理转化为波形或色彩等形式,显示于显示屏上。

1. 彩色多普勒(图 2-9)　将从取样区内获得的多普勒频移信息进行彩色编码,叠加在 B 型声像图的相应位置上,能实时显示动态血流图像,即彩色多普勒血流成像(color

Doppler flow imaging, CDFI)。

2. 频谱多普勒　频谱多普勒将频移信息转换为频谱(波形)图,纵轴表示频移,即界面的运动方向、速度;横轴表示时间。波形位于横轴上方代表正向血流,波形位于横轴下方代表反向血流(图2-10)。波形线条细(频带窄)提示取样区内各血细胞方向一致、流速近似;反之,各血细胞方向、流速差异大。它又分为脉冲多普勒和连续波多普勒。

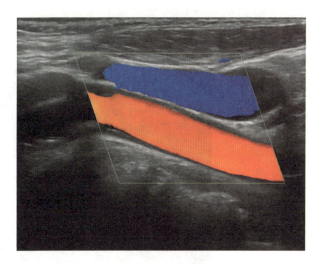

图 2-9　彩色多普勒声像图

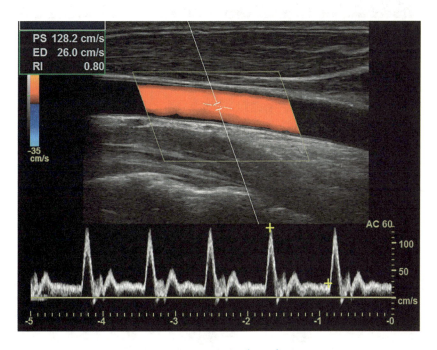

图 2-10　频谱多普勒声像图

（1）脉冲多普勒:探头内同一(组)晶片完成超声的发射和回声的接收,通过距离选通功能选择性地接收目标深度处的回声信号而非所有回声,具有定点测量能力即距离选通功能,缺点是不能检测高速血流。

（2）连续波多普勒:探头内一个(或一组)晶片发射超声,另一个(或一组)晶片接收回声信号,接收声束方向上所有运动界面的多普勒回声信息。优点是能检测高速血流,缺点是无距离选通功能。

3. 组织多普勒(tissue Doppler imaging, TDI)　组织多普勒显示的是组织运动的彩色图像,其成像机制和处理过程与彩色多普勒超声检查几乎相同。组织多普勒将取样区内运动速度较高的界面(如血细胞)的频移信息滤去,仅提取低速界面(如心壁)的频移信息,再按彩色多普勒血流成像相同的彩色编码规则进行彩色显示。其主要用于分析心壁、瓣膜等结构的方向与速度等信息(图2-11)。

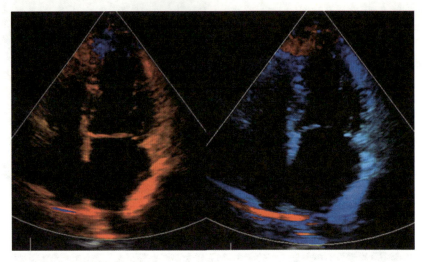

图 2-11　组织多普勒声像图

(四)超声成像新技术

1. 弹性成像　不同组织的弹性系数(硬度)不同,在受外力作用后其形变和位移亦不同。将取样区内各组织受压前后回声信号中的形变、位移等参数提取,转化为数据或进行彩色编码,以数值和彩色图像等形式表达组织的硬度。通常将硬度小、形变大的组织显示为红色,硬度大、形变小的组织显示为蓝色,绿色为组织的平均(中等)硬度;亦有用红色表示质硬、蓝色表示质软。其分为施压式弹性成像和剪切波弹性成像等模式。可应用于肝、乳腺、甲状腺、前列腺等脏器疾病的辅助诊断(图2-12)。

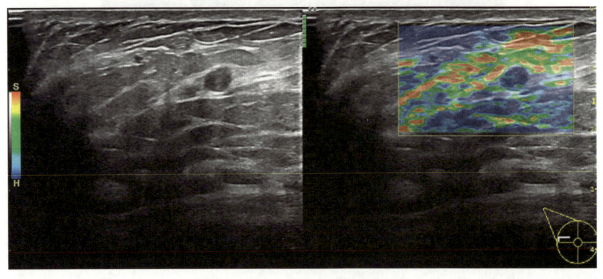

图 2-12　超声弹性成像声像图

2. 三维成像　三维成像指利用计算机技术和图像处理技术将获取的超声图像(回声)数据进行处理与重建,重现器官或病灶的立体形态、内部结构及毗邻关系(图2-13)。

通常使用三维容积(矩阵)探头采集感兴趣区(目标)的三维回声信息,重建成三维声像图,提供丰富的影像信息。它分为表面成像、透视成像和血流成像等显示模式。表面成像是一种轮廓成像,显示感兴趣区的立体形态、表面特征和空间位置关系,透视成像用于显示感兴趣区内部结构的三维影像。若顺序显示的三维图像达到24帧/s以上,称为实时三维超声成像。常用于产科、浅表器官和心血管超声检查。

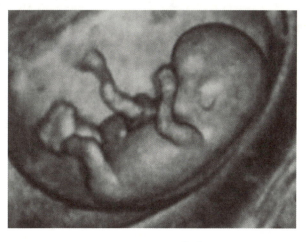

图 2-13　三维超声声像图

3. 超声造影　超声造影指借助超声造影剂且基于谐波检测方法的人体组织、器官及血管的灌注成像。超声造影剂对声波有较强的后向散射效应,将造影剂注入血管或体腔,使造影剂灌注(充盈)区与周围组织之间出现较大的回声强度差异。血管造影是通过周围静脉注射造影剂,经血液循环到达靶器官,声像图上灌注部位呈高回声描述为增强(强化),低或无灌注组织呈低回声描述为无增强(无强化)。其常用于甲状腺、乳腺、肝及心血管等脏器(图 2-14)。非血管造影是将造影剂引入胃肠道、子宫等体腔,使造影剂充盈区的回声强度与周围结构的回声强度形成明显对比,有利于观测诊断。

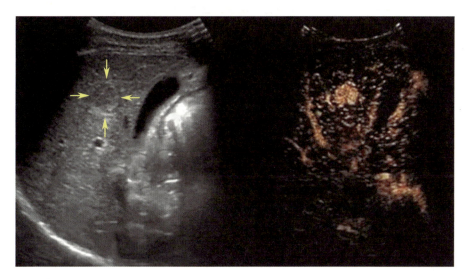

图 2-14　超声造影声像图

第二节　超声诊断仪的功能调节与使用

规范地调节和操作超声诊断仪,充分发挥设备性能,以获取优质的声像图,保证超声诊断质量。

一、超声诊断仪的功能调节

超声扫查操作过程中，一般先选择超声探头、扫查部位（脏器）和显示方式，然后调整增益、聚焦、取样和测量等。B超功能调节是基础，M型、多普勒等通常是在B超功能调节基础上增选相应项目。

（一）B超功能调节

超声诊断仪开机后通常默认B超模式，或按下B型（二维）功能键，即进入B超模式。

1. 扫查部位选择　为提高超声检查质量与效率，将常用部位（脏器）的超声扫查参数优化并预置于超声诊断仪中。检查前从预置菜单或屏键中选取扫查部位即可。

2. 探头与频率选择　根据检查部位或脏器选择相应类型的探头与频率。

（1）探头选择：常用探头有凸阵、线阵、相控阵、腔内和三维（容积）等类型（图2-15）。凸阵探头主要用于腹部（含妇产科）超声检查，线阵探头主要用于浅表器官和外周血管超声检查，相控阵探头主要用于心脏及大血管超声检查，腔内探头主要用于经胃肠道、阴道或血管内等扫查，三维（容积）探头主要用于产科和心血管等声检查。操作探头功能键完成探头选择。

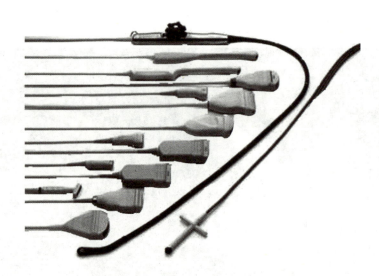

图 2-15　超声探头图

（2）频率选择：依扫查部位结构特点和声衰减程度而定。频率高，分辨力高，但穿透力弱，如7MHz以上的探头，适用于浅表器官和外周血管的检查。频率低，穿透力强，但分辨力低，如2~5MHz的探头，适用于胸（心）、腹、盆腔等部位的检查。操作频率调节键完成频率选择。

3. 总增益　调节各型图像的接收增益，即调节探头接收信号的放大程度，其值越大声像图的相对亮度越大。顺时（或逆时）旋转总增益旋钮，声像图整体亮度增加（或减低),但过大会使图像失真并出现噪声,过少致弱信号无法显示。

4. 时间(深度)增益补偿　与扫查深度对应,可分段(多为8段)滑动调节B型、M型声像图亮度,每处滑动控制调制特定深度的接收增益。由于声衰减随声传播距离增加而加重,为使结构相似但到探头距离不同的扫查目标,形成的声像图相似,一般采取近场抑制、远场增强的调节方式。亦可将各调节键放在中间位置。

5. 聚焦　聚焦使声束变细且近远场的束宽相近,以提高分辨力。应将聚焦点位置调节至超声观测的重点区域范围,并设置适当数量的聚焦点。若设置单个聚焦点,则声像图帧频高,横向分辨力低;反之,则横向分辨率高,帧频偏低。调节聚焦键(钮)变换聚焦点数量和位置。

6. 图像冻结　开或关图像冻结键,从实时动态声像图中选择一帧或数帧图像冻结于显示屏上,进行详细观察、分析、存储和测量。

7. 测量计算　按下测量功能键,在声像图上进行长度、周长、面积、体积等测算与处理,部分测量可自动完成。亦可将测值输入系统相应预置软件中,自动分析某些脏器如心脏的功能情况。

8. 动态范围　指最大处理信号幅度和最小处理信号幅度比值的对数。反映仪器能接收处理最强回声信号至最弱回声信号的范围。动态范围大,接收强信号和弱信号的能力强。扩大动态范围,会使声像图更加平滑细腻;反之,会增强声像图对比度,但丢失过强或过弱的回声信息。仪器动态范围一般选择在60~80dB。

(二)彩色多普勒超声的功能调节

按下CDFI功能键进入彩色多普勒超声模式,声像图上出现彩色取样框。通常在B超检查的基础上增选以下项目:

1. 彩色取样　包括取样位置与范围。转动轨迹球并选用其他功能键配合,将彩色取样框移动到感兴趣区域(取样区)并调整其大小,取样框大小以略大于需要观察的区域为宜。取样框过大,会降低图像帧频和血流显示敏感度。偏转彩色取样框可使色彩翻转。

2. 速度标尺　根据所取样部位(区域)血流速度,设置适当的彩色速度范围,以稍高于被检测区域内血流峰值流速但不会出现混叠现象为宜。将所显示血流的色彩与彩标比对,可大致了解血流速度。

3. 彩色增益　适当调节彩色增益大小,以显示取样框内血管的全部血流而又不使彩色溢出为宜。过低可能出现假阴性。

4. 多普勒角度　根据多普勒效应原理,声束(轴)与血流方向平行或成角小,彩色血流成像敏感度高。若声束垂直于血流方向,则彩色血流成像明显减弱。通过移动探头扫查位置或偏转彩色取样框改善多普勒角度。

5. 滤波器　按FILTER键,提高或减低滤波阈值,以能滤除血流以外其他组织运动所产生的低频率、高振幅的噪声信号。滤波阈值过高可能将低速血流滤掉,但过低会出现彩色外溢或"闪彩"伪像等。通常设定滤波的频率为50~100Hz。

（三）频谱多普勒超声的功能调节

按下频谱多普勒键进入频谱多普勒显示模式,声像图上出现频谱多普勒取样线及取样容积(门)(图2-10)。通常在B超和CDFI的基础上增选以下项目。

1. 取样线位置与角度　通过转动轨迹球并配合其他功能键,调节频谱多普勒取样线从所显示的彩色血流感兴趣区的中部经过,取样线应尽量与所测血流方向平行或一致,二者夹角应小于60°,以获得具有代表性的血流频谱。

2. 取样门　在脉冲多普勒中,沿超声束有一特定宽度或长度被取样,称为取样门。转动轨迹球并配合其他键钮,在取样线方向上对取样门的位置与范围进行调节。一般将取样门置于所显示彩色血流信号的中心部,取样门的长度通常设为1~2mm。

3. 速度标尺　依据被检测血流速度的范围,调节速度标尺的高低,以略高于被检测区域内的血流峰值流速为宜。

4. 基线调节　依据被检测血流的方向和速度调节基线的位置,以能完整显示取样区内最大流速血流的频谱波形为宜。当频谱波形位于基线上方时,可适当下移基线,反之,则适当上移基线。

二、超声诊断仪的维护与保养

超声诊断仪工作环境应满足仪器运行要求,严格遵守操作规范,定期进行维护与保养。

（一）工作环境要求

1. 安装环境　由专业人员安装仪器。超声室应远离高频电场、磁场和强电流环境,防止干扰。室内通风良好、适当避光,有相对隔离的空间保护受检者隐私。

2. 温度与湿度　超声室温度以(25±3)℃为宜,湿度以30%~80%为宜,湿度过大,机器受潮易发生短路故障。

3. 消毒　建立院内感染管理制度,完善消毒隔离措施。检查室定期用紫外线消毒。超声检查传染病患者后,对所用器械进行规范消毒,防止交叉感染。

（二）日常维护与保养

1. 电源　配置稳压电源。使用时先开启稳压电源,待电源电压稳定后再开启主机。使用完毕,先关闭主机,然后再关闭稳压电源。经常检查稳压电源的可靠性。

2. 主机面板　在操作主机面板时用力应适度,并每日清洁台面。未经许可,禁止操作使用。

3. 主机风扇　注意主机内微型电风扇工作情况,以保障主机内部易发热元件的通风降温。请专业人员定期进行主机内除尘。

（三）探头的保养与维护

1. 耦合剂　医用耦合剂为水溶性高分子凝胶,pH值中性。耦合剂涂布在探头与皮肤(组织)之间,起到消除两者间的空气、减少声阻抗差、保护皮肤组织和减轻探头磨损等作用。良好的耦合剂应具有透声好、声衰减小、无毒性、无腐蚀性、不刺激皮肤和性能稳定等特点。

2. 探头保养　探头是超声诊断仪重要的部件之一,使用时应轻拿轻放,防撞击、防跌落。探头电缆线避免用力牵拉、踩压和过度扭曲。禁用粗糙物品清洁和擦拭探头。除部分穿刺探头外一般不能在液体中浸泡。装卸探头通常需先关闭电源。非扫查期间仪器应处于冻结状态,此时探头不工作,以延缓探头老化。

第三节　超声技术与诊断的临床应用基础

一、超声检查方法

（一）检查前准备

1. 受检者准备　因检查部位、目的和方法而异。腹部超声检查应空腹进行,以减轻肠道内容物的干扰。泌尿系或妇产科等经腹超声检查时,需适度充盈膀胱。当超声检查与其他检查如胃镜、X 射线钡对比剂等同日进行时,应先进行超声检查。

2. 检查者准备　将超声诊断仪功能调节至检查需求状态。了解受检者的症状体征、病史、临床检查要求和相关检查的结果。注重医患沟通,适当说明检查过程以取得受检者配合,尊重关爱受检者。腔内超声、介入性超声和术中超声应严格遵守消毒、无菌技术操作规范。检查传染病患者应按消毒隔离程序处理。

（二）超声基本扫查方法

1. 扫查方式　有经体表和经腔内（如胃肠、血管等）两种扫查方式,扫查时在探头与皮肤（内膜）间涂布耦合剂。

（1）直接扫查:探头通过耦合剂直接与皮肤（内膜）接触扫查,常用于经体表或体腔扫查。

（2）间接扫查:探头与皮肤之间插入导声垫（如水囊）并涂布耦合剂,以改善超声近场的成像质量。适用于表浅如皮肤、皮下等组织结构的扫查。由于高频探头技术的发展,此法已很少使用。

2. 基本扫查手法

（1）连续平行扫查法:在选取某一成像平面后,将探头依次向侧方平行移动做多个断面扫查,获取与该平面平行的多幅连续声像图（图 2-16）。

（2）立体扇形扫查法:在选取某一成像平面后,不移动探头,仅操作探头向两侧方进行一定角度摆动,获取立体扇面图像。

（3）十字交叉扫查法:在选取某一平面成像后,探头转动 90° 角,获取与该平面相垂直切面的声像图（图 2-17）。

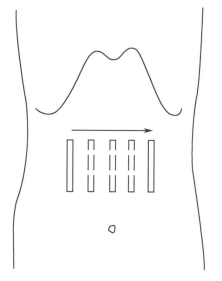

图 2-16　顺序连续平行扫查法示意图　　　图 2-17　十字交叉扫查法示意图

（4）加压扫查法：扫查时用探头适度加压，缩短探头与组织间距离，成像清晰，并了解所扫查结构的软硬度。

3. 常用扫查切面　检查时依声束扫查平面（声束传播方向与探头长轴方向构成的虚设平面）与人体解剖学切面之间关系，有以下常用扫查切面。

（1）横切面扫查（水平切面）：即声束扫查平面与人体的水平面一致扫查，将人体分成上下两部分（图 2-18）。

（2）矢状面扫查（纵切面）：即声束扫查平面与人体的矢状面一致扫查操作，将人体分成左右两部分（图 2-19）。

（3）冠状面扫查（冠状切面）：即声束扫查平面与人体冠状面一致扫查，将人体分成前后两部分（图 2-20）。

（4）斜切面扫查：即声束扫查平面与人体水平面和／或矢状面、冠状面成一定角度扫查（图 2-21）。

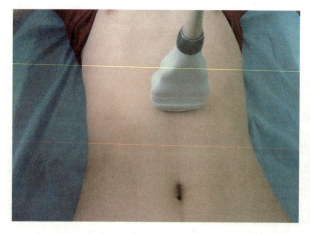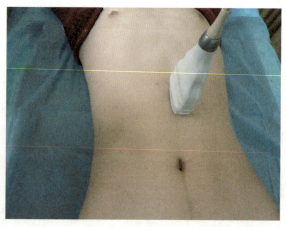

图 2-18　横切面扫查示意图　　　　　图 2-19　矢状面扫查示意图

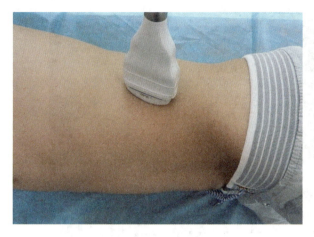
图 2-20 冠状面扫查示意图

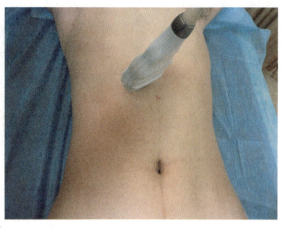
图 2-21 斜切面扫查示意图

（三）声像图方位标识

1. 方位标识　显示屏上显示的声像图方位不仅与扫查体位有关,而且和探头位置及声束扫查平面的方向有关。因此,需要在声像图上标记探头的体表位置,并以此识别声像图的方位。通常探头的标志端(前端)与显示屏上的标志方位保持对应。经体表超声检查,一般将探头的前端所对应的界面显示于显示屏(声像图)的左侧,而探头的非标志端(后端)所对应的界面显示于声像图的右侧,靠近探头的界面显示于声像图的上方,远离探头的界面显示于声像图的下方。

2. 方位标识示例　以仰卧位腹部扫查为例。

（1）横切面:若探头的前端对应人体的右侧,则声像图左侧表示受检者右侧的结构,声像图右侧表示受检者左侧的结构。声像图上方表示人体的腹侧,声像图下方表示人体的背侧(图 2-22)。

（2）矢状切面:若探头的前端对应人体的头侧,则声像图左侧表示受检者头侧的结构,声像图右侧表示受检者足侧的结构。声像图上方表示人体的腹侧,声像图下方表示人体的背侧(图 2-23)。

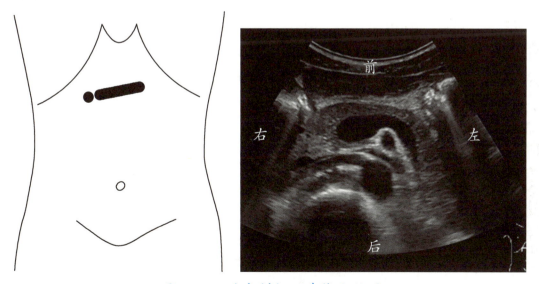
图 2-22 腹部横切面声像方位图

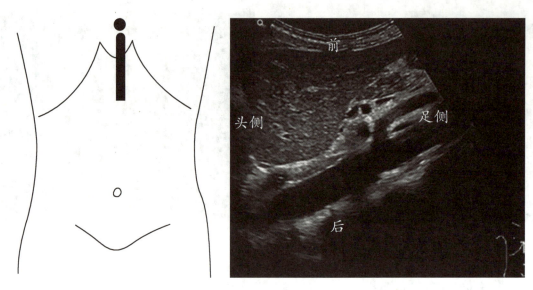

图 2-23　腹部纵切面声像方位图

（3）冠状切面：若探头置于人体的右侧，探头的前端对应人体的头侧，则声像图左侧表示受检者头侧结构，声像图右侧表示受检者足侧结构。声像图上方表示人体的右侧，声像图下方表示人体的左侧。

（4）斜切面：如斜切面接近横断面，则以横断面为参照。若斜切面接近纵断面，则以纵断面为参照。

二、超声回声描述和声像图分析

（一）回声描述

1. 回声强度　根据声像图上各处的明暗程度（图 2-24），将回声强度分为以下几种：

（1）强回声：呈白色，表示回声信号最强，后方常伴声影，如骨骼、结石、钙化灶和含气肺等回声。

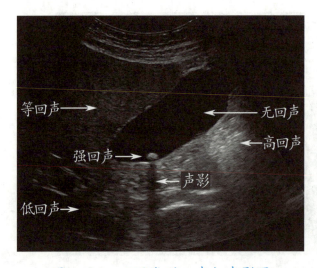

图 2-24　不同类型回声与声影图

（2）高回声：呈灰白色，后方不伴声影，如纤维组织、肾窦、血管壁、心瓣膜等高密度结构的回声。

（3）等回声：呈灰色，如正常肝、脾、甲状腺、子宫等实质性脏器内部的回声。

（4）低回声：呈灰黑色，如肾实质、淋巴结等均质结构的回声。

（5）无回声：呈黑色，表示回声信号极弱或无，含液结构如胆囊、膀胱、囊肿等内部呈无回声。

2. 回声形态

（1）点状回声：回声呈细小点状。

（2）斑片状回声：点状回声聚集呈小片状。

（3）团块状回声：点状回声聚集呈团状。

（4）环状回声：点状回声排列呈弧形或环状。

（5）带状或线状回声：点状回声排列呈带状或线状。

3. 回声分布　回声分为均匀回声与不均匀回声。

（1）均匀回声：点状回声的大小与强度一致。

（2）不均匀回声：点状回声的大小与强度不一致。

4. 特殊征象　形象化的描述一些病变的声像图特点,如靶环征（又称牛眼征）指中高回声区周围有低回声环绕（声晕）而中部呈无回声；驼峰征指近脏器包膜的占位凸向表面致局部隆起；双筒枪征指声像图上扩张的肝外胆管与门静脉形成两个平行的管状无回声等。

（二）声像图分析

1. 位置、形态与大小　观察脏器的位置、大小与形态是否正常。明确病变位置、形状及大小等。

2. 边界回声　通常指病变（如肿块）回声与周围（毗连）结构回声的分界。若两者间的回声是渐变或没有明确的分界,描述为边界模糊。反之,若是回声突变或有明确的分界,描述为边界清楚。

3. 边缘回声　指病变或脏器回声的周边轮廓。若轮廓呈线样光滑整齐,描述为边缘光整；否则,若边缘出现分叶、成角、锯齿或毛刺样等改变,描述为边缘不光整。

4. 回声分布　按回声在组织器官或病变中的分布情况,分为回声正常与回声异常,回声均匀与不均匀等。

5. 后方回声　分为后方回声正常、增强或衰减等。

6. 毗邻关系　观察病变对毗邻脏器有无推压、浸润和包绕等。

7. 功能评估　进行心脏功能、胆囊收缩功能和胎儿生理功能等的测评。

8. 血流动力学　观测心血管彩色多普勒血流和频谱多普勒血流信息。

三、超 声 伪 像

超声伪像指超声所显示的切面声像图与其相应的解剖断层图像之间的差异。超声伪像与超声物理特性、传播特性、仪器调节和扫查操作不当等因素有关。识别并避免出现伪像,以防误诊。

（一）常见伪像

1. 混响效应　表现为多条近似平行等距并逐渐减弱的线样回声。声束在平滑大界面处反射强;反射回声的大部分被探头接收形成界面声像,小部分声能又在探头的表面反射并二次进入人体,超声波如此在探头和平滑大界面之间来回多次反射,声能逐渐减低至消失。其常出现在囊性结构(膀胱、胆囊或囊肿等)前壁下方的无回声内(图2-25),亦见于金属节育器及甲状腺结节胶质结晶后方,称彗星尾征。

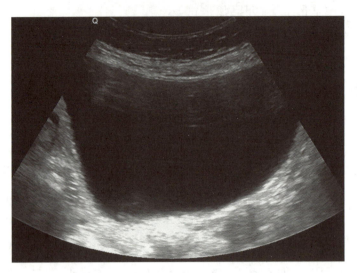

图 2-25　混响效应声像图

2. 振铃效应　表现为长条状多层重复纹路分布的高回声带(光亮带),无明显衰减。当声束扫查薄层液体与气体构成界面时,由于声阻抗差较大,声能在气泡四面体包绕的液体形成共振,此共振产生持续声波(相当于一个声源),返回探头形成带状高回声。可见于胃肠道或肺等含气结构扫查(图2-26)。

3. 镜像效应　表现为平滑大界面(镜面样)结构两侧距离相等、形态相似的声像图。当声束遇到深部镜面样结构,镜面把部分声波反射到与之相邻近的目标,该目标的反射回声沿原路径到达镜面后再反射回探头,使该目标在镜面的两侧近似对称显示,浅侧为实影,深侧为虚影(图2-27)。近膈肌的肝内结构或占位可出现镜像效应。

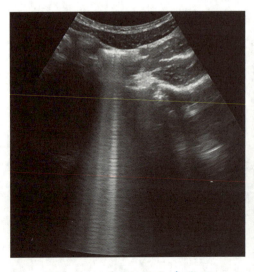

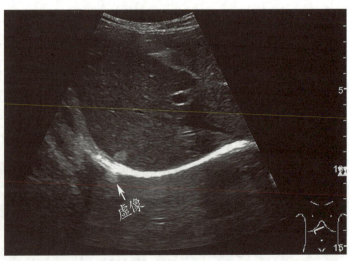

图 2-26　振铃效应声像图　　　　　图 2-27　镜像效应声像图

4. 侧壁失落效应　表现为靶目标声像仅显示光整的前壁与后壁,侧壁不显示。当声束与反射界面(如侧壁)平行或近似平行时,回声信号极少甚至无,不能形成声像。常见于边缘光整的结构如囊肿或实质性肿块等(图2-28)。

5. 后方(壁)增强效应　表现为无回声区的后方出现高回声区(图2-29)。在常规调节的时间增益补偿状态下,液性脏器或病灶区声衰减特别低小时,其后方(壁)因补偿过高或剩余声能过多而较同深度的周围组织明亮。含液结构如胆囊、囊肿等后方常出现增强效应。

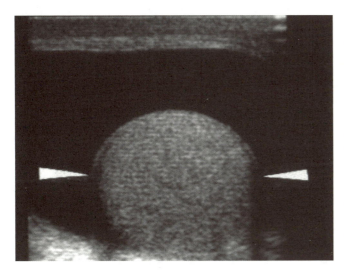

图2-28　侧壁失落效应声像图

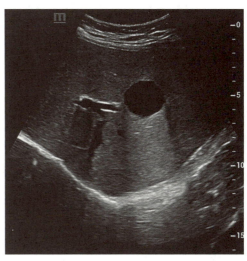

图2-29　后方增强效应声像图

6. 声影　表现为局灶性强回声区的后方出现无回声带。声束遇到声阻抗差过大的界面或高衰减的界面时,发生强反射或高衰减,后方极少甚至没有透过(剩余)声能,不能形成声像,出现暗带。其可见于骨骼、钙化、结石和瘢痕等结构的后方(图2-24)。

7. 部分容积效应　超声束有一定厚度,声像图是一定厚度的体层容积中回声信息在厚度方向的叠加。当靶目标与周围结构的间距小于声束的厚度时,声束在扫查靶目标的同时,可能扫查周围结构的一部分,结果在靶目标的声像图内出现周围结构的部分声像。如肝小囊肿无回声内出现邻近肝实质点状回声等。

(二)辨识与避免伪像

声影和增强效应等伪像有助于诊断也无法避免,但其他伪像应尽量避免出现,识别已出现的伪像,减少干扰。

1. 图像重复性　疑似伪像时,通过变换受检者体位、探头位置、声束角度和扫查手法等扫查技术,调节仪器增益、聚焦和灵敏度等扫查参数,若疑似伪像的图像无重复性则为伪像。

2. 形态学改变　伪像回声不伴有组织器官内部结构上的改变。

3. 综合性判断　在熟悉相应器官解剖与病理生理学基础上,结合临床资料,综合分析,排除伪像干扰,做出正确诊断。

超声波是一种机械波,通过超声探头发射和接收。临床常用超声频率在2~12MHz。不同组织的声速和声阻抗不同。人体内界面的声反射与声散射是超声成像基础。超声对人体组织具有生物效应,检查应注意安全性。正确使用超声诊断仪是进行超声诊断的基础,不同部位的超声检查应选择适宜的探头与频率。能理解并调节超声诊断仪功能。学会超声扫查的常用方法与常用切面,认识、描述、分析声像图。识别常见超声伪像并避免出现。

（姜　璐）

 思考与练习

一、名词解释

1. 声束
2. 超声分辨力
3. 界面
4. 声阻抗
5. 声影
6. 多普勒效应

二、填空题

1. 超声空间分辨力包括_____、_____、_____。
2. 界面对入射超声波的作用有_____、_____、_____、_____、_____等。
3. 超声成像类型包括_____、_____、_____、_____等。
4. 超声常用扫查切面有_____、_____、_____、_____等。
5. 依回声强度回声可分为_____、_____、_____、_____、_____、_____。

三、简答题

1. 简述声像图分析要点。
2. 简述探头的维护保养要点。
3. 简述常见的超声伪像。

四、案例分析题

受检者取仰卧位,检查者选用凸阵探头对人体上腹部进行矢状面扫查,探头前端对应受检者头侧。请分析说明所获得声像图的方位。

第三章 | 肝超声检查

03章 数字资源

学习目标

1. 具有耐心负责、实事求是的职业精神,提高与患者的沟通能力。
2. 掌握肝超声检查及正常声像图表现。
3. 熟悉肝扫查注意事项,肝常见疾病超声诊断要点。
4. 了解肝常见病临床表现与解剖概要。
5. 学会肝扫查的基本技术,能与医生配合对肝常见疾病做出诊断。

案例导入

患者男性,46 岁。自诉 10 余年前发现腹壁静脉扩张,呈蚯蚓状改变。无畏寒发热,无呕血、黑便。查体:巩膜轻度黄染,脐上腹壁静脉扩张,部分迂曲成团,无红肿疼痛。轻度腹胀,腹部无压痛及反跳痛,于剑突下 2cm 触及肝,质地硬。实验室检查:谷丙转氨酶 71.6U/L、谷草转氨酶 88U/L,白蛋白 / 球蛋白比值 0.55。临床医生申请肝胆胰脾超声检查。

请问:

1. 该患者检查前需做哪些准备?
2. 该患者应扫查哪些常规切面?如何扫查?
3. 如何分析扫查获得的声像图并做出初步诊断?

第一节　肝解剖概要

一、肝的位置、形态与结构

1. 位置　肝是人体最大的消化腺,也是最大的实质性脏器,大部分位于右上腹肋骨后方,少部分位于左上腹部。肝上界与膈穹隆一致,右叶上界最高点一般位于右锁骨中线与第五肋相交处,成人肝下界不超出右肋缘下 0.5~1cm。肝的下方有右肾、结肠肝曲、胃、十二指肠和胆囊。肝与腹前壁和膈之间有镰状韧带、冠状韧带及三角韧带固定,肝的位置可随呼吸、体位的改变而发生移动。

2. 形态　肝形态近似楔形,其膈面呈圆隆状,右端厚大圆钝,左端薄而窄小。表面借镰状韧带将肝分为左叶和右叶;肝的脏面凹凸不平,有三条互连的 H 形沟,即两条纵沟及一条横沟,横沟称肝门(第一肝门),有肝管、肝固有动脉、门静脉、神经及淋巴管出入。左纵沟的前半部为肝圆韧带,后半部为静脉韧带;右纵沟的前半部是胆囊窝,容纳胆囊,后半部有下腔静脉通过,称腔静脉窝。

3. 结构　肝由包膜、肝实质和管状结构构成。管状结构包括门静脉、肝固有动脉、胆管和肝静脉,其中前三者相互伴行构成格利森系统。门静脉主干在胰头的后方由肠系膜上静脉和脾静脉汇合而成,向右前方的肝门延伸,至肝门后分成左支和右支。肝静脉汇集成三大主干(肝左静脉、肝中静脉和肝右静脉)注入下腔静脉,称第二肝门。门静脉系和肝静脉系在空间关系上交叉走行(图 3-1)。

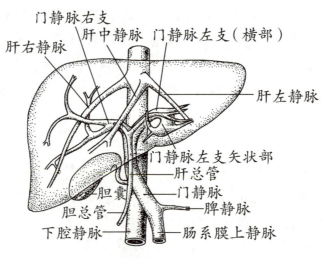

图 3-1　门静脉及分支与肝静脉的
空间关系示意图

二、肝的分叶分段

通常利用肝裂和门静脉及肝静脉的走行将肝分为左右半肝、五叶、八段,以帮助熟悉肝的局部解剖部位和病变的定位(图 3-2)。

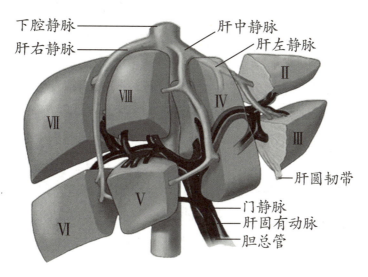

下腔静脉 肝右静脉 肝中静脉 肝左静脉 肝圆韧带 门静脉 肝固有动脉 胆总管

图 3-2　肝分叶分段示意图

1. 左半肝和右半肝　利用正中裂将肝分为左半肝(肝左叶)、右半肝(肝右叶)。正中裂为下腔静脉左侧壁至胆囊切迹中点的连线。正中裂与肝中静脉的走行分布一致。

2. 右前叶和右后叶　右叶间裂将右半肝分为右前叶和右后叶,肝右静脉走行于右叶间裂内。右前叶和右后叶同被右段间裂分为右前叶上段和右前叶下段、右后叶上段和右后叶下段。右段间裂相当于肝门静脉右支主干平面。

3. 左内叶和左外叶　左叶间裂将左半肝分为左内叶和左外叶,肝左静脉和肝门静脉左支矢状部走行于左叶间裂内。左外叶被左段间裂分为左外叶上段和左外叶下段,左段间裂内有肝左静脉走行。

4. 尾状叶　背裂将尾状叶与左内叶、右前叶分开,背裂上起肝左静脉、中静脉、右静脉注入下腔静脉处,下至第一肝门的弧形线。

第二节　肝超声检查技术和正常声像图

一、检查前准备

(一)受检者准备

一般无需特殊准备。腹腔胀气明显者通常在前一日晚饭后开始禁食,次日上午空腹检查。

（二）扫查准备

1. 医患沟通说明检查基本流程,减轻受检者的恐惧心理,取得受检者的积极配合。

2. 录入信息包括受检者 ID 号、门诊(住院)号、姓名、性别、年龄和检查部位等。

3. 超声仪功能参数调节

(1)探头选择:肝超声应选用高分辨率超声诊断仪,首选凸阵探头,频率为3~3.5MHz,肥胖者用 2.5MHz,儿童和体瘦者可选用 5MHz。

(2)预置条件:选择腹部肝预置条件。增益调节到显示肝实质呈均匀分布细小点状回声,回声强度适中,肝内管道结构显示清晰,管腔内呈无回声状态。在彩色多普勒血流成像图上,使肝实质刚好不显示伪彩斑点,而血管内均匀充填彩色血流信号且不外溢。

(3)聚焦:应根据目标显示结构的深度和范围不同,调节焦点的聚焦位置和聚焦数量。

(4)动态范围:动态范围适当,一般在 50~70dB 之间,使观察的结构显示清晰。

(5)深度增益补偿:近场抑制、远场补偿,要进行适当调节,使正常肝浅部、深部实质回声灰度均匀一致。

（三）检查体位

1. 仰卧位　仰卧位为肝常规扫查体位,充分暴露乳头至脐之间的上腹部和胸部,两手上举使肋间隙增宽,平静呼吸,适时让患者做深呼吸动作,配合横膈上下移动进行探查,适合观察肝大部分区域,但右后叶上段及右膈顶区观察不够满意。

2. 右前斜或左侧卧位　在该体位下,因重力关系,胃肠向左侧移位,有利于肝内和肝门管道的显示,适合观察肝右叶、右肝 - 肾区、右肝膈顶部区域、肝右静脉等。其也可观察门静脉主干、门静脉右支、右前支及其分支、右后支及其分支等。

3. 右侧卧位　重力关系可使胃及十二指肠球部及其内容物向右移,能扩大左肝叶的裸区,尤其是肝左外叶上段肝区。

4. 坐位或半卧位　重力关系使肝下移,适合观察肝左、右叶膈顶部区域,以及移开被肋骨所遮盖的肝浅表部分。

二、扫查方法和正常声像图

肝的标准切面扫查方法大致可分为经右肋间斜切和横切扫查,经右肋缘下斜切和纵切扫查,经剑突下横切、纵切和斜切扫查。

正常肝的声像图上,肝呈楔状,左叶小而薄,右叶大而厚,肝的边缘呈纤细光滑整齐的线状高回声,肝实质回声呈均匀分布的点状回声,回声强度中等。肝内管道结构清晰,管壁一般呈高回声,管内呈无回声,树枝状分布;肝内门静脉周围有纤维鞘包绕,管壁回声较强较厚,肝静脉基本呈纵向走行,管壁回声相对较弱较薄,肝圆韧带呈椭圆形或条带状高回声。正常肝质地柔软,大小随呼吸深度不同而发生改变。

 彩色多普勒超声检查正常肝内门静脉血流方向为入肝血流,呈红色,脉冲多普勒呈持续性平稳血流频谱(图3-3),可随心动周期和呼吸运动略有起伏,流速15~25cm/s。正常肝静脉血流方向为离肝血流,呈蓝色,频谱多普勒多呈三相波(图3-4),与下腔静脉内血流波形相似。正常肝动脉细小,较难显示,脉冲多普勒呈搏动状血流频谱。

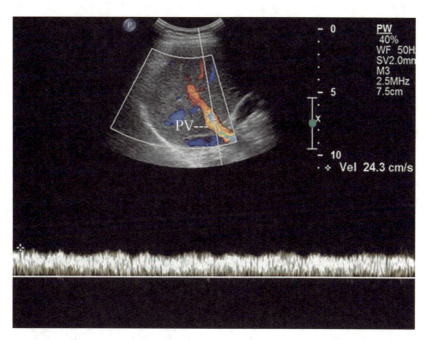

PV:门静脉。

图3-3　门静脉彩色多普勒超声声像图

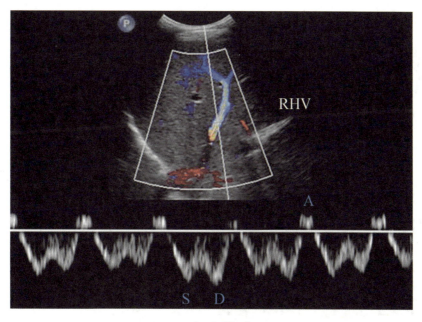

RHV:肝右静脉。

图3-4　肝静脉彩色多普勒超声声像图

（一）剑突下经腹主动脉纵切扫查

1. 扫查方法　取仰卧位,将探头纵置于剑突下腹正中线左侧约1cm处,探头的前端对应人体的头侧,声束指向后,沿着腹主动脉长轴纵切,同时嘱被检者深吸气后屏气,可充分显示肝膈面（图3-5）。

2. 标准切面声像图　显示肝左外叶纵断面近似三角形,膈面平坦,显示于声像图的前方和左侧,下缘锐利显示在声像图的右侧;三角形后方见管状无回声为腹主动脉纵切面图像。腹主动脉与肝左叶脏面之间还可显示胃体、胰体、肠系膜上动脉和腹腔动脉等结构（图3-6）。

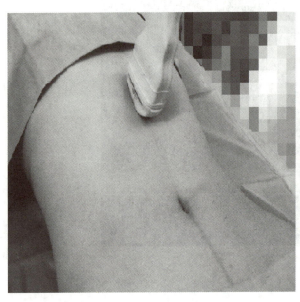

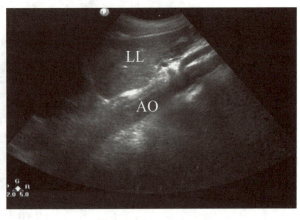

AO:腹主动脉;LL:左肝。

图 3-5　剑突下经腹主动脉纵切扫查示意图　　图 3-6　剑突下经腹主动脉纵切声像图

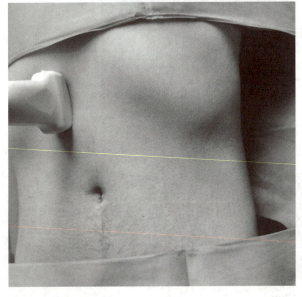

图 3-7　剑突下经下腔静脉
纵切扫查示意图

（二）剑突下经下腔静脉纵切扫查

1. 扫查方法　取仰卧位,将探头纵置于剑突下腹正中线右侧1.5~2cm处,探头的前端对应人体的头侧,声束指向后,沿着下腔静脉长轴纵切（图3-7）。

2. 标准切面　声像图显示肝左内叶及尾状叶纵断面,声像图上方为肝左内叶,肝左内叶的后方为尾状叶,肝膈面膨隆,下缘锐利,紧邻尾状叶后方见长带状无回声为下腔静脉纵切面图像,有时显示肝中静脉入口。此切面声像图还可显示胃窦、胰头等（图3-8）。

（三）剑突下横切扫查

1. 扫查方法　取仰卧位,将探头横置于剑突下,探头的前端对应人体的右侧,声束先与腹壁垂直,再逐渐向后上方侧动探头指向膈顶区,让受检者深吸气配合扫查,充分显示肝左叶被胃肠气体遮盖部分(图 3-9)。

2. 标准切面声像图　肝左叶声像图形似三角形。门静脉左支及其分支呈类似的工字形结构,门静脉左支横部和左外叶上段支显示在下,左外叶下段支和左内叶支显示在上,二者之间为矢状部(图 3-10)。

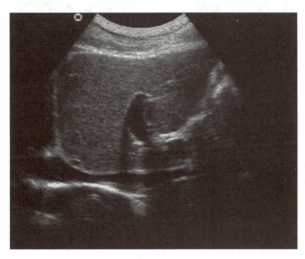

图 3-8　剑突下经下腔静脉纵切声像图

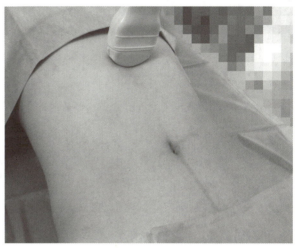

图 3-9　剑突下横切扫查示意图

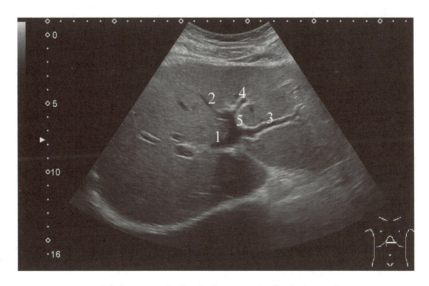

1. 横部;2. 左内叶支;3. 左外叶上段支;
4. 左外叶下段支;5. 矢状部。

图 3-10　剑突下横切声像图

（四）右肋缘下经第一肝门斜切扫查

1. 扫查方法　取仰卧位,将探头横置于右肋缘下,探头的前端斜对应人体的右下方,声束指向右后上方,经过第一肝门斜切,显示第一肝门横沟处结构(图3-11)。

2. 标准切面声像图　显示第一肝门基本位于声像图的中央,门静脉主干及其左支和右支呈一粗管状结构。门静脉右支横部几乎水平向右延伸,其远端呈Y形分叉,分成右前支和右后支(图3-12)。

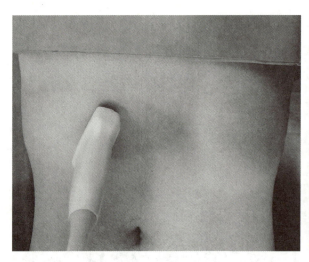

图3-11　右肋缘下经第一肝门斜切扫查示意图

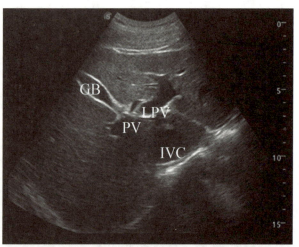

IVC:下腔静脉;LPV:门静脉左支;
PV:门静脉主干;GB:胆囊。

图3-12　右肋缘下经第一肝门斜切声像图

（五）右肋缘下经第二肝门斜切扫查

1. 扫查方法　取仰卧位或左侧斜卧位,将探头横置于右肋缘下,探头的前端斜对应人体的右下方,在第一肝门斜切扫查基础上稍向下侧动探头,即可显示第二肝门结构,扫查时让受检者深吸气后屏气(图3-13)。

2. 标准切面声像图　显示肝静脉左、中、右三支呈放射状分布,并共同汇聚于声像图下方的下腔静脉,三支静脉多不在同一平面上,仅部分能同时显示。肝静脉呈无回声的管状结构,壁薄而光滑,与肝实质之间有清楚的界线。在通过第二肝门处的斜行横切面上能见到肝右前叶、右后叶、左内叶和左外叶四个叶(图3-14),此切面也是肝右叶最大斜径测量切面。

（六）右肋间经门静脉扫查

1. 扫查方法　取仰卧或右前斜位,将探头斜置于右侧第5至第9肋间,探头的前端斜对应人体的右上方,先从右锁骨中线第5肋间扫查并确定肝上界的位置,然后沿肋间逐一向下扫查,不断侧动探头做立体扇形扫查,仔细观察每一肋间切面声像图,当探头置于右侧第 8 肋间,声束指向左内下方,显示门静脉右前支时,则为右肋间经门静脉扫查切面,右肋间扫查可显示右肋缘下扫查时的盲区(图 3-15)。

2. 标准切面声像图　显示门静脉右支从左上向右下斜行至第一肝门处,门静脉右支右上方呈茄形的无回声为胆囊,门静脉右支左下方椭圆形无回声为下腔静脉,门静脉右支、胆囊和下腔静脉三者形似飞鸟,称飞鸟征(图 3-16)。

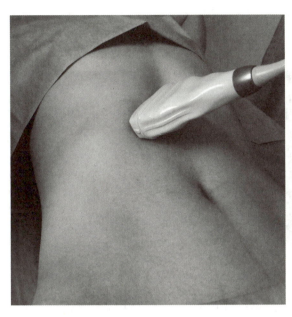

图 3-13　右肋缘下经第二肝门斜切扫查示意图

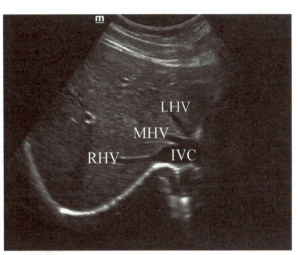

IVC:下腔静脉;RHV:肝右静脉;MHV:肝中静脉;LHV:肝左静脉。

图 3-14　右肋缘下经第二肝门斜切声像图

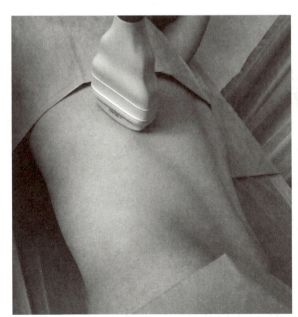

图 3-15　右肋间经门静脉右支斜切扫查示意图

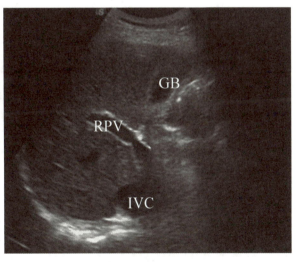

IVC:下腔静脉;RPV:门静脉右支;GB:胆囊。

图 3-16　右肋间经门静脉右支斜切声像图

(七)肝-胆囊纵切扫查

1. **扫查方法** 取仰卧位,将探头纵置于右侧腹直肌外缘与右肋弓交界处,探头的前端斜对应人体的头侧,声束指向后,行肝-胆囊纵切扫查(图3-17)。

2. **标准切面声像图** 肝纵断面近似三角形,膈面平坦,显示于声像图的左侧,下缘锐利,胆囊位于肝下方,紧贴肝,呈梨形或椭圆形无回声,显示在声像图的右侧,胆囊颈部指向门静脉右支(图3-18)。此切面是测量肝右叶前后径切面。

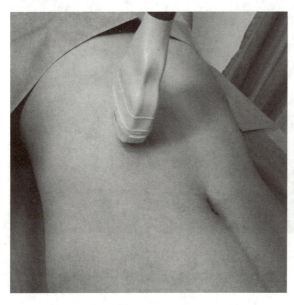

图3-17 肝-胆囊纵切扫查示意图

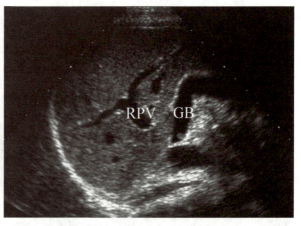

RPV:门静脉右支;GB:胆囊。

图3-18 肝-胆囊纵切声像图

(八)肝-右肾纵切扫查

1. **扫查方法** 取仰卧位,将探头纵置于右侧锁骨中线与右侧腋前线之间,探头的前端对应人体的头侧,声束指向后,行肝-右肾纵切扫查(图3-19)。

2. **标准切面声像图** 肝纵断面近似三角形,肝包膜光滑,肝下缘锐利,膈面呈弧形,显示于声像图的左侧。肝的后下方与右肾相邻,肾矢状切面呈椭圆形(图3-20),显示在声像图的右下方,肝-右肾之间的腹腔间隙称肝肾隐窝,少量腹水容易在此间隙显示。

(九)超声测量

1. **肝右叶最大斜径** 右肋缘下斜切,声像图显示肝右静脉汇入下腔静脉的肝斜切面及清晰的右侧膈肌时冻结图像,测肝下缘至膈间的最大垂直距离,即为肝右叶最大斜径,正常参考值12~14cm。

2. **肝右叶厚度(前后径)** 肝-胆囊纵切,声像图显示完整的右叶纵切面时冻结图像,测右叶的前后缘间的最大垂直距离,即为右叶的前后径,正常参考值为8~10cm。

3. **肝左叶厚度(前后径)** 剑突下经腹主动脉纵切,当显示出完整的左叶纵切面时冻结图像,测肝左叶前缘至后缘的最大垂直距离,即为左叶的厚度,正常参考值为5~6cm。

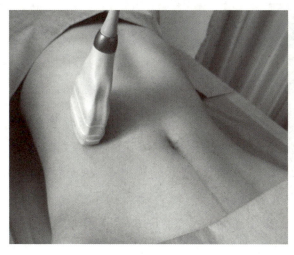

图 3-19　肝 – 右肾纵切扫查示意图

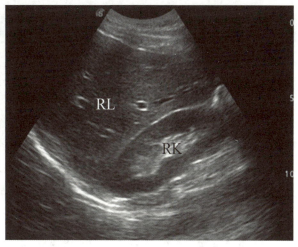

RK:右肾;RL:肝右叶。

图 3-20　肝 – 右肾纵切声像图

4. 正常门静脉主干内径右肋缘下斜切,显示门静脉主干,距第一肝门 1~2cm 处测量门静脉管壁内缘间距离,正常参考值在 1~1.2cm。

三、扫查要点和注意事项

1. 探头应置于扫查区进行连续滑动扫查,避免跳跃扫查,以防遗漏病灶。同时结合立体扇形及追踪扫查等技术。

2. 患者呼吸对肝声像图的影响较大,通常在右肋间扫查中观察右侧膈顶部肝结构时应让患者尽可能呼气,膈上升后屏气,扩大观察范围。而在肝其他部位检查中,应让患者尽可能吸气,膈下降后屏气,避开肋弓和胃肠气体的遮挡而获得最佳显示。

3. 当发现肝内有病灶时,从纵、横、斜各个切面声像图进行观察,并通过病灶最清晰处冻结纵切面、横切面或斜切面图像,同时要结合改变体位,使原来在“死角”区内的病灶得以显示。

4. 应同时观察胆囊、脾、右肾和胰腺有无改变,胸腹腔内有无积液等。

5. 注意被肺或肋骨所遮盖的区域,如肝右前叶上段及右后叶上段的膈顶部、左外叶外侧角区域、肝表面的肋骨下区域。

6. 注意结构较复杂的第一肝门和第二肝门区域。

7. 应在标准切面上进行肝大小等数值测量。

8. 正常肝实质内可出现弱回声或高回声,出现弱回声的区域有右肋缘下斜切胆囊颈的后方和肝门区等;高回声区如肝圆韧带,位于左内叶与左外叶之间呈圆形或椭圆形。

超 声 造 影

超声造影是超声检查时使用微泡型造影剂增强血流信号,动态显示微细血管(特别是肿瘤血管)的新型超声成像技术。气体微泡是超声造影剂中起增强作用的主要物质,其被注入体内后随血液流动。由于直径小于红细胞,气体微泡形成散射子,从而释放大量非线性信号,显著提高了超声检出低速血流的敏感性。目前,超声造影技术已应用于肝、肾、胰腺、脾、乳腺、甲状腺等实质性器官病变血流灌注的检查,促进了超声医学的不断发展。超声造影技术在肝病变的应用最为成熟有效,诊断依据是根据注入造影剂后病变区灌注和廓清的时相、增强模式等,准确性显著高于常规超声,具有实时动态、操作简便、可重复、无放射性、无肾毒性、安全性高的诸多优势。

第三节 肝常见疾病超声诊断概要

患者男性,49 岁,乙型肝炎病史 20 年,因腹胀、乏力、右上腹持续性胀痛而就诊。查体:体温 36.5℃,血压 120/80mmHg,脉搏 80 次/min,呼吸 18 次/min,未见蜘蛛痣,皮肤、巩膜无黄染,肝在右肋缘下可触及,质硬,表面凹凸不平。剑突下及右上腹轻度压痛,实验室检查:甲胎蛋白 637ng/ml,谷丙转氨酶 12U/L,谷草转氨酶 23.6U/L,白蛋白/球蛋白比值 1.5。

请问:

1. 该患者首选哪项检查?

2. 该患者做超声检查,如果出现实质性占位性病变,应观察哪些内容?

3. 做出初步诊断的依据是什么?

一、肝 囊 肿

肝囊肿为发生在肝实质内的液性占位性病变,多数是先天性的,少数由胆管上皮退行性变产生。一般无临床症状,囊肿较大压迫肝组织及周围脏器时,可产生相应症状,个别囊肿可自行缩小或消失。

(一)声像图表现

1. 无回声团块肝内显示圆形或椭圆形的无回声团块,囊壁呈薄而光滑的高回声,边界清楚（图 3-21），肝囊肿可单发或多发。

2. 后壁及后方回声　囊肿后壁及后方回声增强。

3. 回声失落　囊肿侧壁可因回声失落而不显示或显示不清。

4. 其他　若为多房性囊肿，则内有纤细的带状回声，附着于囊壁上；若囊肿合并感染或出血时，可见囊内出现漂浮的细点状回声。

（二）扫查要点和注意事项

1. 观察病灶大小、形态、边缘、内部回声及后方回声。

2. 囊内有无间隔，壁的厚薄及均匀度，有无侧边声影。

3. 病灶周围组织有无改变。

4. 较小的囊肿可能出现容积效应。

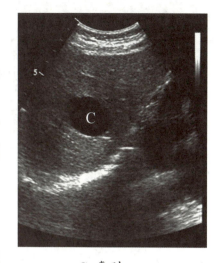

C：囊肿。

图 3-21　肝囊肿声像图

二、多　囊　肝

多囊肝是一种先天性常染色体显性遗传疾病。肝内出现数目众多，囊腔大小不一的囊肿，多数累及全肝。多数患者有消化道受压症状，如上腹胀痛和肝功能异常等，常伴有多囊肾。

（一）声像图表现

1. 肝大小　肝体积增大，形态失常。

2. 肝内多发无回声区　肝内显示多个弥漫分布的大小不一、紧密相连的圆形或类圆形无回声，直径从数毫米至数厘米不等，壁薄而光滑，后方回声增强。严重时，全肝布满无回声，见不到正常肝实质回声及肝内管道结构（图 3-22）。

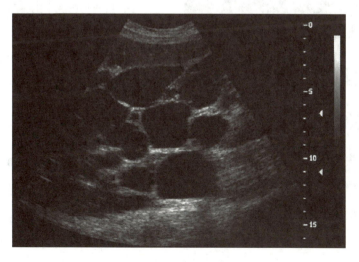

图 3-22　多囊肝声像图

3. 其他　多囊肝常合并多囊肾、多囊脾等。

（二）扫查要点的注意事项

1. 观察病灶大小、形态、边缘、内部回声及后方回声。
2. 病灶周围组织有无改变、肝体积有无变化。
3. 有无伴发多囊肾、多囊脾等。

三、肝 脓 肿

肝脓肿可分为细菌性和阿米巴性两类。细菌性肝脓肿常以寒战、高热、右上腹疼痛、肝大与压痛为主要症状和体征,白细胞及中性粒细胞常明显增高,细菌性肝脓肿可为多发或单发。阿米巴性肝脓肿多有阿米巴痢疾史,脓肿常单发,多见于肝右叶,脓腔内充满褐色半流动的坏死物质及未完全液化坏死的肝组织、血管和胆管等。

（一）声像图表现

1. 肝体积　常有不同程度的增大,以局限性增大为主,尤其是位于边缘处的脓肿常引起肝轮廓呈局限性向外隆起。

2. 肝脓肿在不同的病理阶段有不同的声像图表现

（1）病程初期:病变区呈分布不均匀的低至中等回声团块,与周围肝组织间有一不规则而较模糊的边界。

（2）病程中期（脓肿形成期）:典型的脓肿表现为边缘较清晰,壁厚且内壁不光整的呈虫蚀样的无回声区,无回声内见细点状杂乱回声,可出现点状回声随呼吸运动和体位改变而浮动的特征性改变（图3-23）。

（3）脓肿吸收期:经药物治疗或穿刺引流后,肝脓肿的体积逐渐缩小,直至消失,代之以斑点状或条索状高回声。

3. 脓肿后方回声增强,即使是病变初期,其后方回声也可见不同程度的增强。

4. 肝脓肿靠近膈面时,可见膈肌升高,活动受限,胸腔反应性积液,若突破膈肌进入胸腔,则膈肌回声连续性中断,胸腔内出现无回声。

（二）扫查要点和注意事项

1. 多切面观察肿块大小、形态、位置、边缘、内部回声及后方回声。

2. 肿块周围组织有无改变,膈肌运动是否受限。

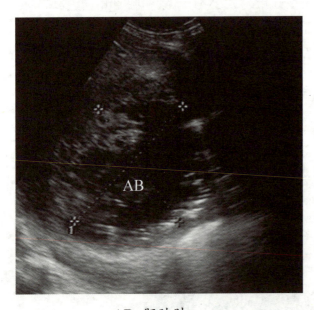

AB:肝脓肿。

图3-23　肝脓肿声像图

3. 观察肿块内部及边缘血流信号。

4. 动态观察或随访。

四、肝血管瘤

血管瘤是肝最常见的良性肿瘤,可发生在任何年龄,女性多于男性,好发于肝右叶。一般认为系先天性血管发育异常所致,可单发或多发。组织学上分毛细血管瘤和海绵状血管瘤两种,以肝海绵状血管瘤最常见。临床上多无任何症状;少数出现上腹部不适,较大的血管瘤可出现压迫症状与体征。

(一)声像图表现

1. 二维超声

(1)形态与边缘:肝内显示圆形或椭圆形实质性结节。边缘清楚,可见边缘裂开征或血管穿通征。

(2)内部回声:①高回声型,最多见,瘤体较小,直径一般为1~3cm,内部回声均匀、致密,呈筛孔状(图3-24)。②混合回声型,体积较大,内有高回声、低回声及无回声等,呈粗网格状或蜂窝状表现(图3-25)。③少数呈低回声或无回声。

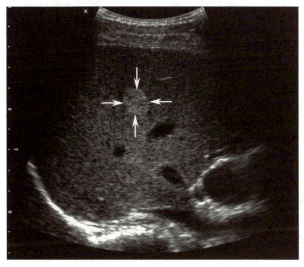

箭头:血管瘤。

图3-24 高回声型肝血管瘤声像图

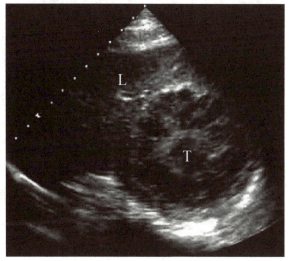

L:肝;T:血管瘤。

图3-25 混合回声型肝血管瘤声像图

2. 彩色多普勒血流图(color Doppler flow imaging, CDFI)肿瘤边缘处可见点状、短棒状或分支状血流信号(图3-26)。

3. 超声造影 经周围静脉注射超声造影剂后,动脉期结节周边环状增强(图3-27),并逐渐呈结节样向中央填充。门脉期或延迟期肿块全部填充呈均匀的高回声或等回声(图3-28),造影剂消退慢。

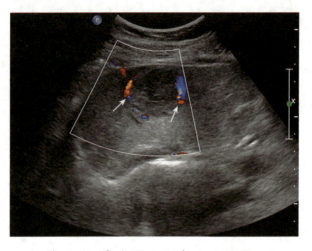

箭头：血管瘤周边彩色血流信号。

图 3-26　肝血管瘤彩色多普勒超声声像图

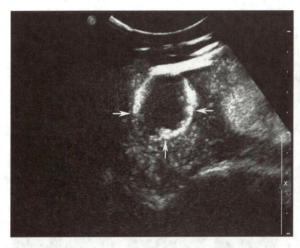 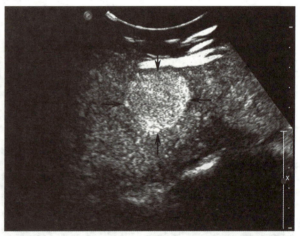

箭头：肝血管瘤。　　　　　　　　　　　箭头：肝血管瘤。

图 3-27　肝血管瘤超声造影动脉期声像图　　图 3-28　肝血管瘤超声造影延迟期声像图

（二）扫查要点和注意事项

1. 多切面观察肿块大小、个数、形态、位置、边缘、内部回声及后方回声。

2. 肿块周围组织有无改变。

3. 观察肿块内部及边缘血流信号。

4. 肝血管瘤生长缓慢，若短期内增大明显，应提示或建议进行其他影像学检查。

5. 肝血管瘤需与原发性肝癌、转移性肝癌相鉴别，必要时进行超声造影检查。

五、肝　癌

　　肝癌可分为原发性肝癌和转移性肝癌（继发性肝癌）。原发性肝癌可能与肝炎病毒感染、黄曲霉素及寄生虫感染等有关，男性多于女性。原发性肝癌，按病理大体形态分为块状型、结节型和弥漫型三种;按组织学类型分为肝细胞型、胆管细胞型和混合型三类。该病起病隐匿,早期缺乏特异性症状,实验室检查血清甲胎蛋白增高。转移性肝癌是由全身各组织器官的恶性肿瘤转移形成,以消化道肿瘤转移最为多见。临床表现一般为原发癌的症状,肝内转移灶较大时可出现肝区肿块及疼痛、黄疸等症状体征。

（一）声像图特征

1. 二维超声检查

（1）肝形态失常:早期病变较小时,肝形态无明显变化,随着病变增大,肝常呈局限性增大,形态失常,肝被膜膨出呈丘征或驼峰征。

（2）肝内团块:肝实质内见圆形或椭圆形团块,单发或多发,团块边界多清楚,部分可见环绕团块的低回声晕（图 3-29）。

（3）团块内部回声:多为中、低回声。小肝癌以低回声结节多见,随着肿块增大可呈等回声或混合回声。

（4）肝内血管改变:血管受压呈血管绕行征或血管压迫征。血管内癌栓（图 3-30）,多见于门静脉、肝静脉或下腔静脉,管腔内见实质性回声团块。

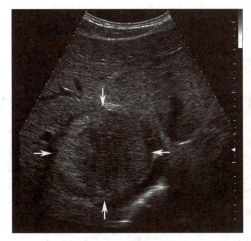
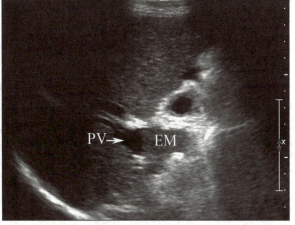

箭头:原发性肝癌。

EM:癌栓;PV:门静脉。

图 3-29　原发性肝癌声像图　　　　图 3-30　门静脉癌栓声像图

（5）弥漫型肝癌:肝进行性增大,肝表面不光滑,内部回声粗乱,呈大小不一、弥漫分布、不规则的斑点状回声,部分出现小结节状回声,肝内管状结构扭曲、变形,与肝硬化难以鉴别。

（6）转移性肝癌:类似原发性肝癌表现,但团块常为多发,回声与原发病有关,可呈低回声、等回声或高回声,部分呈靶环征（图 3-31）,团块周围肝实质回声多正常。

2. 彩色多普勒血流图（CDFI）　多数肝细胞癌为富血供肿瘤,团块内部血流信号较丰富,分布如线状、树枝状等（图 3-32）,周围血管环绕,脉冲多普勒多测得其血流为动脉血流,阻力指数 >0.60。

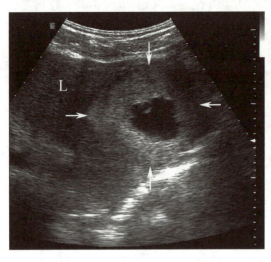

L:肝;箭头示转移性肝癌呈靶环征。

图 3-31　转移性肝癌声像图

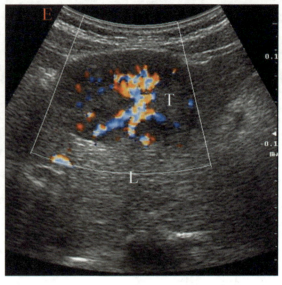

图 3-32　肝癌彩色多普勒超声声像图

3. 超声造影　常表现为快进快出。经周围静脉注射超声造影剂后,动脉期病灶显示快速整体均匀增强,且强早于肝实质(图 3-33)。随后,病灶增强的高回声快速消退,门脉期及延迟期常呈低回声改变(图 3-34)。转移性肝癌消退较快,常在动脉晚期或门脉早期即呈低回声改变,出现的时间比原发性肝癌早。

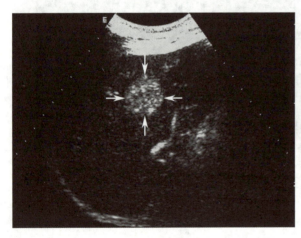

箭头示肝癌。

图 3-33　肝癌超声造影动脉期声像图

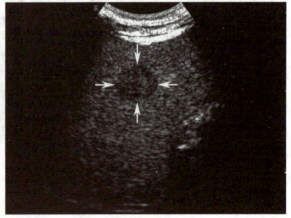

箭头示肝癌。

图 3-34　肝癌超声造影门脉期声像图

(二)扫查要点和注意事项

1. 观察肿块大小、形态、位置、边缘、内部回声及后方回声,注意病灶周围肝组织回声,原发性肝癌常有肝硬化声像图表现。

2. 肿块周围组织有无改变,若考虑转移性肝癌,应寻找原发灶。

3. 观察肿块内部及边缘血流信号,必要时进行超声造影检查。

4. 多体位、多切面观察，注意原发性肝癌与转移性肝癌的鉴别。

5. 有无腹水。

六、脂　肪　肝

脂肪肝为脂质代谢紊乱，肝细胞中的脂质堆积过多而形成，是代谢综合征在肝上的表现。肥胖病、酒精中毒性肝病、糖尿病、慢性感染、中毒、长期营养不良等均可引起肝细胞内脂肪堆积。脂肪肝无独特的临床症状或征象，重者常有上腹部不适、肝功能异常等改变。

（一）声像图表现

1. 弥漫性脂肪肝

（1）肝大小正常或增大，形态饱满，包膜光滑，肝缘角变钝。

（2）肝实质回声增强，呈弥漫性、密集的细小点状回声，称明亮肝，回声强度从近场至远场逐渐减弱，重者后半部肝实质及膈因回声衰减而显示不清（图3-35）。

（3）肝内血管回声明显细少，门静脉分支的管壁回声相对减弱，但其走行方向无改变。

2. 非均匀性脂肪肝

（1）肝实质的大部分呈密集、细小、明亮的点状回声，散在一处或多处小片状的低回声区（为正常或相对正常的肝组织回声）。这种相对低回声区常见于肝被膜下、胆囊床附近、左内叶、门静脉主干分支附近，其形态多不规则，边缘清晰，无占位效应，内部常可见正常血管穿行（图3-36）。

（2）增强的肝实质回声内血管回声明显细少，门静脉分支的管壁回声相对减弱，但其走行方向无改变。

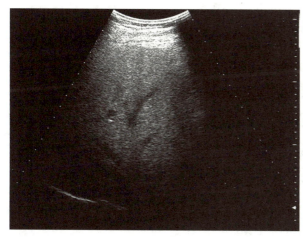

图 3-35　弥漫性脂肪肝声像图

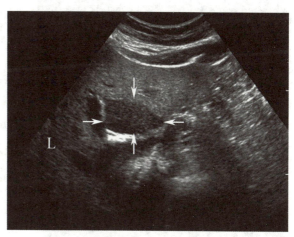

L：肝；箭头示肝左叶一相对低回声区，
为正常肝组织。

图 3-36　非均匀性脂肪肝声像图

3. 局限性脂肪肝

（1）肝的大小、形态多无明显变化，肝实质的大部分为正常回声，仅有一处或多处小范围的地图样或团块样高回声区，边界尚清楚，常为楔形或不规则形，无包膜。

（2）高回声区域内可见正常走行的血管，无占位效应。

（二）扫查要点和注意事项

1. 测量肝的径线，了解肝的大小，观察肝回声强度、均匀度。

2. 注意肝内管道结构的走向、清晰度。

3. 脂肪肝要与肝硬化、弥漫性肝癌等鉴别。

七、肝　硬　化

肝硬化是一种慢性弥漫性进行性肝病。常见的病因有病毒性肝炎、血吸虫病、酒精中毒、肝淤血、胆汁淤积等。其病理特点为肝细胞发生变性坏死、纤维组织增生和肝细胞结节状再生，形成假小叶，导致肝发生硬化、萎缩，并呈结节样改变，肝功能受损，肝门静脉系统循环障碍和腹水等。晚期除上述症状加重外，主要表现为肝功能减退和肝门静脉高压的相应体征。

（一）声像图表现

1. 二维超声

（1）肝的大小和形态：肝硬化早期肝体积增大，肝角变钝，尤其是淤血性、胆汁性和血吸虫性肝硬化，肝的体积增大更为明显。随着病情的发展，肝逐渐缩小，右叶明显萎缩，肝角变锐，左叶轻度萎缩或增大，整个肝形态失常（图3-37）。

（2）肝表面不平：肝包膜增厚，回声略增强，肝表面凹凸不平，呈锯齿状。

（3）肝实质回声：肝内点状回声普遍性增强、增粗，分布不均匀，部分有结节感，可见直径0.3~1.5cm的类圆形低回声区，周围为不规则的高回声，呈鹅卵石样改变，此为肝硬化再生结节。血吸虫性肝硬化可见弥漫性分布的网格状高回声，肝实质呈地图样改变（图3-38）。

（4）肝静脉分布异常：粗细不一，走行迂曲，管壁不规则。

（5）门静脉高压：门静脉主干内径>1.3cm，部分可见肝门静脉海绵样变，系因肝门静脉与肝动脉短路吻合（图3-39）；脾门静脉增宽，内

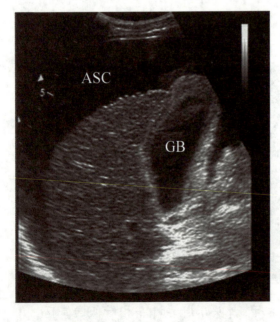

GB：胆囊；ASC：腹水。

图3-37　肝硬化声像图

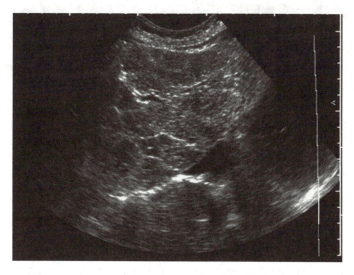

图 3-38　血吸虫性肝硬化声像图

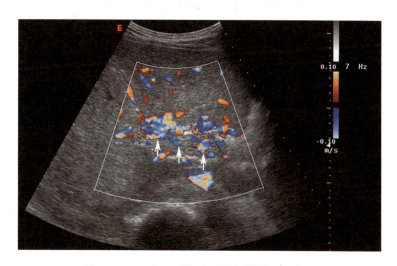

图 3-39　肝门静脉海绵样变声像图

径 >0.8cm。脐静脉重新开放,胃左静脉增宽呈串珠状,内径 >0.5cm;食管－胃底静脉曲张,食管与贲门连接处显示迂曲扩张的静脉结构。

（6）胆囊:胆囊壁因水肿而增厚,呈双层回声。

（7）脾大:门静脉高压,脾长期慢性淤血增大,成年人脾门处脾厚度男性 >4cm,女性 >3.8cm。

（8）腹水:少量腹水时,仅在肝周围间隙、肝肾隐窝、膀胱直肠窝或子宫直肠窝见窄小的无回声区;大量腹水时,腹腔内见大片的无回声区,可见肠管漂浮于无回声区之中。

2. CDFI　门静脉血流色彩可变淡,门脉主干血流速减低或是反向是门静脉高压的两个最特异性表现。肝动脉血流增多,阻力指数≥0.70。

（二）扫查要点和注意事项

1. 测量肝的径线,了解肝的大小、肝内实质回声强度、均匀度、肝包膜。

2. 肝内管道结构的走向、管径有无改变、血流情况,测量门静脉内径。

3. 有无侧支循环建立,观察胆囊、肝外门静脉、脐旁静脉、脾静脉和脾的大小等情况。

4. 有无腹水。

5. 肝硬化常致胆囊壁水肿,需与胆囊炎鉴别。

6. 出现结节应注意与小肝癌、弥漫性肝癌鉴别。

本章小结

　　肝疾病超声检查临床应用广泛,肝的超声检查一般不需要特殊准备。肝超声扫查切面较多,主要有剑突下经腹主动脉纵切扫查、剑突下经下腔静脉纵切扫查、剑突下横切扫查、右肋缘下经第一肝门斜切扫查、右肋缘下经第二肝门斜切扫查、右肋间经门静脉扫查和肝－胆囊纵切扫查,检查中要灵活运用。在标准切面测量肝的正常参考值。肝疾病有局限性病变,包括肝囊肿、肝癌、肝血管瘤和多囊肝,弥漫性病变包括脂肪肝、肝硬化等。不同疾病声像图有不同的特点,应仔细分析和比较,做出准确判断。

（史传文）

思考与练习

一、名词解释

1. 肝门

2. 飞鸟征

3. 明亮肝

4. 牛眼征

二、填空题

1. 肝分为_____半肝,_____叶_____段。

2. 肝的常规扫查体位是_____,有利于显示肝内和肝门管道的检查体位是_____。

3. 门静脉高压时,门静脉主干内径 >____cm、脾门静脉增宽 >____cm。

4. 肝癌肝局限性增大时,二维超声肝被膜膨出呈_____或____征。

三、简答题

1. 简述剑突下横切时肝左叶工字形结构的血管构成。

2. 简述原发性肝癌和肝血管瘤超声鉴别诊断要点。

3. 肝的囊性病变有哪些? 超声检查如何鉴别诊断?

四、案例分析题

患者男性,65 岁,半年前有胃癌手术切除史,定期随访。超声检查见肝内探及多个低回声团,边界清,无包膜,最大约 2.4cm×1.4cm,呈牛眼征。

请问：

1. 该患者肝超声检查该选择何种扫查体位？必须扫查哪些常规切面？

2. 超声扫查时注意事项有哪些？在超声检查过程中，如何保护患者并做到关于病情的良好沟通？

3. 分析所获得的超声图像并做出初步诊断。

第四章 | 胆系超声检查

04章 数字资源

1. 具有高度责任心,能与患者进行良好的交流,对胆系超声检查技术具有严谨的学习态度和科学认知分析能力。
2. 掌握胆系超声检查技术及正常声像图表现。
3. 熟悉胆系扫查注意事项,胆系常见疾病超声诊断要点。
4. 了解胆系常见病临床表现与解剖概要。
5. 学会胆系超声扫查技术,并能与诊断医生配合,结合临床对胆系常见疾病做出诊断。

 案例导入

患者男性,65 岁。右上腹隐痛 1 个月,且进行性加重,伴厌食、乏力,消瘦。检查:体温 36.9℃,脉搏 70 次 /min,呼吸 19 次 /min,血压 120/86mmHg。皮肤、巩膜黄染,右上腹压痛。白细胞 8×10^9/L。要求肝胆胰脾超声检查。

请问:

1. 该患者应选择何种扫查体位及扫查顺序? 该患者必须扫查哪些常规切面?
2. 超声扫查时有哪些注意事项?

第一节 胆系解剖概要

胆系是将肝细胞分泌的胆汁输送至十二指肠的管道结构,由胆囊和胆管组成。胆管以肝门为界,分为肝内及肝外两部分,肝内部分称肝内胆管,由毛细胆管、小叶间胆管、段胆管、叶胆管和肝左、右管管组成;肝外部分由肝总管及胆总管组成(图4-1)。

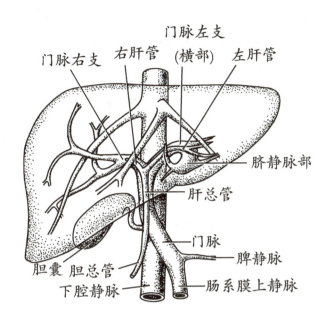

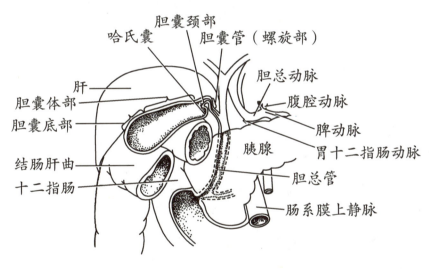

图 4-1　胆系解剖示意图

一、胆　　囊

　　胆囊位于肝右叶下方的胆囊窝内,呈长梨形,分为底、体、颈、管四部分。胆囊底的体表投影相当于右腹直肌外缘和右肋弓交界处。胆囊贮存和浓缩胆汁,其大小与贮存胆汁的多少有关,胆囊长7~9cm,宽3~4cm,容量40~60ml。胆囊的上方为肝,下后方为十二指肠上部与横结肠,左邻幽门,右为结肠肝曲。

二、肝内胆管

肝内胆管由肝内毛细胆管汇合成小叶间胆管,再汇合成段肝管(三级分支)、叶肝管(二级分支),在近肝门处汇总成肝左管和肝右管(一级分支)。肝左、右管内径约 0.2cm。

三、肝外胆管

1. 肝总管　肝总管长 3~4cm,内径 0.4~0.6cm,由肝左管和肝右管汇合而成,下行于门静脉的右前方。

2. 胆总管　胆总管长 4~8cm,内径 0.6~0.8cm。由肝总管和胆囊管汇合而成,直至十二指肠乳头。胆总管前方有十二指肠上部、降部和胰头,后方与肝门静脉伴行,门静脉后方毗邻下腔静脉。依据胆总管行程分为十二指肠上段、十二指肠后段、十二指肠下段(胰腺段)和十二指肠壁内段四部分。

第二节　胆系超声检查技术和正常声像图

一、检查前准备

(一)受检者准备

1. 禁食与用药　为使胆囊、胆管充盈胆汁,以利于超声清晰成像,检查前 1~2d 应禁食油腻食物,并禁食 8h 以上。禁止使用影响胆囊收缩功能的药物如羟甲烟胺等,对小儿或不合作者可给予催眠药,在睡眠状态下检查。

2. 避开胃肠 X 射线造影　超声检查应安排在 X 射线胃肠造影前进行或之后 2~3d 进行。

3. 脂肪餐　如需观察胆囊收缩功能,要做脂肪餐试验,备油煎鸡蛋 2 个。

(二)扫查准备

1. 医患沟通　确认受检者禁食等准备情况。说明检查基本流程,取得受检者配合。

2. 录入信息　包括受检者 ID 号、门诊(住院)号、姓名、性别、年龄和检查部位等。

3. 超声仪功能参数调节　根据检查部位和受检者身体情况,选择适宜的参数。

(1)探头:首选凸阵探头,频率为 3MHz 或 3.5MHz,肥胖者可用 2.5MHz,儿童和消瘦者可用 5MHz。

(2)预置条件:选择腹部或肝胆预置条件。

(3)焦点:一般选用 2 个或 3 个聚焦点,调节焦点的聚焦位置,使聚焦区对应胆囊或预检胆管,以获得高分辨力声像图。

（4）动态范围:一般在60~70dB,动态范围调节适当,图像清晰,信息丰富。

（5）深度增益:采取近场抑制、远场补偿的方式,远场补偿不宜过大,以免影响远场结构的显示和观察。

（6）总增益:总增益幅度以使胆囊内胆汁的回声强度显示为无回声为适当,大致与肝超声检查条件相似或稍低。

（7）彩色多普勒超声检查:取样框以覆盖胆囊或预检胆管为宜,速度标尺一般在20~30cm/s,彩色增益不宜过大或过小。

（三）检查体位

1. 仰卧位　常规体位。被检者双手平放体侧或置于头枕部。该体位对胆囊和肝内胆管检查效果较好。

2. 右前斜位　被检者仰卧,右侧抬高使冠状面与床面成45°左右。肝和胆囊借重力向左下移动,扩大扫查胆囊和胆管的声窗,并减少胃肠内气体的干扰,提高胆囊颈和肝外胆管等的显示率。

3. 半坐位　被检者半坐,双手支撑于床面,腰部向前挺起。其适用于肝、胆囊位置偏高的人,亦用于观察胆道结石的移动情况。

二、扫查方法和正常声像图

在中上腹部纵、横、斜扫查显示胆囊和肝内外胆管(图4-2)。正常胆囊纵切声像图呈梨形,囊壁为光滑、整齐的线状高回声,囊内为无回声,胆囊后壁和胆囊后方回声增强。肝管或胆管壁呈光滑的线状高回声,管腔内呈无回声。二级以上肝管目前常难以显示。

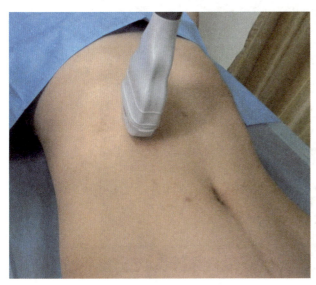

A. 右肋缘下纵切

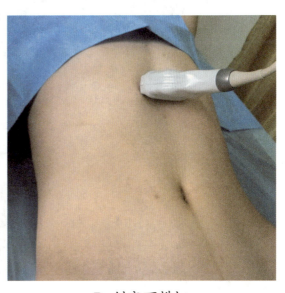

B. 剑突下横切

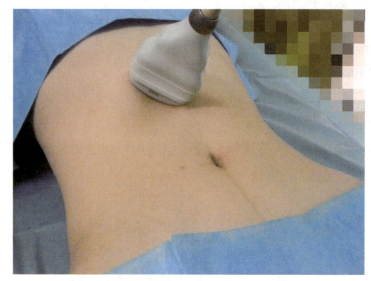

C. 右肋缘下斜切

图 4-2　胆囊超声扫查方法示意图

（一）右肋缘下纵切扫查

1. 扫查方法　取仰卧或右前斜位,将探头置于右肋弓与右腹直肌外缘交界处,做上腹部纵切面,声束指向腹后方并略向头侧倾斜,探头左右侧动或做立体扇形扫查,在肝下面显示较完整的胆囊长轴声像图。

2. 标准切面声像图　胆囊位于肝的下缘,紧贴肝,呈梨形或长茄形,胆囊底位于右上方,胆囊颈指向第一肝门即声像图的左下方(图 4-3)。

在显示胆囊长轴的基础上旋转探头 90°,可获取胆囊系列横切面,声像图呈胆囊呈圆形或椭圆形无回声。

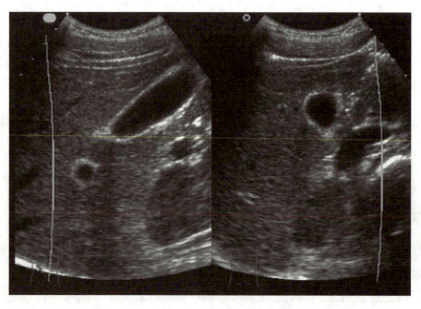

图 4-3　正常胆囊声像图

（二）剑突下横切扫查

1. 扫查方法　取仰卧位，探头置于剑突下，做上腹部近似横切面，声束指向腹后方并略向头侧倾斜，探头缓慢移动或做立体扇形扫查，显示与门静脉伴行的左肝内胆管。

2. 标准切面声像图　显示门静脉左支的工字形结构，胆管与门静脉显示关系是：肝左管及其左外上叶属支位于门静脉左支和左外叶上支门脉上方，而左外叶下支门脉和左内叶门脉位于伴行胆管的上方（图4-4、图4-5）。

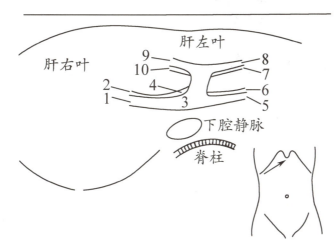

图4-4　正常肝左管及其属支示意图

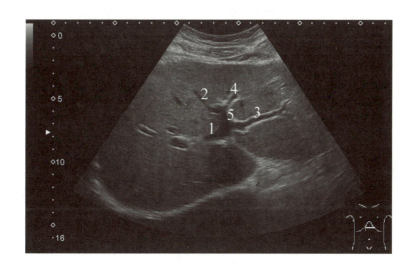

1.门静脉左支横部；2.左内叶支；3.左外叶上段支；
4.左外叶下段支；5.矢状部。

图4-5　正常肝左管及其属支声像图

在此断面上，探头稍右移，与右肋缘平行或成一定角度，即可显示与门静脉左、右支伴行的肝左管、肝右管。

（三）右肋缘下纵斜切扫查

1. 扫查方法　取右前斜位或仰卧位，探头置于右乳头与脐的连线处做右上腹斜切

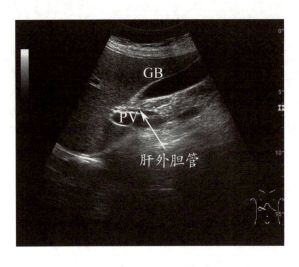

GB：胆囊；PV：门静脉。

图 4-6　肝外胆管声像图

面，声束指向腹后方，缓慢移动或做扇形扫查，显示门静脉主干、下腔静脉及与其伴行的肝外胆管。

2. 标准切面声像图　声像图中左上方为肝，右上方为胆囊或肝。从肝左下向右下方显示两条近似平行的管状无回声，下方较宽者为门静脉主干或下腔静脉，紧贴其上方的为肝外胆管。因超声无法分辨胆囊管与肝总管的汇合点，故统称肝外胆管。肝外胆管上段与门静脉伴行，下段与下腔静脉伴行（图 4-6）。

（四）超声测量

1. 胆囊　在胆囊最大纵切面上测量，长径多小于 9cm，宽多小于 4cm。从胆囊体部前壁测量壁厚，不超过 0.3cm。

2. 肝内外胆管　肝左、右管内径多在 0.2cm 以内。肝外胆管上段内径≤0.6cm，下段内径≤0.8cm，通常相当于其伴行的门静脉内径的 1/3。部分老年人肝外胆管可略粗至 0.8~0.9cm。

三、扫查要点和注意事项

1. 胆道超声检查应在空腹状态下进行。

2. 胆道显示不清者可取左侧位或坐位，并配合深呼吸动作及饮水等，亦可素食 1~2d 复查。

3. 体型肥胖者可经右 6~9 肋间斜切扫查胆囊。

4. 应通过显示门静脉来扫查与之伴行的肝外胆管。

5. 应在标准切面测量胆囊、肝管和肝外胆管。

6. 为了观察胆囊的收缩功能，可行脂肪餐后复查。

7. 个别胆囊位置变异，可扩大至剑突下或右侧腹区扫查。

第三节　胆系常见病超声诊断概要

一、胆　囊　结　石

胆囊结石可分为胆固醇结石、胆色素结石和混合性结石三种类型，以混合性结石多见。可单发、多发或呈泥沙样；常伴有胆囊炎症。临床上可出现右上腹部不适、隐痛及消化不良等症状。若结石梗阻胆囊颈部或梗阻胆管则出现右上腹绞痛并向右肩背部放射。

其合并感染可出现畏寒高热。

（一）声像图表现

1. 典型结石声像图

（1）强回声团：胆囊内出现结石强回声团，可呈新月形、半月形或团块状（图4-7），小结石可呈点状强回声。

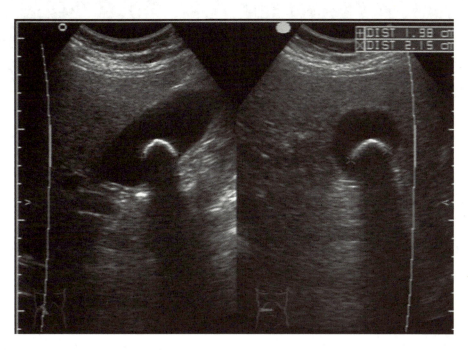

图 4-7　典型胆囊结石声像图

（2）声影：在结石强回声的后方有宽窄不一的带状无回声，边缘清晰锐利。个别小结石可无声影。

（3）位移：结石强回声团的位置随体位改变沿重力方向移动。

2. 非典型结石声像图

（1）胆囊充满型结石：正常胆囊无回声区消失，胆囊轮廓的前部出现弧形或半月形的强回声带，后方伴有较宽的声影，致使胆囊后半部和后壁轮廓不能显示。当结石伴有慢性胆囊炎时，则见增厚的中高回声胆囊壁包绕结石强回声，后方伴宽大声影，称为囊壁－结石－声影三合征（wall-echo-shadow syndrome，WES 征）（图4-8）。

（2）胆囊泥沙型结石：呈多量的斑点状中高回声或强回声堆积于胆囊后壁或底部，其形状和位置随体位改变而变化，后方无声影或有浅淡声影（图4-9）。

（二）扫查要点和注意事项

1. 胆囊内有无结石，后方有无声影。小结石可无声影。

2. 结石的大小、数量，以及是否伴有胆囊炎的声像图改变。

3. 结石位置是否随体位改变而移动，判断有无梗阻。

4. 长期禁食胆囊内可见沉积样回声，应与泥沙样结石区别。

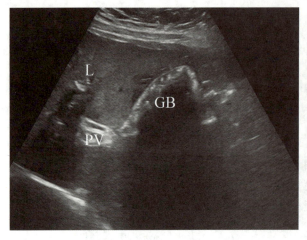
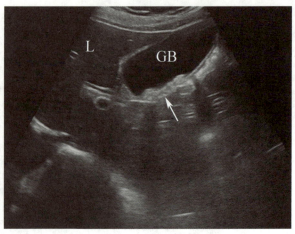

图 4-8　胆囊充满型结石 WES 征　　　　图 4-9　胆囊泥沙型结石声像图

二、急性胆囊炎

急性胆囊炎时胆囊肿大,囊壁增厚,囊液浑浊,重者囊壁坏死、穿孔。临床主要表现为右上腹绞痛,重者伴高热、畏寒、恶心、呕吐等症状,查体有右上腹压痛、肌紧张和墨菲征阳性等体征。

(一)声像图表现

1. 胆囊增大　胆囊横径多≥4cm,呈圆形或椭圆形,张力高。

2. 胆囊壁增厚　囊壁厚度多≥3mm,呈弥漫高回声带,边界模糊,其中可出现断续的低回声带,呈双层回声,又称双边征(图 4-10)。

3. 胆囊内透声　有悬浮或沉积点状回声,常伴结石。

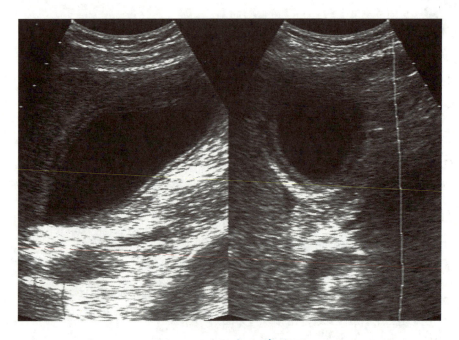

图 4-10　胆囊炎声像图

4. **超声墨菲征阳性** 探头压至胆囊体表处,嘱患者深吸气,胆囊下移触痛加剧而突然屏气为阳性。

5. **囊壁回声中断** 胆囊穿孔时内壁缺损,胆囊周围局限性积液。

6. **胆囊收缩功能差** 脂肪餐后2h,胆囊缩小不足1/3。

胆囊收缩功能检查

空腹状态下测量胆囊最大纵切面面积并记录,嘱受检者进食高脂肪、高蛋白食物(通常2个油煎鸡蛋)。餐后1~2h复查测量胆囊面积并与餐前比较。一般认为,餐后2h,胆囊缩小>2/3属正常,胆囊缩小<1/3属不正常,胆囊缩小<1/2属可疑。

(二)扫查要点和注意事项

1. 胆囊是否增大,囊壁有无增厚、模糊、双层回声及穿孔。

2. 有无结石及数量、大小,有无嵌顿。

3. 超声墨菲征是否阳性。

4. 双层回声非胆囊炎特征性表现,亦见于肝硬化、低蛋白血症等。

5. 炎症初期胆囊大小与壁厚度可能改变不明显。

6. 是否伴有胸腹水。

三、胆囊息肉样病变

胆囊息肉样病变主要包括三类病变。①胆固醇性息肉:巨噬细胞吞噬胆固醇结晶后大量聚集。②炎性息肉。③腺瘤样息肉:乳头状瘤或腺瘤,体积常大于前两者,有癌变倾向。胆囊息肉样病变非严格意义上的病理学分类,临床上多无症状,多在常规查体时发现。

(一)声像图表现

1. 胆囊壁突向腔内的乳头状或桑葚状结节,呈高回声或等回声,后方无声影,不随体位改变而移动。

2. 胆固醇息肉常为多发高回声结节,基底较窄(图4-11)。炎性息肉和腺瘤等常为单发中等回声结节,基底部可略宽。

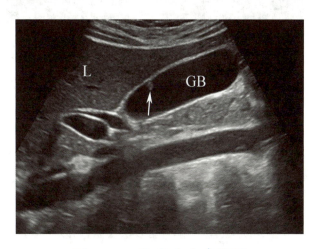

图4-11 胆囊息肉声像图

3. 大小数目　多为1cm以下的单发结节。部分腺瘤直径可在1~1.5cm。胆固醇性息肉可为多发。

4. 囊壁　薄而光滑,炎性息肉囊壁可毛糙或略厚。结节附着处胆囊壁完整,回声连续。

5. 彩色多普勒超声检查　部分结节可见斑点状血流信号,部分结节无血流信号(图4-11)。

(二)扫查要点和注意事项

1. 胆囊内结节数量、回声高低、是否移动。

2. 结节基底部的宽窄或有无蒂、表面是否光滑。

3. 直径 >1cm 或短期内增大明显或形态改变明显者,应警惕恶变可能。

4. 炎性息肉、腺瘤和小胆囊癌超声不容易鉴别。

四、胆　囊　癌

胆囊癌好发于 50 岁以上的女性,可分为乳头型和浸润型两种。临床上早期多无症状,如出现症状多表现为持续性右上腹隐痛,食欲减退,恶心呕吐等,晚期可出现黄疸并进行性加重、发热、右上腹肿块和腹水等。

(一)声像图表现

1. 蕈伞型　蕈伞状中低回声团块由胆囊壁突入囊腔,宽基底,表面不平,其附着处胆囊壁回声不均匀或中断(图4-12)。若单发则以乳头状改变为主。

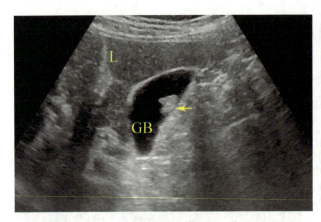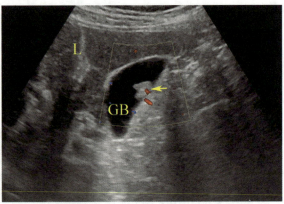

图 4-12　蕈伞型胆囊癌声像图

2. 厚壁型　胆囊壁局限性或弥漫性不均匀增厚,内表面多不规则,囊腔可不规则缩小。

3. 混合型　胆囊壁不均匀增厚,同时伴有蕈伞状团块由胆囊壁突入囊腔内,有蕈伞型和厚壁型的混合表现。

4. 实块型　整个胆囊区呈现以低回声为主的不均匀的实质性肿块,边缘不规整(图4-13)。

5. CDFI　团块内可见斑状或短棒状血流信号（图 4-13）。

（二）扫查要点和注意事项

1. 胆囊内实质性团块规则程度，基底宽窄。

2. 团块附着处胆囊壁的回声有无中断。

3. 胆囊壁局部增厚亦可见于胆囊腺肌病。

4. 常合并胆囊结石。

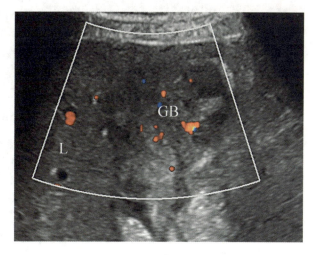

图 4-13　实块型胆囊癌声像图

五、阻塞性黄疸

阻塞性黄疸又称胆汁淤积性黄疸，常因胆管结石、胆管肿瘤、胰头肿瘤、壶腹区肿瘤和胆道蛔虫等阻塞胆道引起。临床上皮肤、巩膜呈黄绿色，粪便色淡如陶土色，可伴有腹痛。合并感染可有畏寒、发热、恶心、呕吐等。

（一）声像图表现

1. 肝内胆管扩张　肝左、右管内径 >0.3cm。扩张的肝内胆管与伴行的门静脉分支管径相似称平行管征（图 4-14）。

2. 肝外胆管扩张　肝外胆管内径 >0.7cm，内径 0.7~1cm 为轻度扩张，大于 1cm 为显著扩张。扩张的肝外胆管与其伴行的门静脉内径相似称双筒猎枪征（图 4-15）。

3. 胆囊增大　胆囊宽径 >4cm。

4. 胰管扩张　胰管内径 >0.3cm。

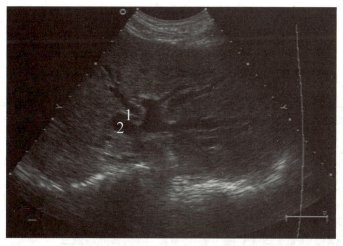

1. 肝左管；2. 门静脉左支。

图 4-14　平行管征

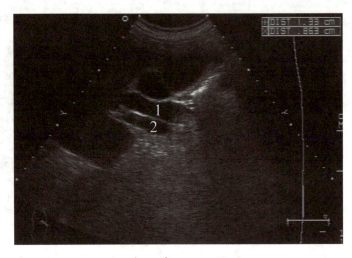

1.肝外胆管;2.门静脉。

图 4-15　双筒猎枪征

（二）梗阻部位的判断

1. 肝左、右管均扩张,胆总管不扩张,胆囊不大,提示肝总管梗阻。

2. 胆总管扩张,胆囊增大,胰管不扩张,提示胆总管梗阻。

3. 胆总管和胰管均扩张,提示十二指肠肝胰壶腹(法特壶腹)梗阻。

4. 仅有胆囊大,肝内外胆管均正常,多为胆囊管阻塞或胆囊本身病变。

（三）梗阻原因分析

1. 胆系结石　于扩张的肝内胆管、肝外胆管或胆囊管内可见强回声伴声影,结石与管壁之间分界清楚,相应部位管壁平直完整(图 4-16)。

2. 胆管癌　在扩张的胆管内可见不规则等回声或低回声团块,后方无声影,团块与管壁分界不清,相应部位的胆管壁结构层次紊乱、破坏,不规则增厚,管壁的线状高回声中断(图 4-17)。

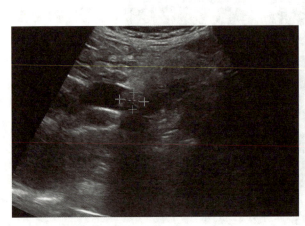

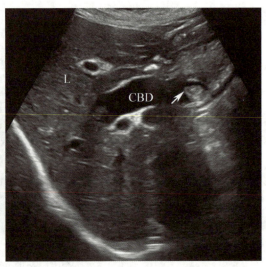

图 4-16　肝外胆管结石　　　　图 4-17　肝外胆管癌

3. 胰头部肿瘤　胰头增大,可见不规则等回声或低回声团块,肝内外胆管、胆囊和主胰管均扩张。

（四）扫查要点和注意事项

1. 重点观察胆囊有无增大、肝内外胆管和胰管有无扩张,扩张部位、范围和程度。

2. 依据声像图表现,结合病史,如发病缓急、腹痛性质等分析梗阻原因,判断梗阻部位。

3. 为提高梗阻部位的显示率,加强检查前条件准备。

本章小结

　　胆囊和胆管疾病多发,临床首选超声检查。超声检查前应做好准备,扫查时逐一显示胆囊、肝左右管和肝外胆管的标准切面并测量,认真观测胆囊形态和大小、囊壁厚薄、内部回声及其毗邻情况。观察胆管的走向、管腔内径,管壁厚薄,以及胆管与门静脉之间的关系。根据声像图表现,结合病理、生理与临床资料,对常见病做出初步诊断。急性胆囊炎时胆囊增大,胆囊壁增厚;结石多呈强回声伴声影;肿瘤多呈低回声或等回声;阻塞性黄疸应根据胆囊、肝内外胆管和胰管的扩张情况和特点分析梗阻的部位及原因。

（游晓功）

思考与练习

一、名称解释

1. 声影

2. WES 征

3. 平行管征

二、填空题

1. 胆管分_____和_____两部分,肝外胆管包括_____和_____。

2. 胆系检查常用体位_____、_____、_____。

3. 胆囊癌分型_____、_____、_____、_____。

4. 肝左、右管均扩展,胆总管不扩张,胆囊不大,提示_____梗阻。

三、简答题

1. 简述典型胆囊结石声像图特征。

2. 简述胆囊结石与胆囊息肉超声主要鉴别点。

3. 简述胆管梗阻时超声检查分析思路。

四、案例分析题

患者女性,43 岁,持续性右上腹痛 1d 入院。既往有反复发作的右上腹隐痛,向右肩背部放射,进食油腻食物后加剧。查体: T 38.6℃, P 86次/min, R 19次/min, BP 120/80mmHg。右上腹压痛,墨菲征阳性。白细胞 11×10^9/L。胆囊超声检查显示:胆囊体积增大,壁厚呈双层回声,囊内见 1cm×0.9cm 强回声,后伴声影。

请问:

1. 该患者胆囊超声检查该选择何种扫查体位? 必须扫查哪些常规切面?

2. 超声扫查时注意事项有哪些? 在检查过程中,如何做到关爱患者?

3. 分析所获得的超声图像并做出初步诊断。

第五章 | 胰腺超声检查

学习目标

1. 树立大医精诚、高度负责的职业精神,具备与病患良好的沟通能力,学习态度认真,具有初步的认知分析能力。
2. 掌握胰腺超声检查及正常声像图表现。
3. 熟悉胰腺扫查注意事项,胰腺常见疾病超声诊断要点。
4. 了解胰腺常见病临床表现与解剖概要。
5. 学会胰腺扫查的基本技术,能与医生配合对胰腺常见疾病做出诊断。

案例导入

　　患者男性,38岁。大量饮酒后3h出现上腹部持续性疼痛,并向腰背部放射,伴有恶心、呕吐,血清淀粉酶增高。临床医生申请肝胆胰脾超声检查。

请问:

1. 该患者检查前需做哪些准备?
2. 该患者应扫查哪些常规切面?如何扫查?
3. 如何分析扫查获得的声像图并做出初步诊断?

第一节　胰腺解剖概要

一、胰腺的位置与毗邻

　　胰腺位于上腹中部的腹膜后区,横跨1~2腰椎的前方。其体表投影上缘约相当于脐上10cm,下缘约相当于脐上5cm。胰腺的前面隔网膜囊与胃相邻,后方有下腔静脉、胆总管、肝门静脉和腹主动脉。其右端被十二指肠环抱,左端抵达脾门(图5-1)。

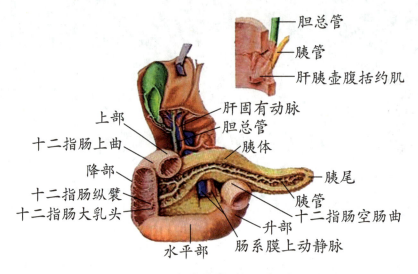

图5-1 胰腺解剖示意图

二、胰腺的分部

胰腺分头、体、尾三部分,各部之间无明显界限。头部在腹中线右侧,体、尾部在腹中线左侧。

1. 胰头为胰腺右端的膨大部分,被十二指肠环绕,胰头下部突向左后侧称为钩突。

2. 胰体占胰腺的大部,略呈三棱柱形,横位于第1腰椎体前方,向前突出。

3. 胰尾较细,行向左上方,位于左肾和脾的夹角内。

胰头与胰体之间狭小部分为胰颈。胰管位于胰腺实质内,自胰尾向右行,贯穿胰的全长,沿途汇集许多支管,最后与胆总管汇合成肝胰壶腹,开口于十二指肠大乳头。

胰腺大致可分三种形态。①蝌蚪型:胰头粗而胰体、尾逐渐变细。②哑铃型:胰腺的头尾粗而体部细。③腊肠型:胰腺的头、体和尾粗细近似。

三、胰腺的血管定位标志

1. 胰头后方为下腔静脉、门静脉和胆总管。

2. 胰颈后方为肠系膜上静脉及门静脉主干的起始段。

3. 钩突的前方为肠系膜上静脉、肠系膜上动脉,后方为下腔静脉或腹主动脉。

4. 胰体的右侧缘为腹腔动脉及门静脉的起始部,上缘处为脾动脉,后部紧邻脾静脉,后方有肠系膜上动脉、腹主动脉通过。

5. 胰尾上缘有脾动脉,后部紧邻脾静脉。

第二节　胰腺超声检查技术和正常声像图

一、检查前准备

（一）受检者准备

1. 禁食 8h 以上,检查当日晨起空腹。

2. 检查前 2~3d 内不进食易产气的食物或药物,不进行 X 射线胃肠造影检查。

3. 可饮水 500ml 左右或口服胃肠超声助显剂,使胃充盈液体作为透声窗进行检查。

（二）扫查准备

1. 医患沟通　确认受检者禁食等准备情况,说明检查基本流程,取得受检者配合。

2. 录入信息　包括受检者 ID 号、门诊(住院)号、姓名、性别、年龄和检查部位等。

3. 超声仪功能参数调节　根据检查部位和受检者身体情况,选择适宜的参数。

（1）探头:首选凸阵探头,频率为 3MHz 或 3.5MHz,肥胖者用 2.5MHz,儿童和体瘦者用 5MHz。

（2）预置条件:选择腹部条件。

（3）焦点:调整聚焦位置,使聚焦区对应胰腺。

（4）动态范围:一般在 60~70dB,动态范围调节适当,使图像清晰,信息丰富。

（5）深度增益补偿:采取近场抑制、远场补偿的方式,远场补偿不宜过大,以免影响远场结构的显示和观察。

（6）总增益:调节总增益使胰腺显示清晰,适当调节增益条件与肝超声检查条件相似或稍高,胰实质为均匀一致的点状等回声。

（7）彩色多普勒:取样框以覆盖胰腺为宜,速度标尺一般在 30cm/s 左右,彩色增益不宜过大或过小。

（三）检查体位

1. 仰卧位　常规体位。被检者双手平放体侧,充分暴露上腹部,平静呼吸结合深呼吸进行扫查。

2. 侧卧位　当胃肠内气体较多时采用。左侧卧位可使气体向胃幽门或十二指肠及结肠肝曲处移动,有利于胰体、胰尾的显示;右侧卧位可使气体向胃底部及结肠脾曲处移动,有利于胰头的显示。

3. 坐位或半坐位　当胃肠内气体较多时或饮水后,取坐位或半卧位,使肝下移,推压充气的胃和结肠,为扫查胰腺提供良好的声窗。

二、扫查方法和正常声像图

上腹部纵、横扫查获取胰腺的短轴、长轴切面。成人正常胰腺呈均匀的中等细小点状回声,回声强度较肝稍高,无被膜,边缘光滑、整齐,但边界不及肝、肾显示清晰,部分可显示主胰腺管,呈平行的线状高回声,内径小于 0.2cm。随年龄增加,胰腺回声增高,体积缩小。

(一)上腹横切扫查(胰腺长轴切面)

1. 扫查方法 将探头横置于上腹部剑突与脐之间,探头的前端对应人体的右侧,声束指向背部,探头取右低左高使探头长径与人体水平线成 10°~30° 夹角,如此探头长径与胰腺的长轴近似平行,在脐上 5~10cm 范围内做上腹部连续横切,可获得胰腺的长轴切面(图 5-2)。

2. 标准切面声像图 横切面上寻找识别胰腺的方法主要靠血管定位法:脾静脉呈管状无回声,伴行其前方的带状中等回声为胰腺。脾静脉的后方是肠系膜上动脉、下腔静脉、腹主动脉,再后方的弧形带状强回声为脊柱前部(图 5-3)。

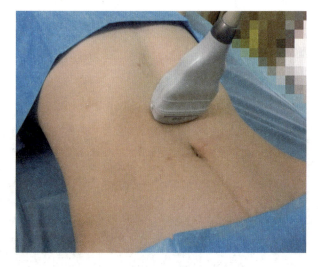

图 5-2 胰腺上腹部超声横切扫查示意图

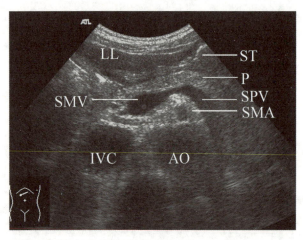

LL:左肝;ST:胃;P:胰腺;SMV:肠系膜上静脉;SPV:脾静脉;SMA:肠系膜上动脉;IVC:下腔静脉;AO:腹主动脉。

图 5-3 胰腺长轴切面声像图

(1)胰头位于下腔静脉的前方呈椭圆形,其背侧可见胆总管的圆形横断面。胰头向下左后突起部分为钩突部。

(2)胰头部向左延伸变窄部分为胰颈,其后方为肠系膜上静脉与脾静脉汇合处。

(3)胰颈向左为胰腺体部。胰体后方显示脾静脉长轴、肠系膜上动脉与腹主动脉的短轴,胰体前面与胃体后壁之间是小网膜囊位置,上方为腹腔动脉干。

(4)胰体向左跨越脊柱移行至胰尾而抵于脾门,其后方为脾静脉长轴。

（二）上腹纵切扫查（胰腺短轴切面）

1. **扫查方法**　探头长径与人体长轴一致，探头的前端对应人体头侧，声束指向背部，自右向左进行上腹部连续纵切，重点进行下腔静脉前和腹主动脉前纵切扫查，分别获得胰头和胰体的短轴切面（图5-4）。

2. **标准切面声像图**　经下腔静脉前纵切显示胰头短轴切面（上下径和前后径），呈卵圆形，其后方的管状无回声为下腔静脉，前方的圆形或卵圆形中等回声为

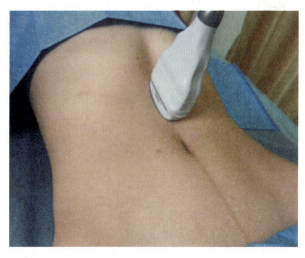

图5-4　胰腺上腹部超声纵切扫查示意图

胃窦（图5-5）；经腹主动脉纵切显示胰体短轴切面，呈三角形或椭圆形，其后方较宽的带状无回声为腹主动脉，胰体和腹主动脉之间较窄的管状无回声为肠系膜上动脉，自腹主动脉前壁发出向下与腹主动脉伴行，胰体和肠系膜上动脉之间的椭圆形无回声为脾静脉短轴。胰体后上方、肠系膜上动脉上方可见腹腔干开口于腹主动脉（图5-6）。

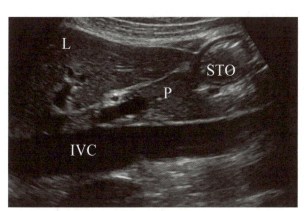

L：左肝；STO：胃窦；P：胰腺；
IVC：下腔静脉。

图5-5　胰腺沿下腔静脉长轴切面声像图

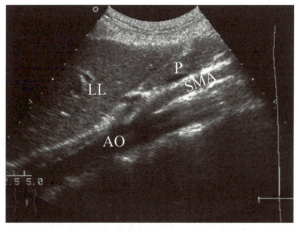

LL：左肝；P：胰腺；SMA：肠系膜上动脉；
AO：腹主动脉。

图5-6　胰腺沿腹主动脉长轴切面声像图

（三）超声测量

胰腺测量方法尚未完全统一，常见的测量方法有两种：切线测量法和最大前后径测量法。

1. **切线测量法**　在胰腺的长轴切面上，根据胰腺形态的弯曲度在胰腺的前缘做一些切线，并在胰头、胰体和胰尾的测量处（切点）做垂直线测量出胰腺的厚度。测量选择的标志是于下腔静脉的前方测量胰头，横切面应清晰显示胰头的内侧缘（脾静脉与肠系膜上静脉汇合处做标记）；于肠系膜上动脉前方测量胰体，若肠系膜上动脉显示不清，则在

腹主动脉前方测量;在腹主动脉左侧方或左前外方测量胰尾。

2. 最大前后径测量法 显示胰腺的最大长轴切面上,在下腔静脉前方、胰腺(胰头)后缘中点向前引垂线到前缘,测量胰头。胰体和胰尾的测量与切线法相同。此法测量胰头的测值大于切线法。此法测量相对简单易行。

胰腺正常值范围尚不一致,正常参考值胰头 <2.5cm,胰体 <2cm,主胰管内径 <0.2cm。胰腺的测值可因年龄、胰腺形态有所差异。

三、扫查要点和注意事项

1. 胰腺位于腹膜后且本身没有包膜,前方有胃肠道气体干扰,后方有脊柱遮挡,因此胰腺超声检查存在一定的难度和局限性,应尽量通过空腹、饮水、变换体位、深呼吸动作和加压扫查等提高显示效果。

2. 准确识别胰腺,利用胰腺背侧的脾静脉长轴切面和脾静脉后方的下腔静脉、腹主动脉、肠系膜上动脉短轴断面等血管标志来确定胰腺的位置。

3. 测量胰腺大小与观察胰腺的形态、轮廓、边缘、内部回声和胰腺管有无扩张同样重要。

4. 注意观察胰腺周围主要血管、胆总管,相邻器官与胰腺的关系。

5. 与其他影像学检查相结合。

第三节 胰腺常见病超声诊断概要

一、急性胰腺炎

急性胰腺炎多为胆系疾病和酗酒暴食而诱发,病理上有胰腺体积增大、组织水肿、渗出等。临床典型症状是上腹部突发持续性剧烈疼痛,阵发性加剧,可向腰背放射,常有恶心、呕吐、发热及休克等。血清、尿淀粉酶增高等。

(一)声像图表现

1. 胰腺增大,形态饱满 多呈弥漫性肿大,以前后径增大为主,形态饱满。胰腺边缘多模糊不清,形态不规则。轻型炎症时,胰腺边缘整齐,形态规则。个别可为胰体或胰尾的局限性肿大(图 5-7)。

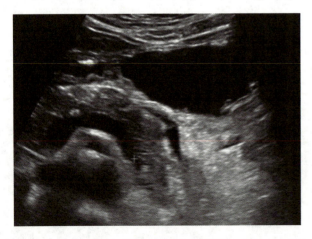

图 5-7 急性胰腺炎声像图

2. 胰腺实质回声减弱　胰腺实质多呈均匀分布的细小点状低回声,后方回声可轻度增强。若低回声的胰腺中出现斑片状强弱不均回声或无回声区,提示发生出血坏死。

3. 胰腺边缘及周围回声　胰腺渗出致胰腺边界不清;胰腺肿大压迫后方脾静脉、肠系膜上静脉及下腔静脉变细;可伴有少量胸腹水等。

(二)扫查要点和注意事项

1. 观察胰腺弥漫肿大的程度。

2. 观察胰腺实质回声变化,回声等级和均匀程度。

3. 注意胰腺边界清晰程度,周围有无积液。

4. 有无胆道结石和胆道炎症。

5. 观察胰腺周围血管清晰程度、有无血栓。

6. 急性胰腺炎时不宜做饮水胃充盈超声检查。

7. 患者剧烈腹痛和腹肌紧张等情况不宜探头加压扫查,胃肠胀气等会影响胰腺显示。

 知识拓展

自身免疫性胰腺炎的超声诊断

自身免疫性胰腺炎的超声诊断要点:①胰腺弥漫性增大,呈腊肠样,回声减低。主胰管不规则扩张,呈串珠样改变。60%以上可伴胰腺段胆管狭窄,引起梗阻性胆管扩张。胰腺钙化及假性囊肿少见。②确诊需要典型超声表现＋穿刺活检病理＋血清IgG升高＋激素治疗有效。③常累及胆道系统,表现为硬化性胆管炎。④甾体激素治疗随访中,超声可显示增大的胰腺逐渐变小或局限性病灶逐渐缩小。

二、胰 腺 囊 肿

胰腺囊肿分为假性囊肿与真性囊肿。假性囊肿多见,常继发于胰腺外伤、急性胰腺炎,是由于外漏的胰液、血液、渗出液及坏死组织等集聚于胰腺周围,被增生的纤维组织包裹而成。真性囊肿发生于胰腺组织,包括先天性囊肿、潴留囊肿和寄生虫囊肿等。囊肿较大时可出现上腹部肿块。

(一)声像图表现

1. 无回声团块　胰腺区域可探及圆形或椭圆形无回声团块,边缘整齐,边界多清楚。囊肿多为单发,亦可多发,部分囊内有分隔。

2. 回声增强效应　团块后壁与后方回声增强。

3. 周围回声　囊肿较大时推压周围脏器或组织移位。

4. 真性与假性囊肿　真性囊肿一般较小，多位于胰腺内或与胰腺相连，壁薄光滑（图5-8）。假性囊肿一般较大，多位于胰腺外，与胰腺相连或不相连（图5-9）。

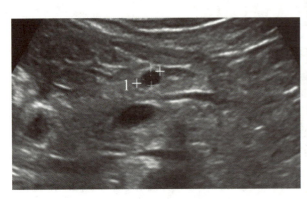

图5-8　胰腺真性囊肿声像图

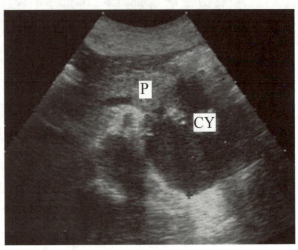

P：胰腺；CY：囊肿。

图5-9　胰腺假性囊肿声像图

（二）扫查要点和注意事项

1. 囊肿形态、位置、大小，单房或多房。
2. 囊壁厚薄，边缘与边界。
3. 囊肿与胰腺的关系。
4. 胰腺实质回声有无异常。

三、胰　腺　癌

胰腺癌可发生于胰腺的任何部位，临床上以胰头癌多见，约占3/4。形成局限性实质性肿块，质硬，边界不清。临床症状隐匿，早期多为上腹部不适、隐痛、食欲减退、乏力、体重减轻等症状，上述症状多出现于黄疸之前。

（一）声像图表现

1. 胰腺增大　多为局限性增大，致胰腺局部凸起，形态失常。少数癌肿广泛浸润时，整个胰腺呈不规则增大。

2. 不规则团块　于胰腺增大处可见不规则或分叶状实质性团块，可向周围呈蟹足状浸润，边缘不整齐，边界不清楚（图5-10）。

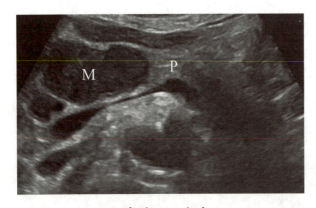

M：癌肿；P：胰腺。

图5-10　胰腺癌声像图

3. 团块回声 团块多呈较均匀的低回声,较大团块可混杂斑片状高回声或低回声。肿块后方可伴有回声衰减。

4. 胰管扩张 胰头癌或部分胰体癌可致主胰管不同程度扩张,内径 >0.3cm（图 5-11）。

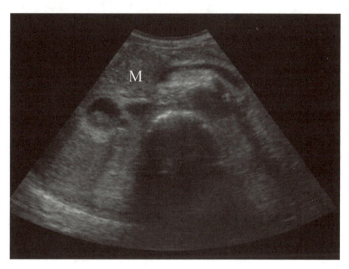

M:胰头癌。

图 5-11 胰头癌胰管扩张声像图

5. 浸润或压迫 胰头癌浸润胆总管致胆道梗阻可见肝内外胆管和胆囊均扩张;可致肠系膜上静脉、下腔静脉、门静脉起始部或脾静脉受压变窄。有时在上述受累血管内可见中低回声的癌栓。

6. 转移 胰腺癌晚期可出现肝转移、周围淋巴转移和腹水等。

（二）扫查要点和注意事项

1. 胰腺局限性增大或者弥漫性增大。

2. 胰腺肿块的大小、形态、边缘和边界。

3. 胰腺肿块的回声强度与均匀程度。

4. 肿块周围组织与血管情况。

5. 胰管和胆管有无扩张及程度。

6. 肝内与胰腺周围有无转移。

本章小结

　　胰腺超声检查受胃肠道气体影响较大,检查前不应食用易产气食物或药物,检查当日应空腹。扫查时适当加压并让受检者深呼吸,再配合体位变化可提高胰腺显示效果。胰腺长轴切面是扫查和分析的重点。急性胰腺炎临床实验室检查能确诊,超声检查可了解胰腺炎症的程度、类型和转归。胰头癌超声不仅能显示不规则低回声团块,而且能显示胆道梗阻的情况。

（王　梅）

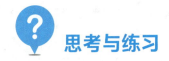 思考与练习

一、名词解释

胰腺假性囊肿

二、填空题

1. 临床上胰腺癌多发生在胰腺_____部位。

2. 胰腺大致可分三种形态,分别为 _____、_____、_____。

3. 正常主胰腺管,呈平行的线状_____回声,内径小于_____cm。

4. 横切面上寻找识别胰腺的方法主要靠_____定位法。

三、简答题

1. 简述真性与假性胰腺囊肿声像图的主要区别。

2. 简述胰腺癌的声像图特点。

四、案例分析题

患者男性,36 岁。暴饮暴食 2h 突发上腹痛,伴恶心、呕吐。检查:体温 37.9℃,脉搏 110 次 /min,呼吸 22 次 /min,血压 130/82mmHg。上腹压痛明显。白细胞 14.7×10^9/L,血清淀粉酶 1 450 苏氏单位。

请问:

1. 该患者应该考虑什么疾病? 应进行何种超声扫查? 如何选择检查体位?

2. 超声扫查时注意事项有哪些? 在检查过程中,如何做到关于病情的良好沟通?

3. 超声检查应为临床提供哪些重要信息?

第六章 脾超声检查

06章 数字资源

案例导入

患者男性,30岁。左季肋部受伤后疼痛90min。查体:急性面容,脉搏90次/min,呼吸17次/min,血压110/79mmHg。左季肋区肿胀,压痛,腹膜刺激征阳性。需行脾超声检查。

请问:

1. 该患者选择何种扫查方法及扫查体位?
2. 超声扫查时注意事项有哪些?

第一节 脾解剖概要

脾是人体最大的淋巴器官,位于左季肋区,与9~11肋相对,长轴与第10肋一致。脾外形呈长椭圆形,多似蚕豆状,分为膈、脏两面,前、后两缘和上下两端。脾膈面光滑隆凸,脾脏面凹陷,中央处有脾门,是血管、神经和淋巴管出入之处,脾脏面与胃底、左肾、左肾上腺、胰尾和结肠左曲相邻。脾动脉沿胰腺上缘走行,至脾门附件分若干支进入脾脏。脾静脉在脾动脉下后方伴行,行至胰颈背面与肠系膜上静脉汇合成门静脉主干。正常脾静脉宽 0.5~0.8cm,脾动脉宽 0.4~0.5cm。脾门处静脉内径 <0.9cm(图 6-1)。

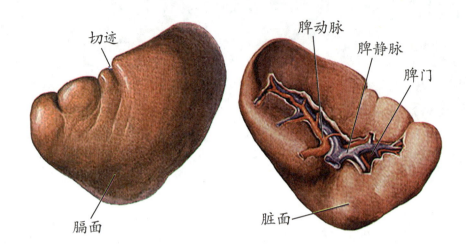

图 6-1　正常脾脏结构

第二节　脾超声检查技术和正常声像图

一、检查前准备

(一)受检者准备

一般无需特殊准备。但空腹检查有利于显示脾门区、胰尾和左肾结构。

(二)扫查准备

1. 医患沟通　说明检查基本流程,取得受检者配合。

2. 录入信息　包括受检者 ID 号、门诊(住院)号、姓名、性别、年龄和检查部位等。

3. 超声仪功能参数调节　根据检查部位和受检者身体情况,选择适宜的参数。

(1)探头:首选凸阵探头,频率为 3.5~5MHz。

(2)预置条件:选择腹部条件。

(3)焦点:调整聚焦位置将脾显示在聚焦区之内。

(4)动态范围:一般在 50~60dB,动态范围调节适当,使图像清晰,信息丰富。

(5)深度增益补偿:采取近场抑制、远场补偿的方式,远场补偿不宜过大,以免影响远场结构的显示和观察。

(6)总增益:调节总增益使脾显示清晰,脾实质为均匀一致的点状等回声。

(7)彩色多普勒:取样框以覆盖感兴趣区为宜,速度标尺一般调整为范围 25~30cm/s,

彩色增益不宜过大或过小。

（三）检查体位

1. 右侧卧位 最常用的一种体位。受检者左手上举放于头侧。

2. 仰卧位 常用体位。被检者双手上举抱头。

3. 俯卧位 此体位常用于右侧卧位及仰卧位显示不清的患者。

二、扫查方法和正常声像图

（一）左肋间斜切扫查

1. 扫查方法 受检者右侧卧位,探头置于左侧第9~11肋腋前线至腋后线,探头长径与肋间方向一致,探头前端指向左上方,向两侧侧动探头,配合呼吸扫查,可获得一系列左肋间脾斜切面图像。选择脾的最长径及有脾门血管的长轴图,测量脾的长径及厚径(图6-2)。

2. 标准切面声像图 正常脾脏纵切面略似半月形,膈面光滑呈弧形高回声,上极部分常被肺部气体遮挡。脏面略凹陷,可见脾门切迹和血管断面,主要为脾静脉。脾实质为均匀的点状等回声,强度略低于肝而稍高于左肾实质。脾的上方强回声为左肺,下方相邻胃底和左肾(图6-3)。

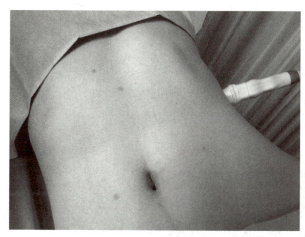

图6-2 脾超声扫查方法示意图

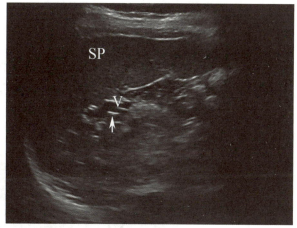

SP:脾;V:脾静脉。

图6-3 左肋间斜切脾声像图

（二）左肋间冠状切扫查

1. 扫查方法 取仰卧位,探头置于左侧第9~11肋腋前线与腋后线间,探头前端对应人体头侧,声束平面略向腹侧倾斜,在此切面可观察相邻脏器肾、胃和肺的关系,发现有无胸腔与膈下积液。

2. 标准切面声像图 脾声像图类似左肋间斜切,但可见肋骨干扰声影。在此切面可观察相邻脏器左肾、脊柱和肺的关系（图6-4）。

在脾门附近可见副脾声像，为圆形或椭圆形，边界清，包膜完整，其内部回声与正常脾实质相同，属正常变异（图6-5）。

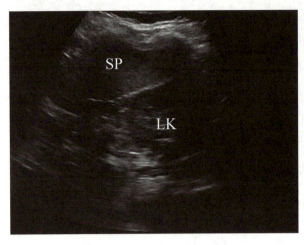

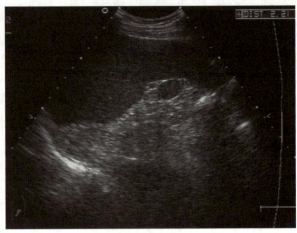

SP：脾；LK：左肾。

图6-5　副脾声像图

图6-4　左肋间冠状切脾声像图

（三）左上腹横切扫查

1. 扫查方法　取仰卧位，探头置于前腹部相当于1~2腰椎水平做横切面扫查。观察脾门处脾动脉及静脉。

2. 标准切面声像图　显示胰腺体部后方的脾静脉，观察脾门处的脾血管及胰尾的关系。

（四）超声测量

正常脾的大小个体差异较大。临床上通常测量脾长径及厚径。左肋间斜切扫查显示脾门及脾静脉最大纵断面图，测量脾上极最高点到下级最低点的距离为脾长径，测量脾门至脾膈面的间距为脾厚径。正常参考值：长径10~12cm；厚径男性<4cm，女性<3.8cm（图6-6）。

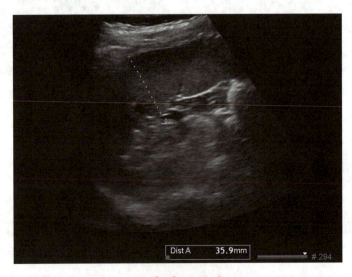

A. 脾厚径测量

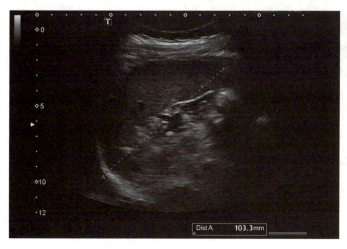

B. 脾长径测量

图 6-6　脾超声测量

三、扫查要点和注意事项

1. 被检者左手上举放于头侧,使肋间隙增宽,能减少肺部气体及肋骨声影干扰,有利于脾的观察及测量。

2. 仰卧位,前倾冠状切面扫查可补充左前斜位扫查的不足,尤适用于危重不宜翻动患者的检查。

3. 获取标准切面,在此切面规范测量更准确。

4. 扫查体位配合呼吸动作能最大限度显示脾完整声像图。

第三节　脾常见病超声诊断概要

一、弥漫性脾大

脾大原因有很多,常见于急慢性感染性疾病、肝疾病、血液病、代谢性疾病等。其临床表现以引起脾大疾病的相应症状,部分患者可扪及左上腹部肿块。

（一）声像图表现

1. 脾大形态失常　脾肋缘下可见,成人脾厚径男性 >4cm、女性 >3.8cm,长径 >12cm 应考虑脾大。脾轻度肿大,形态一般正常;中、重度肿大时,失去正常形态,脾轮廓圆钝,脾门切迹消失（图 6-7）。

2. 脾实质回声　脾轻度肿大多呈均匀低回声;中重度肿大回声多增粗增强,分布不均,脾静脉内径可见明显增宽,可引起周围脏器不同程度受压、移位。

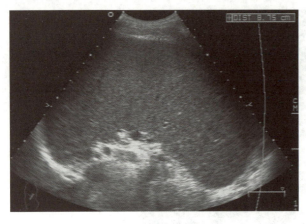

图 6-7 脾大声像图

3. 脾大程度的估测

（1）轻度：脾径线测值增加，深吸气时脾下缘在左肋缘下 2~3cm。

（2）中度：深吸气时脾下缘超过左肋缘下 3cm，但不超过脐水平。

（3）重度：脾下缘超过脐水平可达盆腔，甚至达腹正中线。

（二）扫查要点和注意事项

1. 测量厚径切面常受操作手法影响，应以前倾冠状切面为标准。

2. 脾可发生游走脾和脾下垂。

3. 病因诊断还需结合实验室检查结果分析。

二、脾 破 裂

脾破裂轻者局部疼痛，重者剧痛伴腹膜刺激征，严重可出现休克。脾破裂分为三种类型。①真性脾破裂，破损累及包膜，引起不同程度出血。②中央型脾破裂，破裂发生在脾实质内，引起实质挫伤及其内多发大小不等血肿。③包膜下脾破裂，引起包膜下血肿。

（一）声像图表现

1. 真性脾破裂　脾形态失常，包膜回声中断，呈无回声线插入实质内，脾周围及腹腔出现低回声及无回声区（图 6-8）。

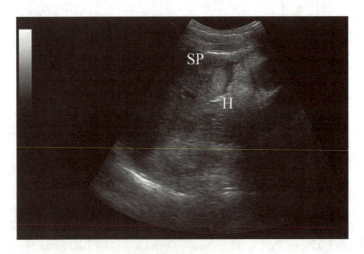

SP：脾；H：血肿。

图 6-8 真性脾破裂声像图

2. 中央型脾破裂　脾体积正常或增大,包膜完整,脾实质内出现不规则无回声区或低回声区(图6-9)。

3. 包膜下脾破裂　脾脏增大,包膜下出现低回声或不规则无回声区,脾实质受压变形(图6-10)。

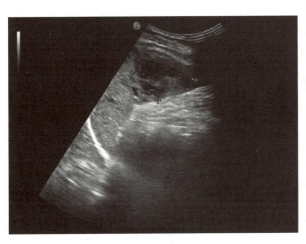

图 6-9　中央型脾破裂声像图　　　　图 6-10　包膜下脾破裂声像图

(二)扫查要点和注意事项

1. 结合临床,密切进行动态观察,注意定期随访。

2. 脾扫查必须全面,以免漏诊。

3. 扫查中应尽量少转动患者以免加重损伤。

　知识拓展

　　超声造影可明确的显示脾破裂类型,造影剂在增强晚期可明显显示脾破裂区域的轻度增强及不增强区。实时超声如发现造影剂外溢至脾周围或浓聚的形态发生改变,提示脾活动性出血。

本章小结

　　脾超声扫查以右侧卧位为主要检查体位,左肋间斜切扫查为主要切面,配合呼吸动作全面扫查显示脾完整声像图。弥漫性脾大病因诊断需结合临床分析。脾破裂根据病情的发展声像图表现不同,结合临床,密切进行动态观察。

（莫　霞）

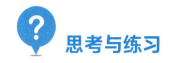
思考与练习

一、名称解释
弥漫性脾大

二、填空题
1. 脾检查常用体位_____、_____、_____。
2. 脾破裂分型_____、_____、_____。
3. 正常脾实质回声呈_____。

三、简答题
1. 简述脾大的分度标准。
2. 简述脾破裂的超声声像图表现。

四、案例分析题

患者男性,27岁,左季肋区外伤后疼痛1h,生命体征尚平稳,查体左季肋区肿胀,压痛。该患者超声检查所见:腹腔未见明显液性暗区,肝实质回声稍增粗,胰腺未见明显异常,脾脏被膜下见少量不规则片状液性暗区,相邻脾实质可见局限性弱回声,范围约1.8cm×2cm。

请问:

1. 该患者脾脏超声检查该选择何种扫查体位?
2. 超声扫查时注意事项有哪些? 在检查过程中,如何做到关爱患者?
3. 分析所获得的超声图像并做出初步诊断。

第七章 | 胃肠超声检查

07章 数字资源

 案例导入

患者女性,30岁,4h前无明显诱因突发右下腹阵发性胀痛,伴恶心、呕吐。无尿频、尿急、尿痛等症状。查体:下腹部肌紧张、压痛、反跳痛,尤以右下腹为重。移动性浊音阴性,肠鸣音正常。腰大肌试验阳性。检查:体温38.5℃,脉搏80次/min,呼吸20次/min,血压110/82mmHg,白细胞11.8×10^9/L。要求阑尾超声检查。

请问:

1. 该患者应选择何种扫查体位及扫查顺序?必须扫查哪些常规切面?
2. 超声扫查时注意事项有哪些?

第一节　胃肠解剖概要

一、胃

胃是消化管中最膨大的部分，上接食管、下续十二指肠。胃大部分位于左季肋区，小部分位于腹上区。胃分为贲门部、胃底部、胃体部和胃窦部。胃的形态、大小个体差异较大，也会随着体位的不同、充盈状态而变化。

二、小　　肠

小肠是消化管中最长的一段，上起幽门，下连盲肠。分十二指肠、空肠和回肠三部分。十二指肠介于胃与空肠之间，成人长约 25cm，呈 C 形包绕胰头，十二指肠分为球部、降部、水平部和升部。空肠和回肠由小肠系膜连于腹后壁，上续十二指肠空肠曲，下接盲肠。一般空肠占空回肠全长近侧的 2/5，位于腹腔左上部；回肠占空回肠全长远侧的 3/5，位于腹腔右下部。

三、大　　肠

大肠分为盲肠、阑尾、结肠、直肠和肛管。阑尾根部连于盲肠后内侧壁，远端游离，长 6~8cm。阑尾远端变化较大，阑尾根部位置比较固定，其体表投影在脐与右侧髂前上棘连线的中、外 1/3 交点处，此点称为麦氏点，急性阑尾炎时，该处常有压痛和反跳痛。结肠起于盲肠，包绕在空、回肠的周围，分为升结肠、横结肠、降结肠和乙状结肠。

第二节　胃肠超声检查技术和正常声像图

一、检查前准备

（一）受检者准备
1. 检查胃需空腹 8~12h；当乙状结肠和直肠检查时，需要适度充盈膀胱，其余大肠的检查前一日晚餐进流食，睡前服用缓泻剂或清洗灌肠排便后进行。
2. 对幽门梗阻患者，可先洗胃或抽尽胃内潴留物。
3. 经腹壁胃充盈扫查，需空腹饮温开水 500~800ml 或口服胃肠超声造影剂 400~600ml。

4. 一般将胃肠超声检查安排在 X 射线钡对比剂检查之前,以避免钡对比剂影响胃肠道的超声检查,如若被检者已做胃肠钡对比剂造影或胃镜检查时,次日再行胃肠超声检查。

5. 婴幼儿或不予合作者可在检查前给予适量的镇静剂。

6. 结肠灌肠时准备 37~40℃的生理盐水或温开水 1 200~1 400ml。

（二）扫查准备

1. 医患沟通　确认受检者禁食等准备情况,说明检查基本流程,减轻受检者的恐惧心理,取得受检者的积极配合。

2. 录入信息　包括受检者 ID 号、门诊(住院)号、姓名、性别、年龄和检查部位等。

3. 超声仪功能参数调节　依据检查部位和受检者具体状况,选择适宜的参数。

（1）探头与频率:选用凸阵探头为宜,成人 3.5~5MHz,胃前壁病灶、消瘦者或儿童可用 7.5~10MHz。

（2）预置条件:选择腹部或胃肠预置条件。

（3）增益条件:与肝超声检查条件相似或稍低。

（4）焦点:一般选用 2 个或 3 个聚焦点,调节焦点的聚焦位置,使聚焦区对应胃肠道,以获得高分辨力声像图。

（5）动态范围:一般在 60~70dB,动态范围调节适当,图像清晰,信息丰富。

（6）深度增益:采取近场抑制、远场补偿的方式,远场补偿不宜过大,以免影响远场结构的显示和观察。

（7）总增益:总增益幅度宜使胃肠道内的水显示为无回声,大致与肝超声检查条件相似或稍低。

（8）彩色多普勒:取样框以覆盖感兴趣区的胃肠道,速度标尺一般在 20~30cm/s,彩色增益不宜过大或过小。

（三）检查体位

检查胃开始采取半卧位,然后采用仰卧位、右侧卧位及左侧卧位,肠道常采取仰卧位。

二、扫查方法和正常声像图

（一）空腹检查法

1. 扫查方法　受检者空腹,取仰卧位,探头于前腹壁,按照胃肠道在腹部体表投影、行走及分布直接进行扫查。

2. 正常声像图　空腹检查可初步了解胃肠有无病变及病变的部位和范围,详细观察须服胃肠超声造影剂。

（二）胃、十二指肠造影检查法

1. 扫查方法　受检者饮水或服胃肠超声造影剂后,一般让被检者采用仰卧位和右侧

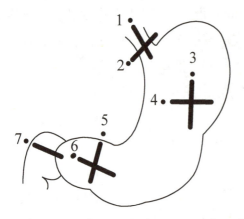

1. 食管下段及贲门纵切切面；2. 贲门横切面；
3. 胃体纵切面；4. 胃体横切面；5. 胃窦横切面；
6. 胃窦纵切面；7. 十二指肠球部切面。

图 7-1　胃十二指肠超声扫查示意图

卧位。经直肠检查时，需用腔内探头经肛门插入，患者取胸膝卧位。以缓慢移动和连续扫查为基本原则，按食管下段和贲门→胃底→胃体大小弯→前后壁→胃角→胃窦→十二指肠的顺序逐一扫查（图 7-1）。为排除气体干扰，有时需取坐位做补充扫查。

2. 正常声像图

（1）胃壁结构：回声光滑、柔软、规整，层次清晰，呈"三高二弱"的五条线状回声，从内到外显示高、低、高、低、高回声，分别代表黏膜层、黏膜肌层、黏膜下层、固有肌层、浆膜层（图 7-2）。

（2）服用造影剂后食管下段和贲门显示清晰，造影剂无滞留，胃腔造影剂显示均匀回声，胃腔形态可随胃蠕动而改变，幽门开放自然，造影剂通过顺利。

（3）胃蠕动起始于胃体部，胃蠕动波形呈节律性和对称性的管壁收缩，无突然中断现象，切面上可见 1~2 个蠕动波。

（4）十二指肠随着幽门开放逐段充盈，球部呈三角形或椭圆形，边界规整、清晰，球部大小形态随蠕动和幽门的开放出现规律性变化，降部及水平部显示欠清晰（图 7-3）。

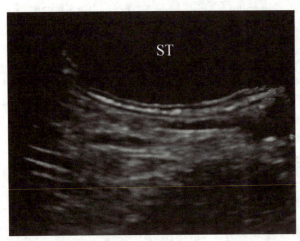

ST：胃腔。

图 7-2　正常胃壁层次声像图

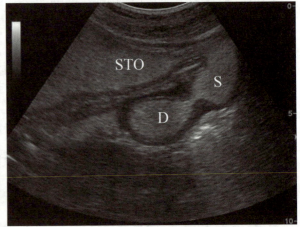

STO：胃体；S：胃窦；D：十二指肠。

图 7-3　正常胃体、胃窦及十二指肠声像图

（三）灌肠检查法

1. 扫查方法　被检者取侧卧位，双腿屈曲至胸前，经肛门插入福莱（Foley）管，使气囊位于肛门括约肌以上，向气囊注水约 20ml 后并夹闭，放开肛管夹，灌入 37~40℃ 的生理

盐水或温开水,转仰卧位,边灌边查,检查顺序一般为直肠→乙状结肠→降结肠→结肠脾曲→横结肠→结肠肝曲→升结肠→回盲肠。为了充分显示肠管可做纵切、横切、斜切等多切面扫查。另外,膀胱适度充盈后,在子宫颈或男性前列腺后可探查直肠。

2. 正常声像图　肠管充盈时,纵切呈管状无回声结构,横切为环状无回声。肠壁结构不同于胃壁,呈高回声、低回声、高回声三层结构。正常阑尾一般不显示或部分显示,采用高频探头时显示率高,在回盲部显示带有盲端且无蠕动的管状结构。

(四)正常胃肠超声测量参考值

1. 贲门管径　通常为 0.5~1.2cm。
2. 胃壁厚度　胃腔充盈后胃壁厚 0.3~0.6cm。
3. 幽门管径　长 0.5~0.8cm,幽门开放时内径宽度 0.2~0.4cm。
4. 十二指肠球面积　3~5cm^2。
5. 大肠　结肠壁厚度 0.3~0.5cm,充盈肠管内径 <3.5cm,阑尾内径 0.3~0.5cm。

三、扫查要点和注意事项

1. 采用"边扫查观察、边适当加压"的胃肠扫查技巧,仔细观察胃腔充盈情况,胃腔的整体和各断面的形态,有无胃腔的狭窄。
2. 胃肠壁有无局限性增厚、胃肠壁层次结构是否清晰、完整,有无中断。
3. 胃腔排空情况及蠕动方向和强度。
4. 发现可疑病灶时应全面多体位、多切面扫查,了解病灶浸润范围、深度、胃壁僵直程度及周围情况,周围组织有无受到侵犯等。
5. 高频探头与普通探头结合应用。目前胃和直肠可采用腔内探头直接扫查。
6. 怀疑有胃穿孔时禁用胃充盈法检查。

第三节　胃肠常见病超声诊断概要

一、胃肠道肿瘤

胃肠道肿瘤分良性和恶性,恶性肿瘤中以胃癌最常见,其次是大肠癌。胃癌大多数是腺癌,以胃窦部最多见,临床上随着病程的进展,出现无规律性上腹部饱胀不适、疼痛、消瘦、黑便等症状。大肠癌包括结肠癌和直肠癌,以直肠癌多见,多为腺癌,随着病程的进展,临床上出现便血或黏液血便、便秘与腹泻交替等症状。

(一)声像图表现

1. 胃肠壁增厚　局限性或弥漫性增厚,多为局部隆起凸向管腔,管腔狭窄,病灶宽基底,相应部位胃肠壁层次结构紊乱、中断。

2. 形态与回声　多呈菜花状,表面不光整,其内部多呈低回声。形成溃疡凹陷时则呈火山口征(图7-4)。

3. 蠕动异常　胃肠壁局部僵硬,蠕动消失。

4. 假肾征　短轴横切面时,增厚的胃肠壁形成的低回声环包绕着呈高回声的胃肠腔内气体等,形似肾的回声,称假肾征(图7-5)。

5. 转移　淋巴转移、直接蔓延等转移征象。

6. CDFI　增厚的胃肠壁和肿块内显示血流信号不同程度的增多。

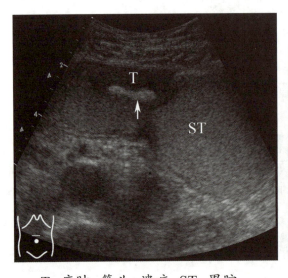

T:癌肿;箭头:溃疡;ST:胃腔。

图7-4　胃癌声像图

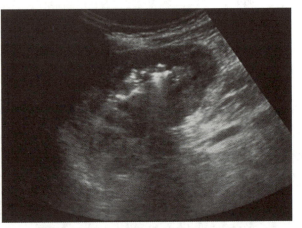

胃壁明显增厚,胃腔狭窄,呈假肾征。

图7-5　胃癌声像图

(二)扫查要点与注意事项

1. 检查前胃肠准备要充分,按照顺序,不要遗漏。

2. 胃肠壁层次结构是否清晰、完整,有无中断。

3. 观察肿块与胃肠道的关系,肿块的大小、形态、边缘、内部回声及血流情况。

4. 肿块对周围组织有无浸润,胃肠道蠕动有无改变,有无局部僵硬。

5. 有无转移征象。

6. 由于受多种因素的影响,目前超声不作为筛查胃癌、肠癌的检查首选。

二、肠 套 叠

一段肠管套入邻近的肠管内称为肠套叠,多为近端套入远端,以回盲部套入升结肠最多见。肠套叠的外管部分称鞘部,进入到里面的部分称套入部。儿童多数是肠系膜淋巴结肿大引起的,成人常因肠道肿瘤引起。肠套叠是婴幼儿常见的急腹症之一,尤其是1岁以内的婴儿。典型临床表现为阵发性腹痛,果酱样黏液血便和腹部肿块。

（一）声像图表现

1. 肠套叠处沿肠管长轴切面局部呈多层平行的高回声和低等回声相间的回声带,结构呈套筒征样,即套筒征或假肾征（图7-6A）。周边鞘部肠壁为低回声带,其内为套入部肠管、肠系膜及肠内容物等呈高低混合回声。

2. 肠套叠处短轴切面一般呈同心圆征或靶环征（图7-6B）。同心圆外圆为较宽的环状低回声带,同心圆内部呈高低相间的混合回声。

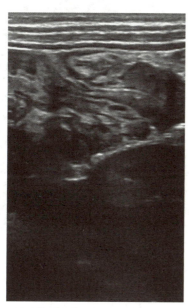 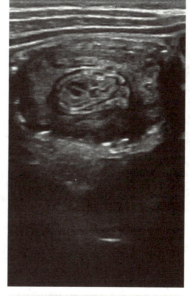

A. 纵切呈套筒征　　　　　　B. 横切呈同心圆征

图7-6　肠套叠声像图

3. 继发肠梗阻时,可见肠管扩张、肠蠕动异常等。

4. 套入部肠管周围可见数个大小不等的肠系膜淋巴结,呈椭圆形低回声。

5. 成年人肠套叠时注意套入的肠管壁有无肿瘤等回声。

6. CDFI　病灶内血流丰富,若完全缺乏血流信号提示肠壁缺血坏死。

（二）扫查要点和注意事项

1. 观察肠管有无扩张、肠壁水肿程度,有无典型肠套叠回声。

2. 多轴位观察,病变内血流情况,如果完全缺乏血流信号,禁止手法复位。

3. 注意肠套叠周围组织器官有无病变。

三、急性阑尾炎

急性阑尾炎是急腹症的常见疾病,发病年龄以青年多见。由各种原因引起阑尾血液循环障碍,使阑尾黏膜受损继发感染形成急性阑尾炎,按其病理改变可分为单纯性阑尾炎、化脓性阑尾炎、坏疽性阑尾炎、阑尾脓肿与腹膜炎。临床表现为转移性右下腹痛伴恶心呕吐,右下腹固定压痛、反跳痛,发热等。

(一)声像图表现

1. 急性单纯性阑尾炎　阑尾肿大,管壁水肿增厚≥0.3cm,外径≥0.7cm。阑尾纵切面呈盲管状结构,一端与盲肠相连,不蠕动;横切面呈同心圆形(双层环形)。用探头加压时管腔不可压缩,且局部压痛明显,阑尾腔内可见粪石强回声团,后方伴声影(图7-7)。

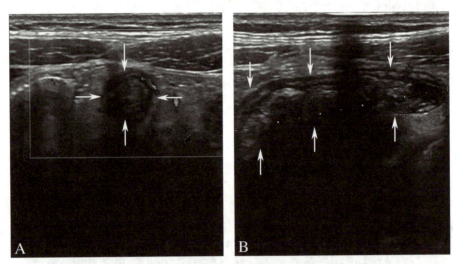

箭头示阑尾;A.阑尾横切面;B.阑尾纵切面。

图7-7　急性阑尾炎声像图

2. 急性阑尾炎化脓、坏死　阑尾明显肿大,管壁不均匀增厚,层次结构不清,如有坏死穿孔时管壁回声连续性中断;阑尾腔内为无回声伴有细小的点状回声,阑尾周围也可见渗出性的无回声。

3. 阑尾周围脓肿　阑尾结构显示不清,表现为右下腹一混合型回声包块,内可见液性区伴细小的点状回声。

4. 淋巴结　周边肠系膜淋巴结肿大。

5. CDFI　阑尾血流信号增多。

(二)扫查要点与注意事项

1. 观察阑尾壁厚度、管径、边缘及回声强度。

2. 阑尾内部回声,阑尾内有无粪石。

3. 检查时高频探头与低频探头相结合,适度加压。

4. 正常阑尾解剖位置时有变异,需要仔细查找。

四、肠系膜淋巴结肿大

小儿肠系膜淋巴结沿肠系膜动脉及其动脉弓分布,尤其在回肠末端和回盲部非常丰富。急性肠系膜淋巴结炎好发于7岁以下儿童,以冬春季节多见,临床表现主要以腹痛为主,因病变主要侵及回肠末端的一组淋巴结,故以右下腹痛为最常见,亦可有发热、恶心、呕吐、腹泻、便秘等症状。

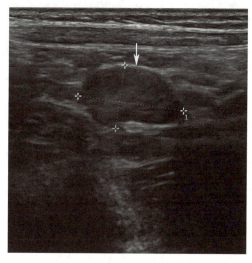

箭头示肿大的淋巴结。

图 7-8 肠系膜淋巴结肿大声像图

（一）声像图表现

1. 淋巴结肿大　多于脐周、右下腹探及多个肿大淋巴结,肿大淋巴结多呈椭圆形,少部分呈圆形。

2. 形态分布　淋巴结孤立存在或成簇存在,直径 1~5cm 不等,彼此无融合现象,纵横比 <2（图 7-8）。

3. 内部回声　多呈低回声,皮髓质分界清楚。

4. CDFI　淋巴结内部血流正常或略增多。

（二）扫查要点与注意事项

1. 仔细观察肠系膜淋巴结有无肿大,内部回声强度,淋巴门及淋巴结边缘情况。

2. 肿大淋巴结数目、部位、血流情况及有无融合。

 知识拓展

超 声 胃 镜

超声胃镜是将微型高频超声探头安置在内镜前端,当内镜进入胃腔后,在内镜直接观察腔内形态的同时,又可进行实时超声扫查,以获得管道壁各层次的组织学特征及周围邻近脏器的声像图。超声内镜对食管、胃的隆起性病变有很好的诊断价值,可以判断胃癌侵犯深度和周围淋巴结转移情况等。

本章小结　胃肠超声检查不是胃肠疾病检查的首选,近年来,由于胃肠超声造影和超声内镜两项技术的发展和应用,使胃肠的超声诊断水平有了长足进步,胃肠超声检查不断增多。本章介绍了胃肠超声检查前的准备、体位、扫查方法及正常声像图。超声检查可清晰显示胃肠壁的层次结构,发现胃肠道肿瘤的转移情况,弥补了胃镜和 X 射线检查的不足,为临床治疗方案的选择提供必要的依据。最后介绍了胃肠的常见病、多发病的超声诊断,可根据病变的位置、形态、大小、边缘、内部回声等声像图表现,结合病理、生理与临床资料疾病做出初步诊断。在扫查过程中的需要仔细、全面、多轴位、多切面,避免遗漏病变。

（韦中国）

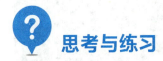

思考与练习

一、名称解释

1. 假肾征

2. 靶环征

二、填空题

1. 胃分 _____ 、_____ 、_____ 和 _____ 四部分。

2. 胃肠检查常用体位 _____ 、_____ 、_____ 。

3. 大肠分为 _____ 、_____ 、_____ 、_____ 和 _____ 五部分。

4. 急性阑尾炎的病理分型 _____ 、_____ 、_____ 、_____ 。

三、简答题

1. 简述阑尾炎声像图特征。

2. 简述肠套叠声像图表现。

四、案例分析题

患者女性，65 岁。无明显诱因上腹部隐痛 3 个月，进食后加重，伴饱胀感，近 1 个月症状加重，疲乏无力，黑便，体重下降 6kg。查体：体温 36.6℃，脉搏 95 次 /min，呼吸 20 次 /min，血压 110/70mmHg。巩膜无黄染，结膜苍白。腹部平坦，未见肠型及蠕动波，上腹部轻度压痛，未及包块，肝脾肋下未触及，肠鸣音稍亢进。血常规示血红蛋白 90g/L，白细胞 8×10^9/L。大便隐血试验（++）。需胃肠超声检查。

请问：

1. 该患者胃肠超声检查该选择何种扫查体位？如何扫查？

2. 超声扫查时注意事项有哪些？在检查过程中，如何做到关爱患者？

3. 分析扫查获得的声像图并做出初步诊断。

第八章 | 泌尿系统与前列腺超声检查

08章 数字资源

学习目标

1. 具有高度责任心,能与患者进行良好的交流,具有严谨的学习态度和科学认知分析能力。
2. 掌握泌尿系统与前列腺检查技术及正常声像图表现。
3. 熟悉泌尿系统与前列腺扫查注意事项,泌尿系常见疾病超声诊断要点。
4. 了解泌尿系统与前列腺解剖概要与常见病临床表现。
5. 学会泌尿系统与前列腺超声扫查技术,并能与诊断医生配合,结合临床对泌尿系统与前列腺常见疾病做出诊断。

 案例导入

患者女性,56 岁,左腰部胀痛 3 个月伴血尿半个月。尿检:红细胞 ++。超声显示左肾下极有一个 1.2cm×0.8cm 的强回声,后方伴声影。左肾体积增大,形态失常,肾包膜局限性向外凸起,肾中部实质内可见一低回声团块,大小约 3.5cm×3cm,边缘不规则,内部回声不均匀,肾窦受压变形。团块内部可见条状血流信号,周边可见血流环绕。

请问:

1. 该患者应选择何种扫查体位及扫查顺序?该患者必须扫查哪些常规切面?
2. 超声扫查时注意事项有哪些?

第一节　泌尿系统超声检查

泌尿系统由肾、输尿管、膀胱和尿道组成,主要承担人体尿液的产生、输送和排出的功能。

一、解 剖 概 要

1. 肾　肾为成对的腹膜后实质性器官,外形似蚕豆状,外缘凸,内缘凹,凹面中部为肾门。双肾长轴呈八字形位于脊柱两旁,双肾上极向内、下极向外,与脊柱成约30°角。正常成人肾长10~12cm,宽5~7cm,厚3~5cm。肾分为表层的肾皮质、深层的肾髓质和肾窦。肾皮质伸入髓质的部分称为肾柱。肾窦位于中间,内有肾盂、肾盏、肾血管和脂肪等结构,这些结构在超声检查时常合称为集合系统。肾皮质表面有纤维膜,纤维膜外由脂肪囊包绕,脂肪囊外有肾周筋膜。肾的后方邻腰肌,上方邻肾上腺。右肾前方为肝、结肠肝曲;左肾前方有胃、脾、胰尾、结肠脾曲等(图8-1)。

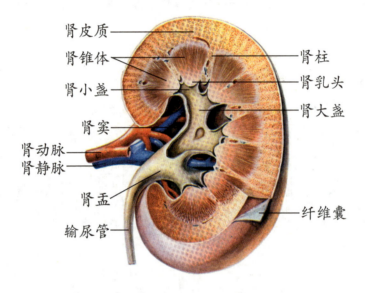

图 8-1　肾脏解剖示意图

2. 输尿管　输尿管是连接肾盂和膀胱的一对肌性管道,直径为0.5~0.7cm。临床上将输尿管分为腹段、盆段及膀胱壁间段。在解剖上有输尿管与肾盂连接处、跨越髂血管处和穿膀胱壁处三个狭窄,其中最狭窄的是穿膀胱壁处,狭窄处是结石易滞留部位。正常输尿管管腔较细,位置较深,超声不易显示。

3. 膀胱　膀胱是储存尿液的器官,其形状、大小、位置及壁的厚度随尿液充盈的程度而异。正常成年人的膀胱容量为350~500ml,正常膀胱排空时壁厚约0.3cm,充盈时壁厚约0.1cm(图8-2)。位于膀胱后下部的膀胱三角区是肿瘤的好发部位。

二、检查前准备

(一)受检者准备

肾脏超声检查一般无需做特殊准备。若肾和膀胱、输尿管同时检查时需适度充盈膀

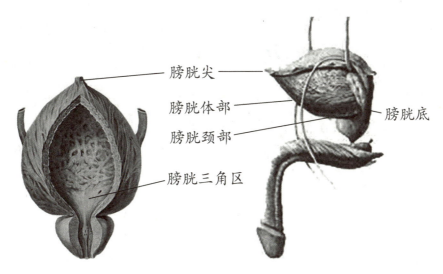

膀胱尖

膀胱体部

膀胱颈部

膀胱底

膀胱三角区

图 8-2　膀胱解剖示意图

胱。可让受检者在检查前 1h 饮水 500ml 左右，直至有尿意，必要时可通过导尿管向膀胱注入无菌生理盐水 250~400ml。腹部胀气较重者，可隔夜服用消胀片或缓泻剂。

（二）扫查准备

1. 医患沟通　确认受检者憋尿等准备情况。说明检查基本流程，取得受检者配合。

2. 录入信息　包括受检者 ID 号、门诊（住院）号、姓名、性别、年龄和检查部位等。

3. 超声仪功能参数调节　根据检查部位和受检者身体情况，选择适宜的参数。

（1）探头：首选凸阵探头，频率为 2~5MHz，婴幼儿和瘦小成人可用 5~7MHz。

（2）预置条件：选择腹部或肾脏预置条件。

（3）焦点：一般选用 2 个或 3 个聚焦点，调节焦点的聚焦位置，使聚焦区对应肾脏或预检输尿管，以获得高分辨力声像图。

（4）动态范围：一般在 60~70dB，动态范围调节适当，图像清晰，信息丰富。

（5）深度增益：采取近场抑制、远场补偿的方式，远场补偿不宜过大，以免影响远场结构的显示和观察。

（6）总增益：总增益幅度以使膀胱内尿液的回声强度显示无回声为适宜，大致与肾脏超声检查条件相似或稍低。

（7）彩色多普勒：血流显像检查时，应注意进行彩色信号阈值、壁滤波范围、彩色取样框大小、血流速度范围及彩色总增益等的调节，以提高肾内血管彩色显示的灵敏度，以不出现"彩色溢出"伪像为准，并让受检者屏气以抑制或减低彩色噪声。

（三）检查体位

扫查肾一般取左、右侧卧位、仰卧位、俯卧位，为明确肾活动度时可取站立卧位。经侧腰部扫查是最常用的方法，扫查中患者自然呼吸，必要时呼吸配合。输尿管扫查体位一般与肾脏扫查体位一致。膀胱扫查包括经腹部（仰卧位）和经直肠（左侧卧位、膝胸位或截石位）扫查。

三、扫查方法和正常声像图

在侧腰部和背部做纵、横、冠状扫查显示肾脏（图 8-3）。正常纵切时肾脏呈长椭圆形，肾包膜呈光滑、清晰的线状高回声。肾皮质回声强度略低于脾，呈均匀的点状中低等回声。肾髓质呈弱回声，呈卵圆形或锥形放射状排列在肾窦周围。肾窦呈椭圆形的高回声，位于肾的中央，边缘不规则，其内可见极少量的无回声区，一般肾窦回声的宽度占肾的1/3~1/2。

彩色多普勒诊断仪可清晰显示肾内血管，肾动脉各段及其伴行静脉均能显示。

在下腹部做纵、横扫查膀胱（图 8-4）。正常膀胱形态随尿液充盈程度不同而变化，横切呈圆形、椭圆形或方形，纵切呈三角形。膀胱壁呈光滑的带状回声，内部尿液呈无回声。

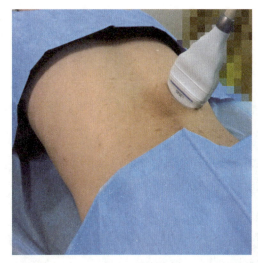 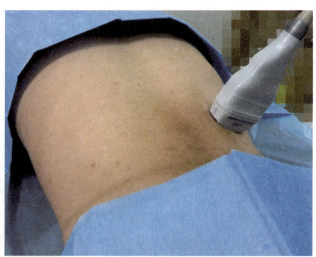

A. 右肾区纵切   B. 右肾区横切

图 8-3 肾脏超声扫查示意图

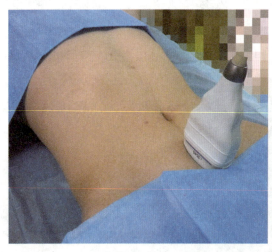 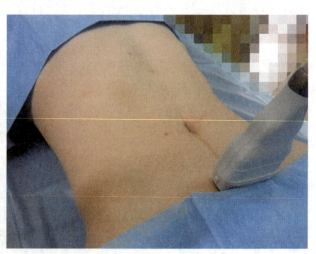

A. 耻骨联合上纵切   B. 耻骨联合上横切

图 8-4 膀胱、前列腺超声扫查示意图

输尿管正常情况下超声不显示。

（一）肾纵切扫查

1. 扫查方法　受检者取俯卧位或侧卧位。探头纵置于脊柱旁肋脊角下方,探头与肾长轴保持一致,探头头侧对应人体的头侧,倾斜约30°角,然后探头由内向外或由外向内扫查(图8-3A),可获得一系列肾纵断面图像。有时肾上极因肺气体影响显示不佳,可嘱受检者深呼气后屏气检查。

2. 正常声像图　左、右肾纵断面上呈椭圆形,肾包膜光滑清晰,肾实质呈中等偏低回声,包绕在高回声肾窦周围。右肾上部毗邻肝、胆囊等,中下部毗邻肠管。左肾上部毗邻脾,下部毗邻肠管(图8-5)。

（二）肾冠状切扫查

1. 扫查方法　采用仰卧位或左、右侧卧位,探头纵置于侧腰部第8~11肋处进行肾脏冠状断面扫查,探头头侧对应人体的头侧,声束指向脊柱偏前方20°~30°。同时嘱受检者深吸气,减少肋骨遮挡。

2. 正常声像图　左、右肾冠状断面上外形呈蚕豆状。肾轮廓中部为肾门,向内凹陷,肾盂、肾血管出入于此。右肾的上部为肝部分覆盖,左肾的上部为脾部分覆盖,双肾下极均可有肠管及肠气干扰。肾的深部为腰大肌及脊柱的回声(图8-6)。

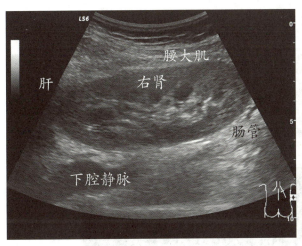

图 8-5　俯卧位肾纵切面声像图

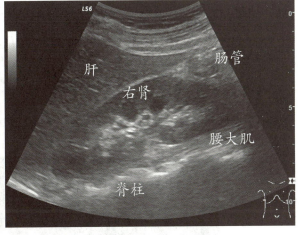

图 8-6　肾冠状切面声像图

（三）肾横切扫查

1. 扫查方法　受检者取俯卧位或左、右侧卧位,在做肾脏纵切和冠状切的基础上旋转探头90°,由肾中部向上和向下做一系列滑行扫查,即可得到一系列横断面图像(见图8-3B)。

2. 正常声像图　肾门部外形似马蹄状,马蹄状的缺口即肾门结构,肾门朝向人体的内前方。在肾门以外肾上下极横断面上呈横向的卵圆形(图8-7)。

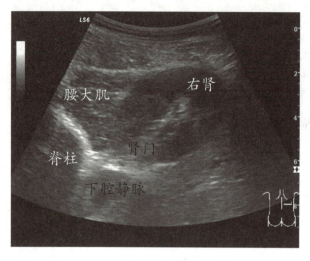

图 8-7　俯卧位肾横切面声像图

（四）输尿管纵向扫查

1. 扫查方法　取俯卧位、仰卧位或侧卧位,嘱受检者深吸气,扫查显示出肾门后,沿肾盂缓慢向内下方移行,探头由斜切逐渐调整成纵切,追踪输尿管至腹段和盆段;也可经前腹壁沿输尿管走行方向自上而下纵断扫查,追踪双侧输尿管;还可沿下腔静脉或腹主动脉追踪扩张的腹盆段输尿管。

2. 正常声像图　正常输尿管一般处于闭合状态,故超声一般不能显示。但大量饮水或膀胱充盈时,输尿管超声表现为管状无回声。

（五）经腹膀胱纵切扫查

1. 扫查方法　取仰卧位,探头纵置于耻骨联合上,探头头侧对应人体的头侧,声束指向后方,从下腹部一侧滑行扫查至另一侧,连续观察膀胱(见图 8-4A)。

2. 正常声像图　膀胱纵断面呈边缘圆钝的三角形,膀胱内壁呈光滑带状回声,膀胱内尿液呈无回声。

（六）经腹膀胱横切扫查

1. 扫查方法　取仰卧位,探头横置于耻骨联合上,在脐与耻骨联合之间做连续横切面,连续观察膀胱(见图 8-4B)。

2. 正常声像图　膀胱呈圆形、椭圆形或四方形,内部为无回声。横断面后下方的膀胱三角区为输尿管开口,呈隆起的小乳头状高回声(图 8-8)。

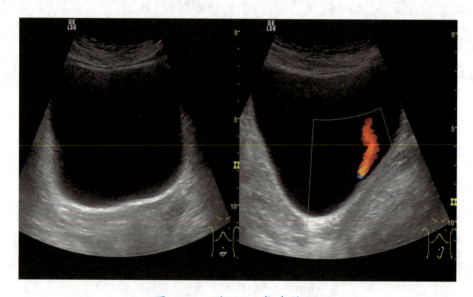

图 8-8　膀胱正常声像图

（七）超声测量

1. 肾脏超声测值

（1）长径：在肾脏最大纵切面或冠状切面上，测量肾上极至肾下极之间的距离。正常参考值为 10~12cm。

（2）宽径：在经肾门处的冠状断面上，测量肾门至对侧肾包膜之间的距离。正常参考值为 4.5~5.5cm。

（3）厚径：在肾脏横切面上，测量肾门前缘肾包膜至后缘肾包膜之间的距离。正常参考值为 4~5cm。

（4）肾动脉频谱：肾动脉主干收缩期峰值流速一般为 60~120cm/s，阻力指数 0.56~0.7。

2. 膀胱超声测量

（1）膀胱容量测定：膀胱容量指有尿意时，膀胱所容纳的尿量。一般在耻骨联合上腹中线处取膀胱的纵断面，按容积公式计算：$V(ml)=0.5d1 \cdot d2 \cdot d3$（$V$：代表容量；$d1$：代表上下径；$d2$：代表前后径；$d3$：代表左右径）。正常人膀胱容量 350~500ml。

（2）膀胱残余尿量测定：残余尿量是指排尿后存留于膀胱内的尿量。残余尿量应在排尿后立即测定。正常情况下残余尿量少于 10ml。

四、扫查要点和注意事项

1. 观察肾、膀胱的形态、大小、位置是否正常。是否存在游走肾或肾畸形。

2. 观察肾实质与肾窦厚度的变化，以及肾窦有无扩张分离。

3. 如发现病灶时，要确定其形态、大小、内部回声、后方回声，并与对侧肾进行对比。

4. 扫查时探头可适当地加压，推挤肾周围的肠管，减少肠道气体的干扰。

5. 出现肾积水时要判断积水程度，并寻找引起积水的原因。

6. 如要观察输尿管，应饮水憋尿后进行，沿输尿管的走行寻找。

7. 在检查时可嘱患者做吸气、呼气及屏气的动作配合检查。

五、泌尿系统结石

结石是泌尿系统的常见疾病，可位于泌尿系统的任何部位，男性多于女性。肾内较小结石可无明显症状；肾结石嵌顿、输尿管结石主要表现为腰痛、血尿；膀胱结石主要表现为尿痛、尿流中断等。

（一）肾结石声像图表现

1. 肾内强回声　可呈点状、带状、团块状强回声，单发或多发，大小不一，可位于肾窦的任何处，但以下极多见。

2. 声影　强回声团的后方伴有宽窄不一的声影,小结石及一些结构疏松的结石后方的声影较淡或无声影。

3. 肾积水　结石嵌顿于肾盂输尿管连接部或肾盂肾盏连接处时,可致梗阻以上肾盂或肾盏扩张(图8-9)。

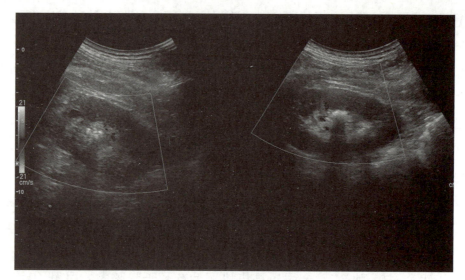

图8-9　肾结石声像图

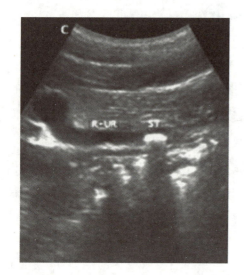

图8-10　输尿管结石声像图

(二)输尿管结石声像图表现

1. 输尿管内见强回声伴声影,多位于3个狭窄处。

2. 结石梗阻以上的输尿管扩张呈管状无回声,同侧肾积水(图8-10)。

(三)膀胱结石声像图表现

1. 膀胱内见点状、团块状或弧形强回声伴声影。

2. 强回声可随体位的改变而移动(图8-11)。

(四)扫查要点及注意事项

1. 注意结石的大小、形态及数量,随体位移动情况。肾窦内小结石易被肾窦高回声所掩盖,转动探头方向可见肾窦内结构呈平行的线状高回声。

2. 若膀胱肿瘤边缘钙化伴声影时,采用改变体位或彩色多普勒与结石区别。

六、肾　积　水

肾积水多由尿路梗阻引起,其最常见的原因是结石、肿瘤、前列腺增生等。上尿路梗阻引起单/双侧肾积水,下尿路梗阻引起双侧肾积水。肾积水轻者无明显症状,或仅有导致积水的疾病的症状;较重者可出现肾区胀痛、尿痛及血尿等症状。

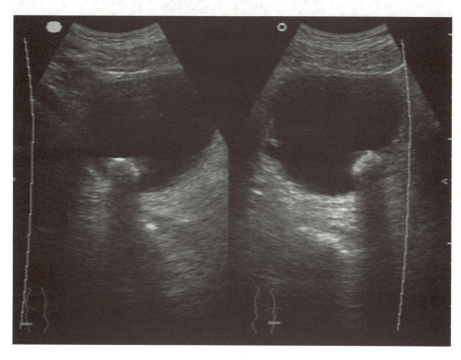

图 8-11　膀胱结石声像图

（一）声像图表现

1. 轻度肾积水　肾盂、肾大盏扩张,肾小盏不扩张,肾窦回声分离,出现窄带状或卵圆形无回声区。肾大小形态无明显变化,肾实质回声正常(图 8-12)。

2. 中度肾积水　肾盂、肾大盏、肾小盏因积水均扩张,肾窦呈类似花朵样或烟斗样无回声区,肾大小形态随肾积水程度出现相应的变化,肾实质轻度受压(图 8-13)。

3. 重度肾积水　肾盂及肾大小盏相互融合,肾窦由无回声区取代,无回声呈调色盘样,称调色盘征。肾体积明显增大,形态失常,肾实质受压明显变薄(图 8-14)。

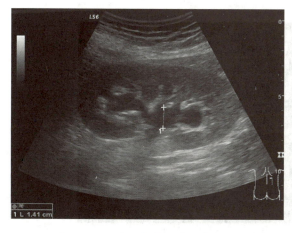

图 8-12　轻度肾积水声像图

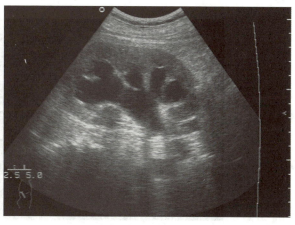

图 8-13　中度肾积水声像图

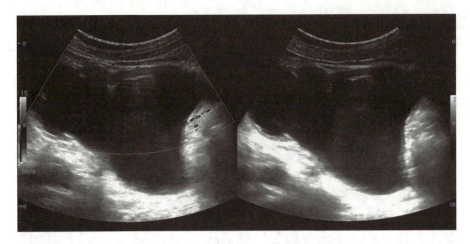

图 8-14　重度肾积水声像图

（二）扫查要点及注意事项

1. 一般肾盂分离在 1.5cm 以上可确定为肾积水。

2. 肾积水时注意肾皮质和肾髓质的比例,轻度肾积水时超声诊断须慎重。

3. 超声检查不能根据肾实质变薄程度确定肾功能的有无。

4. 注意中、重度肾积水与多囊肾或多发性肾囊肿相鉴别。

七、肾囊性病变

肾囊性病变在临床上常见,可分为孤立性、多发性和多囊性等类型。临床上大多数无症状或症状不明显,若囊肿较大压迫周围组织和脏器时会出现相应的压迫症状。

（一）肾囊肿声像图表现

1. 肾区无回声团块　肾内圆形或类圆形无回声区,形态规则,边界清楚,壁薄而光滑。部分可有分隔或多发。

2. 回声增强效应　囊肿的后壁及后方回声明显增强。部分囊肿可见侧壁回声失落（图 8-15）。

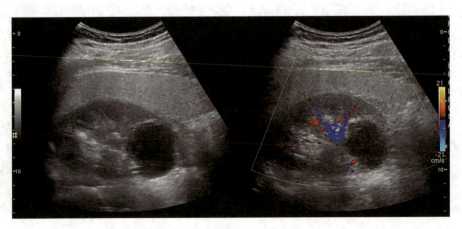

图 8-15　肾囊肿声像图

（二）多囊肾声像图表现

1. 肾体积明显增大　多累及双肾，肾体积可增大数倍，形态失常，肾包膜不光滑，凹凸不平。

2. 肾内多发无回声　肾实质内、包膜下甚至肾窦区显示弥漫分布、大小不等、互不相通的圆形或椭圆形无回声，后方回声增强。肾实质回声减少或显示不清（图8-16）。多囊肾可以合并出血或感染而出现相应的声像图表现。

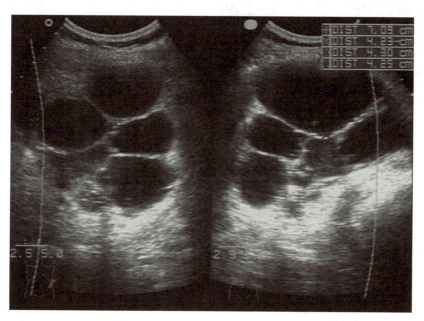

图 8-16　多囊肾声像图

（三）扫查要点及注意事项

1. 注意囊肿内部回声情况。

2. 如发现有多囊肾，同时应该扫查肝、脾、胰是否伴有多囊改变。

3. 注意多发性肾囊肿与多囊肾的鉴别。

八、肾 错 构 瘤

肾错构瘤又称为肾血管平滑肌脂肪瘤，由血管、平滑肌和脂肪组织组成，是肾内最常见的良性肿瘤，女性多见。其多无临床症状，常由体检发现。较大时易发生瘤内破裂出血，可致急腹症，严重时会发生休克。

（一）声像图表现

1. 肾实质内团块　团块形态规则、边界清晰，较小者内部以高回声为主，后方无回声衰减。内部回声取决于血管、平滑肌及脂肪组织的比例，以脂肪组织为主的肿瘤呈高回声，反之呈低回声。当肿块较大时，呈洋葱样改变，由高回声与低回声层层交错排列组成。

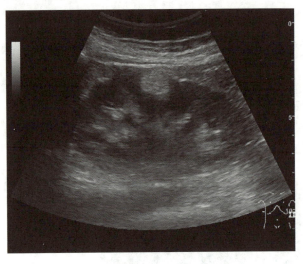

图 8-17　肾错构瘤声像图

2. 彩色多普勒血流成像　显示肿块内一般无明显的血流信号（图 8-17）。

（二）扫查要点与注意事项

1. 肾错构瘤的部位、大小、边界、内部回声,有无包膜及后方回声。病变部位肾包膜和肾脂肪囊是否完整,病变与周围组织的关系及病变对肾的活动度的影响。

2. 注意肾错构瘤恶变与肾细胞癌的鉴别。

九、肾 细 胞 癌

肾细胞癌简称肾癌,约占肾恶性肿瘤的 85%,多见于成人。肾细胞癌病理上分为透明细胞癌、颗粒细胞癌及未分化腺癌,以透明细胞癌多见。肿瘤易侵犯邻近结构,也可转移至其他部位。

（一）声像图表现

1. 肾内团块　肾实质内见异常回声团块（图 8-18）,形状多样,可规则、可不规则,多呈圆形或椭圆形,边界可清晰或不清晰;小团块多呈中等或稍高回声,团块较大时内部常出现液化坏死,形成无回声的液性区。团块越大,内部回声就越杂乱。约 5% 的肾细胞癌表现为囊性或囊实性,称为囊性肾癌。

2. 彩色多普勒血流成像　根据肿瘤周边或内部彩色血流可分为四种类型。①抱球型,表现为肿瘤周边血流信号丰富,内部散在点状或条状血流。②星点型,表现为肿瘤周边彩色血流较少,仅内部有少数星点状彩色血流。③少血流型,表现为肿瘤内部很少的彩色血流信号,甚至没有血流信号。④血流丰富型,表现为肿瘤内部彩色血流信号丰富。

3. 肾癌转移及侵犯周围结构的超声表现　肿瘤血行转移可表现为肾静脉与下腔静脉内低回声栓子,彩色血流信号缺损或消失;肾癌淋巴结转移则表现为肾门或腹主动脉旁低回声肿块,数量较多时可融合成团;肾癌向外生长突破肾包膜,可表现为肾包膜连续性中断,肾轮廓不完整甚至

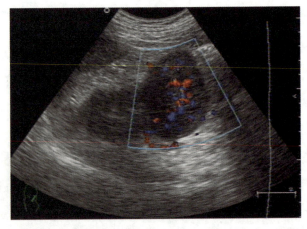

图 8-18　肾癌声像图

肾形态失常,肾活动度受限,肾癌向内侵犯肾盂肾盏可造成肾积水。

(二)扫查要点与注意事项

1. 肾细胞癌的部位、大小、边界、内部回声,包膜是否完整,邻近肾包膜和肾脂肪囊是否完整,病变与周围组织的关系及病变对肾的活动度的影响。仔细检查有无肾门淋巴结肿大,有无静脉癌栓。

2. 对不典型的肾囊性病变或复杂肾囊肿需结合其他影像学检查,排除囊性肾癌。

十、膀 胱 肿 瘤

膀胱肿瘤是泌尿系统常见肿瘤,好发于膀胱三角区与侧壁。病理分为上皮肿瘤、非上皮肿瘤,其中以移行上皮乳头状癌最多见,最常见的症状为间歇性无痛性肉眼血尿。以膀胱癌为例做介绍:

(一)声像图表现

1. 膀胱壁肿块　呈乳头状、菜花状或结节状向膀胱腔内突起,边缘不规则,肿块内部回声呈中等或中等偏低回声。肿块基底部多较宽。

2. 膀胱壁回声　肿块附着处膀胱壁结构层次显示不清或连续性中断。

3. 彩色多普勒血流成像　肿块内见短棒状或分支状血流信号(图 8-19)。

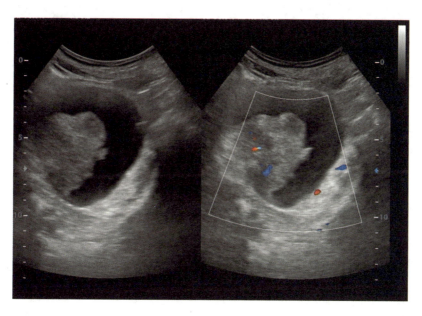

图 8-19　膀胱癌声像图

(二)扫查要点及注意事项

1. 扫查时注意肿瘤的部位、大小、形态、数目。

2. 观察肿瘤基底或蒂的宽窄。

3. 观察肿瘤所在部位的膀胱壁的连续性与完整性。

4. 膀胱颈部肿瘤注意与前列腺癌侵犯膀胱颈进行鉴别。

第二节　前列腺超声检查

一、前列腺解剖概要

前列腺是由腺组织和平滑肌组成的实质性器官,呈前后略扁的栗子形,上端宽,下端尖,位于膀胱颈下方围绕尿道。前列腺上邻膀胱,下方是尿道膜部,前列腺与输精管、精囊紧密相连(图8-20)。前列腺上端横径约4cm,上下径约3cm,前后径约2cm。前列腺的腺体组织分为外腺和内腺两部分;根据区带分法将前列腺分为前基质区、周缘区、中央区、移行区和尿道周围组织。周缘区(外腺)是前列腺癌的好发部位;移行区(内腺)是前列腺增生的好发部位。

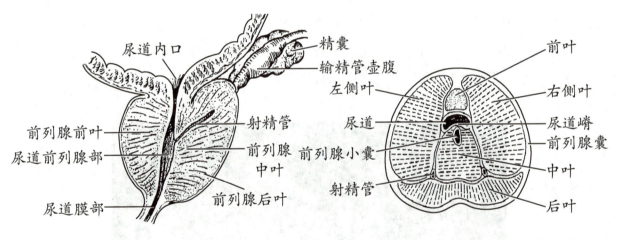

图8-20　前列腺解剖示意图

二、检查前准备

(一)受检者准备

经腹壁扫查时需适度充盈膀胱,经直肠扫查前应排便或清洁灌肠一次,是否充盈膀胱视检查需要而定。

(二)扫查准备

1. 医患沟通　确认受检者憋尿等准备情况。说明检查基本流程,取得受检者配合。

2. 录入信息　包括受检者ID号、门诊(住院)号、姓名等基本信息。

3. 超声仪功能参数调节　根据检查部位和受检者身体情况,选择适宜的参数,大致同泌尿系检查。

(三)检查体位

1. 经腹壁扫查　常采用仰卧位,也可采用侧卧位或膀胱截石位。探头置于耻骨联合上扫查下腹部。

2. 经直肠扫查　是前列腺扫查的最佳方法,受检者取左侧卧位、膝胸位或截石位。探头插入肛门内扫查。

3. 经会阴部扫查　患者取膝胸位或左侧卧位。局部涂以耦合剂,在会阴部或肛门前缘加压扫查。

三、扫查方法和正常声像图

经腹、经直肠或经会阴部进行纵切、横切可得到一系列前列腺的纵断面和横断面的图像。前列腺横切面呈栗子状,两侧对称。纵切面呈椭圆形,底朝上,尖端向后下方。包膜光滑呈线状高回声。内部为分布均匀的点状回声,外腺区呈等回声,内腺区回声略低于外腺区。

(一)经腹前列腺纵切扫查

1. 扫查方法　探头纵置于耻骨联合上中线处,探头的前端对应人体的头侧,声束指向后下方,适当加压进行一系列纵切扫查(图8-4A)。

2. 正常声像图　声像图的前上方为膀胱呈无回声区。前列腺纵切面呈椭圆形,底朝上,尖端向后下方,正中矢状面可见稍凹入的尿道内口,在前列腺的后方两侧可见对称的长条状低回声为精囊。

(二)经腹前列腺横切扫查

1. 扫查方法　探头横置于耻骨联合上方,探头的前端对应人体的右侧,声束指向后下方,适当加压进行一系列横切扫查(图8-4B)。

2. 正常声像图　前方为膀胱声像图。前列腺横切呈栗子状或三角形,包膜光滑完整,内部呈分布均匀的低回声(图8-21)。

(三)经直肠前列腺扫查

1. 扫查方法　受检者取左侧卧位、膝胸位或截石位。在探头表面涂上少量耦合剂,然后套上避孕套,再在橡皮套外涂上耦合剂,插入肛门即可进行纵横扫查。

2. 正常声像图　前列腺声像图表现同经腹壁扫查,图像更清晰(图8-22)。

(四)超声测量

1. 上下斜径(长径)　在正中矢状断面上测量上下最大径,正常参考值3cm。

2. 左右径(宽径)　在最大横断面或经腹壁最大斜断面上测量最大横径,正常参考值4cm。

3. 前后径(厚径)　在正中矢状断面或横断面上测量最大厚度,正常参考值2cm。

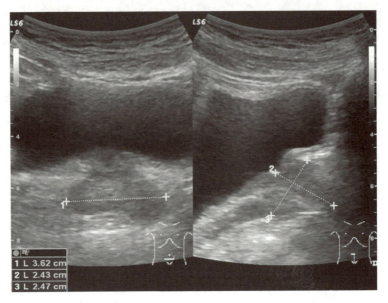

图 8-21　前列腺经腹横切及纵切声像图

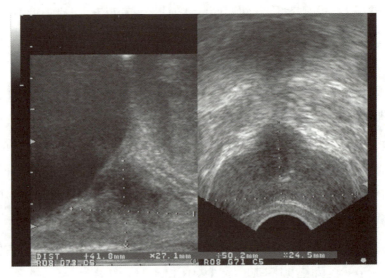

图 8-22　前列腺经直肠横切及纵切声像图

四、扫查要点和注意事项

1. 注意观察前列腺的形态、包膜是否完整、左右是否对称、内部回声情况。
2. 当前列腺增生向膀胱内突起时应注意与膀胱肿瘤相鉴别。

五、前列腺增生症

前列腺增生症是中老年男性的常见病之一,与性激素平衡失调有关,病理表现为腺体组织与平滑肌组织及纤维组织的增生,形成增生结节。临床表现为排尿困难,尿流变细,排尿缓慢,尿频等症状。

（一）声像图表现

1. 前列腺体积增大　前列腺各径线均增大,以前列腺内腺增大为主。形态饱满呈圆球形,包膜光滑完整。部分可向膀胱内突出(图8-23)。

2. 前列腺回声异常　内腺回声均匀减低,部分可见圆形或类圆形的等回声或强回声结节,大小不一,形态规则,边界清楚。

3. 内外腺比例失调　内腺增大明显,外腺受压变薄。

4. 前列腺内外腺之间出现结石　呈弧形排列的点状高回声或强回声,后方有或无声影。

5. 彩色多普勒血流成像　前列腺内血流信号较正常时增加,在增生结节周围可见血流信号环绕。

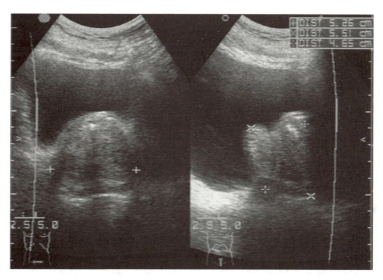

图8-23　前列腺增生症经腹扫查声像图

（二）扫查要点及注意事项

1. 经腹部超声扫查不能清晰显示前列腺时,应采用直肠超声扫查。

2. 扫查时注意观察内外腺的比例是否正常。

3. 前列腺增生向膀胱内突出时应注意与膀胱内的肿瘤相鉴别。

六、前 列 腺 癌

前列腺癌是男性生殖系常见的恶性肿瘤,好发于高龄男性,多为腺癌。前列腺癌早期无明显临床症状,随病情进展可出现类似前列腺增生的表现,后期可出现消瘦、乏力、贫血等恶病质表现。

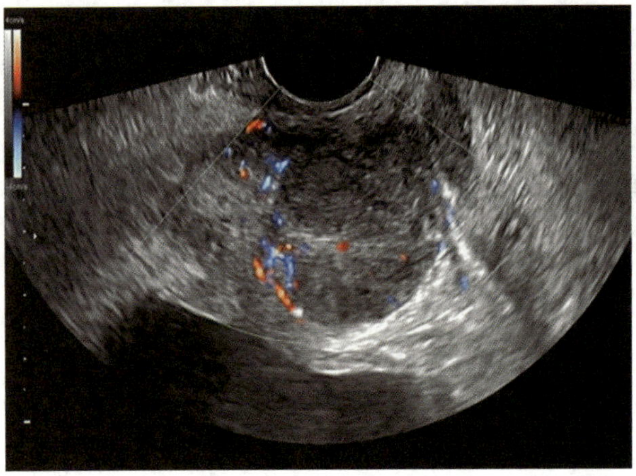

图 8-24　前列腺癌声像图

（一）声像图表现

1. 前列腺局限性增大　表面不光滑,形态失常,左右不对称。包膜粗糙增厚,或包膜连续性中断。

2. 前列腺内结节　外腺区出现圆形或椭圆形低回声或等回声结节,早期结节边界清晰;晚期结节边界不清晰,形态不规则,包膜连续性中断,内部回声分布不均,肿块后方回声可衰减,并可侵犯精囊、膀胱等邻近组织器官(图 8-24)。

3. CDFI　结节内部或周边见条状或分支状血流信号。

（二）扫查要点及注意事项

1. 注意肿块的部位、大小、形态、数目、内部回声、包膜及肿块与周围腺组织的关系。

2. 注意观察前列腺包膜是否完整,前列腺与周围组织的关系。

3. 对高度怀疑而超声表现不典型的低回声结节,可在超声引导下做前列腺穿刺活检。

本章小结

肾、输尿管经腹仰卧位扫查时易受胃肠道气体干扰,所以尽量避开干扰而换用侧卧位或俯卧位进行扫查。膀胱及前列腺在经腹扫查显示效果不佳时,可换用经直肠扫查,能清晰地显示内部结构。泌尿系统结石超声诊断较易,肾囊性病变、肾肿瘤、膀胱肿瘤、前列腺增生及肿瘤,超声扫查都能观察其部位、大小、数目、形态、边缘回声、内部回声、后方回声、有无包膜、与周围组织的关系以及血供等情况。

（黄文弟）

❓ 思考与练习

一、名称解释

调色盘征

二、填空题

1. 输尿管分_____、_____和_____三段,输尿管三处狭窄包括_____、_____和_____。

2. 肾脏检查常用体位_____、_____、_____。

3. 肾细胞癌彩色多普勒血流成像分为四种类型: _____、_____、_____、_____。

三、简答题

1. 超声如何判断肾积水的程度?

2. 简述肾结石的超声表现。

3. 如何测定膀胱容量及残余尿量?

四、案例分析题

患者女性,43 岁,突发右腰部疼痛 1h 入院。既往无不适,疼痛剧烈,向会阴部放射。查体:T 38.6℃,P 86 次 /min,R 19 次 /min,BP 110/78mmHg。WBC 8×10^9/L。肾脏超声检查示肾脏体积不大,右侧肾盂扩张积水,右侧输尿管上段内见 1cm×0.9cm 强回声,后伴声影。

请问:

1. 该患者超声检查应选择何种扫查体位? 必须扫查哪些常规切面?

2. 超声扫查时注意事项有哪些? 在检查过程中,如何做到体贴和关爱患者?

3. 分析所获得的超声图像并做出初步诊断。

第九章 | 妇科超声检查

09章 数字资源

学习目标

1. 具有高度责任心,尊重患者隐私,检查空间相对隐蔽,不与无关人员讨论病情,注意保护患者隐私。
2. 掌握妇科超声检查技术及正常声像图表现。
3. 熟悉妇科扫查要点注意事项与常见疾病超声诊断要点。
4. 了解妇科常见疾病临床表现与解剖概要。
5. 学会妇科超声扫查技术,结合临床对妇科常见疾病做出诊断。

 案例导入

患者女性,29岁,突发左下腹疼痛半日。查体:急性面容,脉搏89次/min,呼吸18次/min,血压95/61mmHg。左下腹明显压痛,无停经史,无血尿,血hCG检查阴性,须进行妇科超声检查。

请问:

1. 该患者选择何种扫查方法及常规切面?
2. 超声扫查时注意事项有哪些?

第一节 子宫及附件解剖概要

女性内生殖器包括阴道、子宫、输卵管和卵巢等,后两者被称为子宫附件(简称附件),为小骨盆内的主要器官。

一、子　宫

子宫位于盆腔中央,呈倒置梨形,上端隆凸部分为子宫底,上半部较宽为子宫体,下半部较窄呈圆柱形为子宫颈。子宫腔为一上宽下窄的三角形,宫颈上端与子宫腔相连,下端为宫颈外口,子宫底两侧为子宫角,与输卵管相通。子宫壁分三层,外层为浆膜层,中间层为肌层,内层为黏膜层,即子宫内膜。

成人子宫长7~8cm,宽4~5cm,厚2~3cm。

子宫前邻膀胱,后为直肠,下端接阴道,两侧有输卵管和卵巢。子宫与膀胱之间有膀胱子宫陷凹。子宫与直肠之间有直肠子宫陷凹,为女性腹膜腔最低部位。

子宫的血供主要来自子宫动脉(发自髂内动脉前干)及卵巢动脉。

二、输卵管与卵巢

1. 输卵管　输卵管是位于子宫阔韧带上缘内的一对细长而弯曲的管道,内侧与子宫角相连,外端游离,自内向外分为间质部、峡部、壶腹部和伞部(又称漏斗部),伞部开口于腹腔。其壶腹部为输卵管妊娠的好发部位(图9-1)。

2. 卵巢　卵巢是位于子宫体外上方的一对扁椭圆形生殖腺,分皮质和髓质,主要由卵巢悬韧带及固有韧带来维持固定。正常成年女性的卵巢大小约4cm×3cm×1cm。

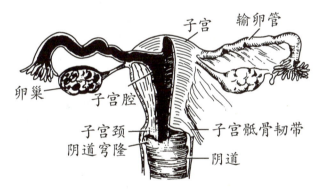

图9-1　女性内生殖器解剖图

第二节　子宫及附件超声检查技术和正常声像图

一、检查前准备

(一)受检者准备

1. 经腹超声检查时,需适度充盈膀胱,以能显示宫底为宜。

2. 经阴道超声检查需排空膀胱,适用于已婚妇女,无性生活史者不适用。

3. 子宫输卵管超声造影检查,于月经干净后3~5d,无生殖道炎症。于造影前10min预防性使用解痉药及止痛药。

（二）扫查准备

1. 医患沟通　说明检查基本流程,取得受检者配合。

2. 录入信息　包括受检者 ID 号、门诊(住院)号、姓名、性别、年龄和检查部位等。

3. 超声仪功能参数调节　根据检查部位和受检者身体情况,选择适宜的参数。

（1）探头:经腹检查首选凸阵探头,频率为 3.5~5MHz;经阴道超声检查选腔内探头,频率为 5~7.5MHz。

（2）预置条件:选择妇科条件。

（3）焦点:调整聚焦位置将子宫或卵巢显示在聚焦区之内。

（4）动态范围:一般在 55~70dB,动态范围调节适当,图像清晰,信息丰富。

（5）深度增益:采取近场抑制、远场补偿的方式,远场补偿不宜过大,以免影响远场结构的显示和观察。

（6）总增益:因充盈的膀胱后方增强效应,增益调节一般比腹部其他脏器略低。

（7）彩色多普勒仪器调节:一般以彩色血流信号充满且不溢出血管为标准。低速血流可采用彩色多普勒能量图检测。

（三）检查体位

1. 经腹检查　受检者取仰卧位,暴露下腹部,双手放于胸前或体侧。

2. 经阴道检查　受检者取膀胱截石位并暴露外阴,使用一次性铺巾垫于受检者臀部下方。

二、扫查方法和正常声像图

经下腹部对子宫、附件行纵切、横切、斜切扫查。正常子宫纵切面呈倒置梨形,宫体呈均匀中等回声,轮廓清晰,宫腔呈线状高回声,内膜回声及厚度随月经周期的变化而变化。增殖期内膜多呈线状回声,分泌期和月经期由于内膜水肿,腺体分泌,血管增殖,则表现为线状回声的周围有增宽的弱回声,或呈团块状回声。分泌期宫腔线呈 1 条高回声线,前后壁的内膜呈 2 条弱回声区,内膜与前后壁肌层的交界线呈 2 条呈高回声线,故总体呈"三线二区征"(图 9-2)。月经期内膜变薄,显示为均匀或不均匀带状中、高回声。卵巢一般位于子宫体外上方,正常卵巢呈椭圆形,内部回声略高于子宫。输卵管一般不显示。

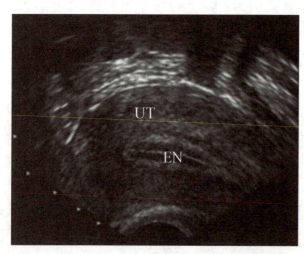

UT:子宫;EN:内膜。

图 9-2　内膜"三线二区征"

（一）经腹纵切扫查

1. 扫查方法　取仰卧位,暴露下腹部。探头涂耦合剂,放于下腹部,探头前端对应人体头侧,左右两侧缓慢移动扫查显示子宫全貌(图 9-3)。

2. 标准切面声像图　子宫多呈倒置梨形,正常根据宫腔线与宫颈管线的夹角不同或子宫体与宫颈位置关系将子宫分为:

（1）前位子宫:呈倒置梨形,宫体位置前于宫颈,宫腔线与宫颈管线夹角 <180°(图 9-4)。

（2）平位子宫:呈倒置梨形,宫体与宫颈位置相平,宫腔线夹角等于 180°(图 9-5)。

（3）后位子宫:呈球形,宫体位置后于宫颈,宫腔线与宫颈管线夹角 >180°(图 9-6)。

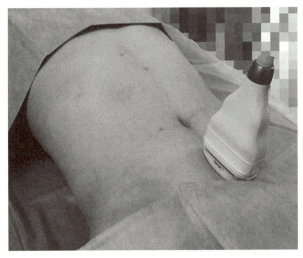

图 9-3　子宫经腹纵切扫查示意图

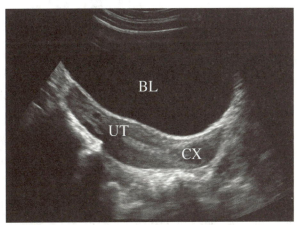

BL:膀胱;UT:子宫;CX:宫颈。

图 9-4　前位子宫声像图

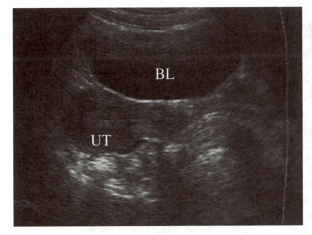

BL:膀胱;UT:子宫。

图 9-5　平位子宫声像图

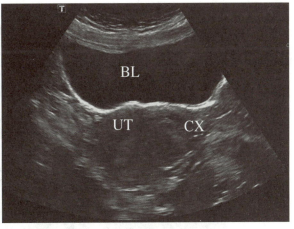

BL:膀胱;UT:子宫;CX:宫颈。

图 9-6　后位子宫声像图

（二）经腹横切扫查

1. 扫查方法　取仰卧位,暴露下腹部至耻骨联合,探头放于耻骨联合上方,探头前端对应人体右侧,从宫底开始依次往下显示宫体、宫颈、阴道各段横切面及双侧卵巢（图9-7）。

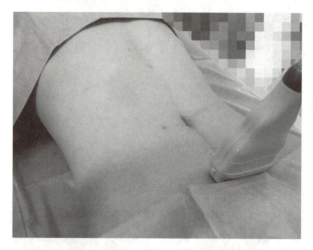

图9-7　子宫经腹横切扫查示意图

2. 标准切面声像图　横切面子宫近宫底部呈倒三角形,体部呈椭圆形。中间部位可见内膜呈线状高回声（图9-8）。

（三）卵巢扫查

1. 扫查方法　卵巢一般位于两侧输卵管的后下方,位置不固定,如遇肠气干扰可适当加压探头。显示右侧卵巢,可将探头置于耻骨联合左上方,适当加压,使右侧卵巢得以显示;同理,将探头放于耻骨联合右上方加压,可使左侧卵巢显示。

2. 标准切面声像图　正常卵巢呈椭圆形,表面呈线状回声,内部呈中低回声,可见多个卵泡无回声区,绝经期卵巢萎缩呈实性低回声（图9-9）。

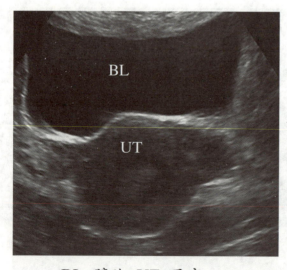 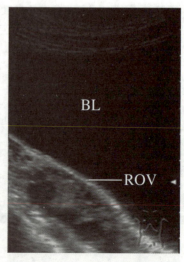

BL:膀胱;UT:子宫。　　　　　　　　BL:膀胱;ROV:右侧卵巢。

图9-8　经腹横切扫查声像图　　图9-9　正常卵巢声像图

（四）经阴道超声扫查

1. 扫查方法　受检者取膀胱截石位，探头表面涂上耦合剂，外层套一次性避孕套，再涂上耦合剂。操作者右手持探头柄将探头轻柔放置入阴道穹隆部，缓慢转动探头，对子宫进行多切面连续扫查。卵巢扫查时，将探头移至阴道侧穹隆处，对卵巢及附件进行多切面连续扫查，必要时可在下腹部适当加压。

2. 标准切面声像图　纵切面上能显示子宫颈及宫体，肌层呈均匀中低回声，内膜回声清晰，可随月经周期发生变化。横切面子宫呈椭圆形，周边为肌层回声，内部见高回声的内膜。绝经期内膜呈均匀稍高回声（图 9-10）。

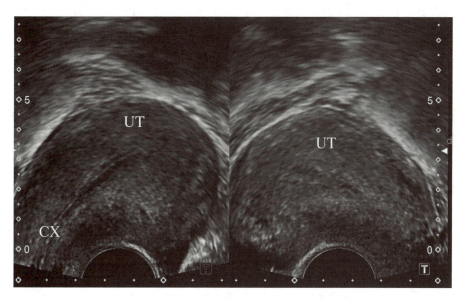

UT：子宫；CX：宫颈。

图 9-10　经阴道正常子宫声像图

 知识拓展

子宫输卵管超声造影

子宫输卵管超声造影检查作为评估输卵管通畅性的一种诊断方法，适用于不孕症、碘过敏、盆腔粘连等患者。急、慢性炎症，子宫异常出血，造影剂过敏者不适用。选用三维及四维经阴道子宫输卵管超声造影，操作简便，时间短，疼痛小，比较安全，可全方位观察输卵管通畅情况。月经干净后 3~7d 为最佳检查时间。常用微泡造影剂检查。子宫输卵管超声造影检查易于识别对比剂到达的部位，从而了解肿块与宫腔的关系以及输卵管通畅情况，为临床提供诊断信息，对治疗方案提供重要参考依据。

（五）超声测量

1. 子宫

（1）子宫纵径：纵切面显示清楚宫腔及宫颈管线，宫底部到宫颈内口的距离为宫体长径，宫颈内口至宫颈外口距离为宫颈长径，两者相加为子宫纵径。

（2）子宫前后径：子宫最大纵切面测量宫体纵轴相垂直的最大前后距离。

（3）子宫横径：在子宫最大横切面（左右宫角稍下的横切面）测量。

（4）子宫内膜测量：在子宫纵切面测量，为前后两侧双层厚度。育龄期内膜厚 <1.2cm，随月经周期而改变，绝经后内膜厚 <0.5cm。

正常子宫参考值：育龄期妇女子宫纵径 7~8cm，横径 4~5cm，前后径 3~4cm，三径线相加不超过 16cm；经产妇三径线相加不超过 18cm；绝经后逐渐萎缩。成年妇女宫颈长 2~3cm，宫体与宫颈之比为 2∶1；青春期前为 1∶1；婴儿期为 1∶2；老年期为 1∶1。

2. 卵巢　正常卵巢呈椭圆形，髓质回声稍高，皮质回声略低，可见数个滤泡无回声区，卵巢随卵泡发育大小有较大变化，成年妇女卵巢大小为 4cm×3cm×1cm，青春期前和绝经后卵巢体积略小。

3. 卵泡发育监测　一般监测卵泡开始时间是在排卵前 4~5d，观察卵泡大小、部位及数目。卵泡开始时一般每日增大 0.1~0.3cm，临近排卵时生长迅速，每日增大 0.3~0.4cm。成熟卵泡标准：卵泡最大径大于 2cm，张力高，外形饱满，囊壁薄而光滑，卵泡贴近卵巢表面。

已排卵超声表现：卵泡外形缩小或消失；内部塌陷、内见细弱点状回声，为黄体形成；子宫直肠凹陷处见少量游离液性暗区，出现概率约 50%。

三、扫查要点和注意事项

1. 经腹扫查时，膀胱要适度充盈，以清楚显示宫底为宜。过度充盈及充盈不良均不利于检查。

2. 经阴道超声检查前需排空膀胱，在探头上套一次性避孕套，以免交叉感染。如较大的子宫肌瘤或卵巢位置较高者可结合经腹扫查。

3. 卵巢声像图随月经周期变化而改变，应与其他病理性卵巢病变相鉴别。

第三节　子宫及附件常见病超声诊断概要

一、宫内节育器

宫内节育器（intrauterine device，IUD）是我国育龄妇女常用的避孕措施，是一种简便、经济、安全及有效的方法。

（一）声像图表现

1. 宫内节育器呈强回声,节育器的回声形状与节育器种类和超声扫查切面有关,可呈圆形、T形、点状或断续的线状强回声,金属节育器后方伴彗星尾征,塑料节育器后方不伴彗星尾征(图9-11)。

2. 节育器异位　节育器不在宫腔正常位置时称为异位,可表现下移、脱落、外移和嵌顿等。如果节育器上缘距宫底大于2cm甚至位于宫颈管内,为节育器下移(图9-12);节育器上缘距宫底小于1.1cm或位于子宫肌层内称为节育器嵌顿。

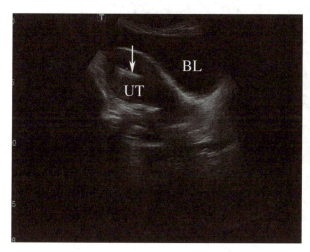

BL:膀胱;UT:子宫;箭头:节育器。

图9-11　宫内节育器声像图

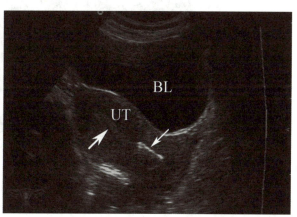

BL:膀胱;UT:子宫;粗箭头:子宫内膜;细箭头:节育器。

图9-12　宫内节育器下移声像图

（二）扫查要点和注意事项

1. 观察宫内节育器位置有无异常。

2. 需与宫内钙化灶及气体等鉴别,对节育器部分残留的可行X射线辅助诊断。

二、子宫肌瘤

子宫肌瘤是女性生殖器官中最常见的良性肿瘤,多发生于中年女性。肌瘤一般呈实质性肿块,大小不一,较大肌瘤可出现变性,如玻璃样变、囊性变、红色样变、肉瘤样变及钙化,其中玻璃样变最多见。临床上根据子宫肌层与肌瘤关系可分为肌壁间肌瘤、浆膜下肌瘤及黏膜下肌瘤,前两者多无症状,肌瘤较大时可在下腹部触及。黏膜下肌瘤可出现经期延长,经量增多、贫血等表现。

（一）声像图表现

1. 子宫增大,形态失常　肌瘤多引起子宫增大或局限性隆起,致子宫形态失常,轮廓线不规则。

2. 子宫内团块回声 常呈形态规则的低回声、等回声或高回声,内部分布不均匀,边界较清晰,个别较大或钙化肌瘤,可伴有声衰减现象(图9-13)。

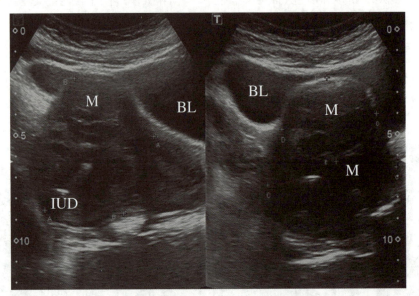

IUD:节育器;BL:膀胱;M:子宫肌瘤。

图9-13 子宫多发肌瘤声像图

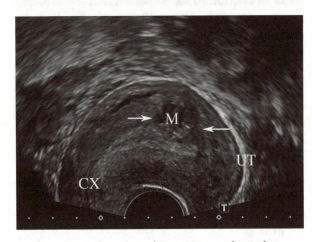

UT:子宫;CX:宫颈;M:子宫肌瘤。

图9-14 子宫肌瘤声像图(肌壁间)

肌瘤变性时内部回声不均匀。①肌瘤囊性变时肌瘤内部可见不规则无回声区。②脂肪变性时表现为局部高回声区。③红色样变时回声偏低,多见于妊娠期。④肌瘤钙化时一般表现为斑块样强回声,后伴声影。

3. 子宫内膜改变 肌壁间肌瘤可凸向内膜面,可使内膜受压移位变形(图9-14),黏膜下肌瘤可导致宫腔分离。

4. 前壁或浆膜下肌瘤 可推压膀胱变形。

5. CDFI 可见瘤体内部及周边环绕或短棒状血流信号,频谱阻力指数多小于0.6。

(二)扫查要点和注意事项

1. 经腹扫查时需适度充盈膀胱,观察肌瘤所在位置,注意团块大小、形态、位置及内部回声,应尽可能描述肌瘤的大致位置。

2. 对较大的肌瘤及某些剖宫产患者应选择经腹扫查,较小的肌瘤或肥胖者可用阴超检查。

3. 浆膜下肌瘤较大时与腹腔及附件肿瘤难鉴别。

三、子宫腺肌病

子宫腺肌病是指有功能的子宫内膜组织存在于子宫肌层中,发生代偿性肥大和增生。其好发于30~50岁经产妇。临床主要症状为进行性痛经、经期延长、经量增多;部分患者下腹部可触及包块,常合并子宫肌瘤。

(一)声像图表现

1. 子宫增大 呈球形或椭圆形,前后壁不对称,以后壁增厚多见,内膜线相对前移。

2. 子宫肌壁回声 内部回声不均匀,有实性低回声、高回声及无回声区,月经前后子宫大小、形态有所变化(图9-15)。病灶局限时呈团块状回声,边界不清,称子宫腺肌瘤。

3. CDFI 无明显特异性,病变区可见散在血流信号。

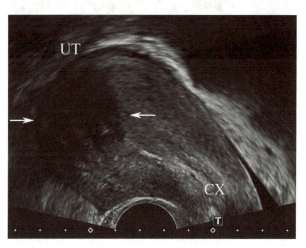

UT:子宫;CX:宫颈;箭头:子宫后壁增厚。

图 9-15　子宫腺肌病声像图

(二)扫查要点和注意事项

1. 注意观察子宫大小,肌层内部回声,超声图像可随月经周期而改变。

2. 如局部病变形成腺瘤样结节时,注意与子宫肌瘤相区分。

四、子宫内膜癌

子宫内膜癌发生于子宫体的内膜层,故又称子宫体癌,高发于50岁以上绝经后的妇女,分为息肉型、局限型和弥漫型。临床上多数有不规则阴道流血或阴道排液等症状。

(一)声像图表现

1. 子宫大小 早期子宫增大不明显,中晚期子宫逐渐不规则增大,轮廓模糊,与周围组织分界不清。

子宫内膜明显增厚,边界毛糙,欠规整。绝经后内膜 >0.5cm 为异常增厚,部分早期仅表现为内膜稍增厚。

2. 子宫内膜及宫腔回声 子宫内膜呈局限性或弥漫性不规则增厚,回声不均;宫腔内回声杂乱,可表现为宫腔不规则无回声内伴不规则实性不均质回声(图9-16)。

3. 子宫肌层回声 当病变侵及肌层时,与子宫肌层分界不清,局部呈不均匀低回声。

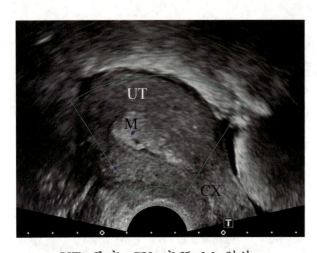

UT：子宫；CX：宫颈；M：肿块。

图 9-16　子宫内膜癌声像图

4. 转移征象　可在附件区出现实性肿块，也可有淋巴结转移以及腹水超声表现。

5. CDFI　病变区可见明显血流信号，频谱为低阻型。

（二）扫查要点和注意事项

1. 病灶早期不易发现，需靠诊断性刮宫病理检查确诊。

2. 绝经后妇女阴道不规则流血，且内膜厚 >0.5cm，须高度注意内膜癌的可能。

3. CDFI 示增厚内膜血流丰富，频谱呈低阻时是诊断子宫内膜癌的重要征象。

五、卵巢非赘生性囊肿

卵巢非赘生性囊肿是一种特殊的囊性结构而非真性的卵巢肿瘤，一般体积较小，多能自行消失，多无明显临床表现。常见的有滤泡囊肿、黄体囊肿、黄素囊肿、多囊卵巢及卵巢子宫内膜异位囊肿。其中黄素囊肿是在病理情况下发生的，与滋养细胞疾病相关，见于葡萄胎、绒毛膜癌等。其多为双侧，随滋养细胞疾病治疗后囊肿消失。而多囊卵巢是月经调节机制失常所致，与内分泌因素有关。卵巢子宫内膜异位囊肿是指子宫内膜异位于卵巢及其周围组织，随卵巢功能性变化，异位内膜周期性出血和其周围纤维化而逐渐形成囊肿，内容物呈巧克力样外观，又称为巧克力囊肿。其好发于 30~50 岁经产妇，主要临床症状为进行性加重的痛经。

（一）声像图表现

1. 滤泡囊肿　一般小于 3cm。其常为单侧，卵巢内见圆形无回声区，边界清，光滑，可自行缩小或消失。

2. 黄体囊肿　一般在 2.5~3cm，常在妊娠 3 个月后消失。卵巢内见无回声团，壁稍厚，边界清，其内见分隔光带或细小点状回声。

3. 黄素囊肿　直径大小为 3~5cm。其多为双侧，多呈圆形或椭圆形的无回声团，壁薄，边界清，可呈多房及分叶状。黄素囊肿随滋养细胞疾病治疗后消失。

4. 多囊卵巢　双侧卵巢均匀性增大，单侧面积 >5.5cm²，轮廓清晰，包膜略增厚，回声增强，一个切面内见多个大小不等的无回声团，直径多 <1cm，数目多在 10 个以上（图 9-17）。

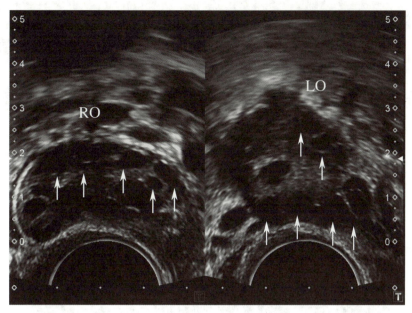

RO：右侧卵巢；LO：左侧卵巢；箭头：卵泡无回声区。

图 9-17　多囊卵巢声像图

5. 卵巢子宫内膜异位囊肿　多位于子宫后方或侧后方，呈圆形或不规则无回声，壁较厚，内壁欠光滑，典型者囊腔内可见特征性的密集分布的点状回声，若细小光点回声沉积在囊肿的下部则呈分层改变（图 9-18）。血液机化和纤维素沉积后，其内可出现不均匀的回声。

（二）扫查要点和注意事项

1. 较大黄体囊肿可自行破裂，须注意与宫外孕破裂相区别。

2. 黄素囊肿多伴发滋养细胞疾病，可动态观察，待血 hCG 水平下降后，囊肿可缩小或消失。

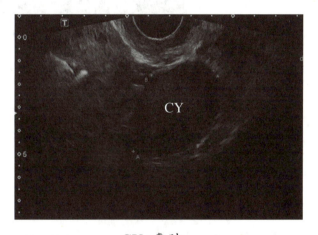

CY：囊肿。

图 9-18　卵巢子宫内膜异位囊肿声像图

六、卵 巢 肿 瘤

卵巢肿瘤是妇科常见的肿瘤之一。卵巢肿瘤分类复杂，超声表现多样。其多数为囊性，如卵巢囊性畸胎瘤、浆液性及黏液性囊腺瘤等，少数为实质性，如纤维瘤、平滑肌瘤等。早期卵巢肿瘤较小时常无明显临床表现，当肿瘤明显增大时下腹部可触及肿块。

(一)卵巢囊性畸胎瘤声像图表现

卵巢囊性畸胎瘤,是由于瘤内有如毛发、脂肪、牙齿等特殊成分,超声声像图多变,常见以下征象:

1. 脂液分层征　囊内有液平面,上方呈均匀细小点状高回声为脂质成分,下方无回声为液体(图9-19)。

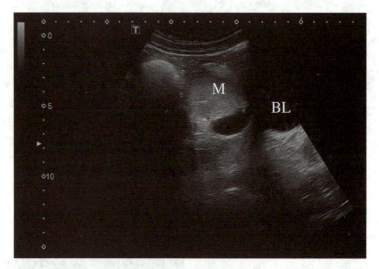

BL:膀胱;M:畸胎瘤。

图9-19　卵巢囊性畸胎瘤脂液分层征声像图

2. 面团征　囊内见高回声团,常为圆形或椭圆形,边界清,附于囊壁或浮于囊内,主要为脂质和毛发团(图9-20)。

3. 线条征　囊腔内见散在毛发呈短线状高回声。

4. 壁立结节征　囊内壁间隆起的强回声结节,后伴声影,多为骨骼、牙齿成分。

5. 杂乱回声征　各种组织如毛发、脂肪、骨骼等混杂在一起,囊腔内呈高低不均杂乱回声,后方伴声影。

(二)浆液性及黏液性囊腺瘤(癌)声像图表现

常发生于生发上皮,多见于中老年妇女,恶变率高。腺瘤较小时无明显临床表现,较大时可出现压迫症状。

1. 浆液性囊腺瘤　圆形或椭圆形无回声团,壁薄,呈单房或多房,内回声均匀,偶见分隔光带或乳头状突起,充满浆液(图9-21)。

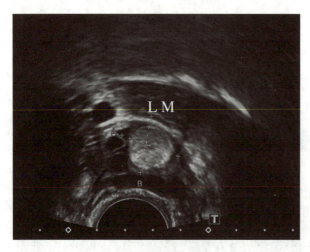

LM:左侧畸胎瘤。

图9-20　卵巢囊性畸胎瘤面团征声像图

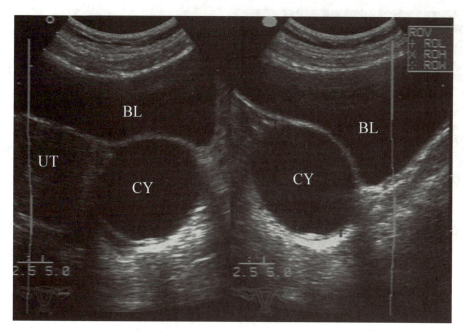

BL：膀胱；UT：子宫；CY：囊肿。

图 9-21　卵巢浆液性囊腺瘤声像图

2. 黏液性囊腺瘤　圆形或椭圆形无回声团，瘤体较大，内径可达 10cm 以上，囊壁厚而均匀，呈多房，内见细小点状回声及厚度均匀一致的分隔光带（图 9-22）。

3. 浆液性囊腺癌　半数为双侧，盆腔或附件区可见囊实性团块。囊壁不规则增厚，分隔厚度不均匀，囊壁或分隔上有不规则的乳头状中等回声。常伴出血坏死及腹水。CDFI 肿瘤实性部分可见丰富血流信号，呈低阻力型。

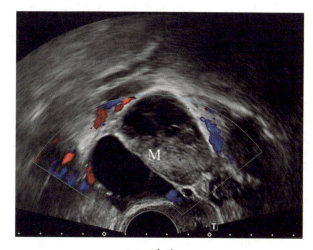

M：肿块。

图 9-22　卵巢黏液性囊腺瘤声像图

4. 黏液性囊腺癌　多为单侧，除黏液性囊腺瘤表现外，主要特点是实质成分增加和出现腹水。囊壁较厚且不规则，囊内壁可见实性团块状突起；内部回声杂乱不均，有粗细不均的分隔，并可见不规则的实性回声与透声差的无回声。CDFI 肿瘤实性部分可见丰富血流信号，呈低阻力型。

（三）卵巢转移性肿瘤声像图表现

常见的卵巢转移性肿瘤为克鲁肯贝格（Krukenberg）瘤，大多来自胃肠道，且多累及双侧卵巢，多伴有腹水。

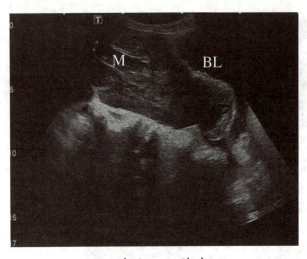

BL：膀胱；M：肿瘤。

图 9-23　卵巢转移性肿瘤声像图

双侧卵巢增大，呈肾形或椭圆形，轮廓清楚，边界较清。肿块回声为实性不均质稍高回声，后部回声轻度衰减。常伴有腹水。彩色多普勒显示肿瘤内血流丰富（图 9-23）。

（四）扫查要点和注意事项

1. 注意肿块大小、内部回声是否均匀及有无乳头状突起。

2. 如患者肥胖及卵巢难以显示者可行经腹和经阴道超声相结合扫查。

本章小结

　　子宫附件疾病首选超声检查。根据受检者情况选择合适的检查方法，经腹超声需适度充盈膀胱，经阴道超声需排空膀胱，扫查时应全面显示子宫纵切面及横切面，在标准切面上测量，卵巢检查时如遇肥胖者及肠气干扰，可结合按压下腹部检查。注意观察子宫、卵巢大小、形态及内部回声等，如有肿块，需观察肿块大小、形态、边界及内部回声等，并结合病史及临床表现做出诊断。

（莫　霞）

思考与练习

一、名称解释

1. 面团征

2. 脂液分层征

二、填空题

1. 子宫动脉发自_____。

2. 子宫肌瘤变性主要分为_____、_____、_____、_____、_____。

3. 卵巢非赘生性囊肿包括_____、_____、_____、_____、_____。

4. 卵巢囊性畸胎瘤特异性征象有_____、_____、_____、_____、_____。

三、简答题

1. 简述经腹及经阴道超声检查方法及注意事项。

2. 简述子宫肌瘤的超声声像图表现。

3. 简述子宫内膜癌的超声声像图表现。

四、案例分析题

患者女性,53 岁,月经不规律。妇科检查:子宫大小形态正常,子宫及双附件未触及明显肿块,临床考虑子宫内膜病变。超声显示:子宫大小形态正常,宫腔内见大小约 1.7cm×1.4cm 实质性稍高回声团,边界欠清,与子宫内膜关系较密切。余子宫内膜回声尚均匀,厚约 0.5cm。CDFI 示病变内部及周边血流较丰富,阻力指数(RI)为 0.48。

请问:

1. 该患者超声检查应选择何种扫查体位?必须扫查哪些常规切面?

2. 超声扫查时注意事项有哪些?在检查过程中,如何做到关爱患者?

3. 分析所获得的超声图像并做出初步诊断。

第十章 产科超声检查

10章 数字资源

第一节 正常妊娠超声检查

 案例导入

  孕妇,27 岁,已婚,平素月经规则,现停经 23^{+3} 周。停经 38d 时确诊早孕,宫内妊娠。现食欲正常,无腹痛、阴道流血及其他症状。查体:发育正常,面色红润;身高 1.63m;体重 56kg;体温 36.7℃,脉搏 80 次 /min,呼吸 18 次 /min,血压 100/80mmHg;心肺无异常。产科检查:腹部无瘢痕、无水肿;宫高 18cm,腹围 65cm;腹软无压痛,可触及胎儿。需做产科超声检查。

请问:

1. 应扫查哪些常规切面?如何扫查?

2. 常测量哪些内容?如何分析声像图并做出初步诊断?

一、早期妊娠超声检查

早期妊娠是指妊娠 13 周末以前的妊娠。

（一）检查前准备

1. 经腹壁超声检查　需适度充盈膀胱。充盈程度以声像图能清晰地显示子宫底为宜。通常在检查前 1~2h 让孕妇饮水 500ml 左右,憋尿至有明显尿意即可。孕 11 周后一般无需充盈膀胱。

2. 经阴道超声检查　检查前需排空膀胱。

（二）体位及扫查技术

1. 经腹壁超声检查　被检者一般取仰卧位,必要时采取斜卧位或侧卧位。常选用凸阵式探头,探头频率 3~6MHz。暴露下腹部,涂抹适量耦合剂,探头直接置于下腹部皮肤上,对子宫进行纵、横、斜切面等一系列的扫查,观察子宫及附件情况,并测量子宫纵径、前后径和横径。重点观察子宫内妊娠囊、胚胎或胎儿数目、胎心搏动、卵黄囊、绒毛囊数、羊膜囊数及颈项透明层等。

2. 经阴道超声检查　被检者取截石位,检查方法参照妇科经阴道超声检查法,该方法适合早孕及异位妊娠的检查,不适宜中晚期妊娠的检查。

（三）正常声像图

1. 子宫增大　自妊娠 5~6 周起,子宫各径线均增大,子宫体呈球形。

2. 妊娠囊　宫腔内显示圆形或椭圆形无回声,无回声周边为完整、厚度均匀强回声环,厚度≥0.2cm,随着妊娠囊增大,形成特征性的双环征。妊娠囊显示时间,经腹超声检查一般在妊娠 5~6 周,经阴道超声检查一般在妊娠 4~5 周。

3. 原始心管搏动　妊娠 6~7 周妊娠囊无回声区内显示豆芽状高回声即为胎芽（图 10-1）;胎芽长度 0.4~0.5cm 时内可见有节律性的原始心管搏动,频率在 120~180 次 /min 之间。

4. 卵黄囊　呈圆形无回声,壁薄,位于妊娠囊内,胚胎或胎儿附近,于妊娠 5~10 周可见,最大直径不超过 0.56cm。孕 12 周时卵黄囊囊腔消失。

5. 胎盘　表现为妊娠囊壁局部呈半月形增厚,为均匀密集的细小点状回声,回声强度高于子宫肌层,于妊娠 8~9 周起超声显示。

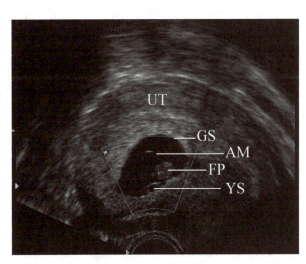

GS:妊娠囊;FP:胎芽;YS:卵黄囊;
AM:羊膜;UT:子宫。

图 10-1　胎芽、卵黄囊声像图

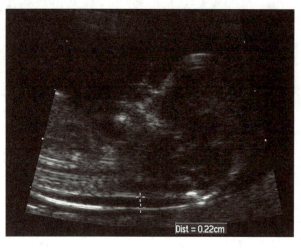

图 10-2 孕 12 周胎儿 NT 测量图

6. 胎动 妊娠 7 周时可见胎芽蠕动，8~9 周可见四肢活动。

7. 颈项透明层 为胎儿颈部皮下的无回声带，位于颈后皮肤高回声带与深部软组织高回声带之间（图 10-2）。

（四）扫查要点及注意事项

1. 做好检查前准备，仔细观察，宫内有无妊娠囊，妊娠囊的个数。确定妊娠囊后，观察妊娠囊形态、大小、位置、有无胎芽及胎芽数、有无原始心管搏动、卵黄囊。

2. 胎儿超声检查应遵循最小剂量原则，早孕应尽量减少检查次数、缩短检查时间。

3. 在标准的切面上进行妊娠囊、头臀长度、颈项透明层等的测量。

4. 鉴别真假妊娠囊。

二、中晚期妊娠超声检查

中期妊娠是指妊娠第 14 周至第 27 周末，晚期妊娠是指妊娠第 28 周开始及其以后的妊娠。

（一）检查前准备

中、晚期妊娠时不需充盈膀胱，但若需要观察宫颈情况时仍需适度充盈膀胱。

（二）体位及扫查技术

孕妇一般取仰卧位，必要时采取斜卧位或侧卧位，经腹壁超声检查。常选用凸阵式探头，探头频率 3~6MHz 进行扫查。预置条件选择产科胎儿。先全面扫查以确定胎位、胎儿数目、胎盘位置及子宫附件有无异常回声，然后按胎儿的头、脊柱、颈、胸、腹及四肢顺序做系列的纵、横、斜切面扫查。在各个标准切面上进行常规测量。注意观察羊水性状、胎盘位置及成熟度，测量羊水深度和胎盘厚度。最后观察胎心、胎动、胎儿吞咽等生理现象。应用彩色多普勒超声检查胎儿的血流动力学信息。中孕检查一般选择 20~24 孕周，该时段为胎儿畸形筛查的最佳时期。

（三）胎儿

1. 胎头 主要采用横切面，较常用的切面有丘脑水平横切面、侧脑室水平横切面、小脑横切面。丘脑水平横切面是测量胎儿双顶径及头围的标准切面，该切面显示颅骨呈椭圆形环状强回声，环状强回声内实质回声为脑组织，中央的脑中线结构呈断续的高回声，自前而后依次为大脑镰、透明隔腔（或透明隔）和第三脑室，大脑镰呈线状强回声，透明隔腔（或透明隔）呈近似长方形的小暗区，其壁为小等号样高回声，第三脑室呈裂隙状无回声,其后为视丘回声,第三脑室两侧的半圆形低回声区为丘脑(图10-3)。

2. 脊柱 纵切面上,胎儿脊柱呈两条排列整齐的串珠样强回声带,分别为椎体骨化中心和椎弓骨化中心,至尾椎尖部两者合拢并稍向背侧翘(图10-4),整个脊柱具有自然的生理弯曲。横切面上,脊椎的3个骨化中心形成3个强回声,呈∴形排列,前方较大者为椎体骨化中心回声,后方的两个较小者为椎弓骨化中心回声。

3. 胸部

(1)肋骨:沿肋骨纵切,可见半环状强回声;沿肋骨横切,可见小的类圆形强回声,后方出现声影,多条声影呈栅栏状。

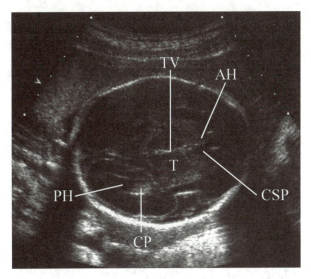

PH:侧脑室后角;TV:第三脑室;AH:侧脑室前角;CSP:透明隔腔;T:丘脑;CP:脉络丛。

图10-3 胎儿丘脑水平横切面声像图

(2)胎心:妊娠12周可见,心腔呈无回声,心壁和瓣膜呈高回声。房、室间隔位于心腔中部,左、右心基本对称(图10-5)。二尖瓣、三尖瓣规律启闭。正常胎儿心率120~160次/min。常用心脏切面有四腔心切面、左心室流出道切面、右心室流出道切面和三血管气管切面等。

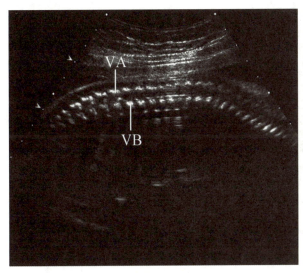

VA:椎弓;VB:椎体。

图10-4 胎儿脊柱纵切面声像图

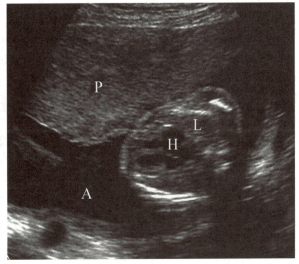

H:心;L:肺;P:胎盘;A:羊水。

图10-5 胎儿心、肺声像图

(3)胎肺:胎肺位于心脏两侧,由于胎肺不含气体,声像图呈均匀的中等回声。

4. 腹部 于胎儿右上腹显示肝,肝实质呈均匀细小中等点状回声。胎胃位于胎儿左上腹部,充盈时呈圆形或椭圆形无回声(图10-6)。肠管含液体时呈迂曲的管状无回声,其充盈部位和范围随时间变化而变化。妊娠15周于脊柱两旁可见胎儿肾脏,纵切形如蚕豆,横切呈椭圆形。膀胱充盈时可在胎儿盆腔内见囊状无回声。

5. 四肢　从上肢到下肢、从近端到远端依次扫查。胎儿长骨纵切面显示为带状强回声(图10-7),横切面呈圆形或弧形强回声,后方有声影。

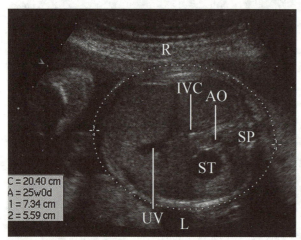

ST:胃泡;UV:脐静脉;SP:脊柱;IVC:下腔静脉;AO:腹主动脉;R:右侧;L:左侧。

图 10-6　胎儿肝、胃声像图

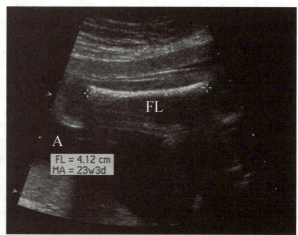

FL:股骨;A:羊水。

图 10-7　胎儿股骨纵切面声像图

(四)胎盘

1. 胎盘的位置　正常胎盘位于子宫体部的前壁、后壁、侧壁或宫底。胎盘从胎儿面到母体面依次为羊膜、绒毛膜、胎盘实质和基底层(蜕膜板)。晚期妊娠胎盘厚度一般在2~4cm,直径16~29cm。

2. 胎盘成熟度　正常胎盘呈半月形,其内部回声与胎盘成熟程度有关。根据胎盘绒毛膜、胎盘实质和基底膜的回声特点,将胎盘分为四级:0级、Ⅰ级、Ⅱ级和Ⅲ级。0~Ⅲ级胎盘的声像图特点见表10-1。

(五)羊水

1. 回声　羊水显示为无回声,至妊娠晚期内可见稀疏点状弱回声浮动,回声强度低于脐带回声。

2. 测值

(1)羊水最大深度:声束与水平面垂直,在不含有胎儿肢体和脐带的部位测量其深度,正常参考值为3~7cm。羊水深度≥8cm为羊水过多,≤2cm为羊水过少。

(2)羊水指数(amniotic fluid index, AFI):以脐为中心,将孕妇腹部分为4个象限,声束与水平面垂直,在不含有肢体和脐带的部位,测量每个象限区域内羊水无回声区的

表 10-1 胎盘成熟度分级

胎盘	0 级	Ⅰ级	Ⅱ级	Ⅲ级
绒毛膜	平直的细线状	轻微波浪状	出现切迹,深入胎盘实质,未达基底层	切迹深达基底层
胎盘实质	均匀分布细小点状回声	散在分布点状强回声	回声粗大、呈斑点状或短线状强回声,散在弧形或半环状高回声	不规则的半环或环状强回声伴声影,伴多个无回声区
基底膜	分辨不清	似无回声	断续线状排列的点状强回声	连续的粗带状强回声伴声影

最大深度,其总和即为羊水指数。正常参考值范围在 8~20cm,AFI>25cm 提示羊水过多,AFI<5cm 提示羊水过少。

（六）脐带

脐带在羊水内呈迂曲的绳索状结构,2 条脐动脉环绕 1 条脐静脉呈螺旋状走行,长度 30~70cm,直径 1~2cm。纵切时呈 3 条扭曲的管状无回声,横切时为 3 个近似圆形的无回声,呈品字形,较粗者为脐静脉,彩色血流可见红蓝相交的索带状回声。

（七）扫查要点及注意事项

1. 中晚孕时注意依次、全方位扫查,包括胎头、胎胸、胎腹、四肢、脊柱、胎盘、羊水和脐带,以防漏诊。

2. 观察分析与测量必须在标准切面上进行。

3. 仔细观察有无畸形、残缺等异常回声,必要时进行三维或四维超声检查。

4. 胎儿超声检查应遵循最小剂量原则。

5. 要与患者有良好的沟通,注重患者隐私。

三、胎儿发育与测量

（一）早期妊娠

1. 妊娠囊（GS） 测量妊娠囊三条径线的内径,计算妊娠囊平均内径。妊娠龄（d）=妊娠囊平均内径（mm）+30,为妊娠 7 周内简易估计孕龄方法,但准确性欠佳。

2. 头臀长度（CRL） 在胎体的最大正中矢状切面上,测量胎儿头顶至臀部外缘的距离。妊娠龄（周）=CRL（cm）+6.5。适宜测量时间为妊娠 6~12 周,此种方法判断孕龄较准确。

3. NT 的测量 在胎儿正中矢状切面（尽可能放大图像）测量,适宜时间妊娠 11~13^{+6} 周。正常值≤0.25cm。

(二)中晚孕

1. 双顶径与头围　胎头测量的标准平面为经丘脑横切面。

（1）双顶径：为常规检测项目，测量方法多采用测量胎头近侧颅骨外缘至远侧颅骨内缘间的距离。妊娠 12~28 周，应用双顶径估计孕周较准确。

（2）头围：用电子求积仪沿胎头颅骨外缘直接测出头围长度。

2. 胎儿股骨长　在股骨最大长轴切面上测量股骨两端间的距离。

3. 胎儿腹围　在同时显示胃泡与胎儿肝内门静脉 1/3 段的腹部横切面上，用电子求积仪沿胎腹皮肤外缘直接测出腹围长度。

第二节　异常妊娠超声检查

一、流　产

妊娠不足 28 周，胎儿体重不足 1 000g 而终止者为流产，发生在妊娠 12 周之前称早期流产。其主要症状是阴道流血和腹痛。

(一)声像图表现

1. 先兆流产　妊娠囊大小、位置、胎芽及胎心搏动可正常，有时在妊娠囊与宫壁之间见新月形无回声区，为出血所致（图 10-8）。

2. 难免流产　妊娠囊变形或塌陷，位置下移，有的移至子宫颈内口或宫颈管内，子宫颈管开放，胎心、胎动多消失（图 10-9），卵黄囊未显示，妊娠囊与宫壁之间可见无回声区。

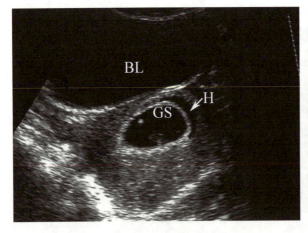

GS：妊娠囊；BL：膀胱；H：出血区。

图 10-8　先兆流产声像图

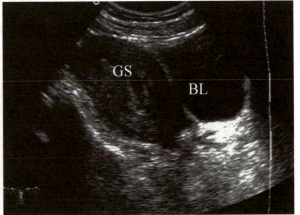

GS：妊娠囊；BL：膀胱。

图 10-9　难免流产声像图

3. 不全流产　子宫腔内残留不规则的斑块状或团块状不均匀的中低或中高回声,伴少量无回声(图 10-10),宫内无妊娠囊回声。

(二)扫查要点与注意事项

1. 仔细观察妊娠囊大小、形态、位置等。

2. 准确测量胎儿或胚胎或孕囊的大小,是否与停经时间相符。

3. 明确胎儿或胚胎是否有心管搏动。

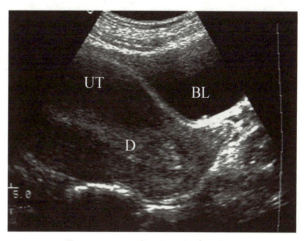

BL:膀胱;D:残留的胚胎组织;UT:子宫。

图 10-10　不全流产声像图

二、异位妊娠

受精卵在子宫体腔以外着床称为异位妊娠,又称宫外孕。包括输卵管妊娠、卵巢妊娠、腹腔妊娠和子宫颈妊娠等,以输卵管壶腹部妊娠最为常见。患者有停经史、突发腹痛和不规则阴道流血等。尿 hCG 为阳性。出血量较多时,可能导致休克。

(一)声像图表现

1. 子宫增大　子宫稍增大,子宫体腔内无妊娠囊回声,子宫内膜明显增厚。

2. 子宫旁或附件区肿块

(1)未破裂型:该型输卵管未破裂,附件区见一完整的厚壁无回声囊(图 10-11),一般在 2cm 左右,有时囊内可见胚胎及原始心管搏动。见到原始心管搏动即可确诊异位妊娠。

(2)破裂型:输卵管已破裂,附件区可见范围较大、形态不规则中低混合回声包块,边界模糊,内部回声杂乱,难辨妊娠囊结构。

3. CDFI　在囊周或肿块内常可见较丰富的低阻血流信号。

4. 盆、腹腔积液　直肠子宫陷凹、肠管间可见无回声区。

(二)扫查要点与注意事项

1. 扫查全面,除子宫体部外,还应检查子宫角、子宫颈及子宫两侧的附件区域。

2. 注意有时出现宫内宫外同时妊娠,也有双侧异位妊娠。

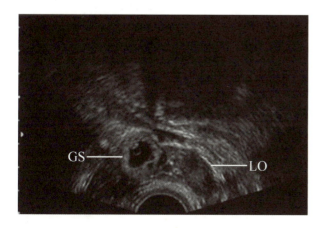

GS:孕囊;LO:左侧卵巢。

图 10-11　异位妊娠声像图

3. 认真辨别真假孕囊。

三、葡萄胎

胎盘绒毛滋养细胞增生,间质水肿变性、绒毛间质血管消失,形成大小不一的水疱,状如葡萄。可分为完全性葡萄胎和部分性葡萄胎。临床表现为停经,不规则阴道流血,子宫明显大于停经月份,孕妇妊娠反应重,呕吐剧烈,血清中 hCG 浓度明显增高等征象。

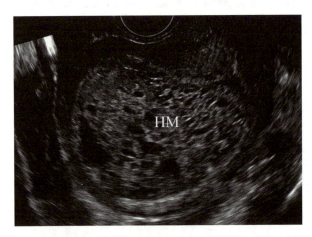

HM:葡萄胎大小不等椭圆形无回声呈蜂窝状。

图 10-12　葡萄胎声像图

(一)声像图表现

1. 子宫增大　子宫明显增大,大于正常妊娠月份,子宫肌壁回声正常。

2. 子宫腔内多个无回声　子宫腔充满多个大小不等的圆形、椭圆形无回声区,呈蜂窝状(图 10-12)。若囊状无回声较小,呈弥漫分布的点状回声,则表现为落雪样。

3. 完全性葡萄胎与部分性葡萄胎　完全性葡萄胎子宫腔内无胎儿及胎盘显示;部分性葡萄胎可见发育迟缓的胎儿,胎盘的一部分回声尚正常。

4. 卵巢黄素囊肿　表现为单侧或双侧附件区薄壁多房的囊性无回声。

5. CDFI　显示病变区内无明显血流信号。

(二)扫查要点与注意事项

1. 观察子宫大小及子宫肌层是否受累,宫腔内回声情况,有无恶变倾向。

2. 需结合临床、病史及化验室指标等。

四、前置胎盘

妊娠 28 周后胎盘部分或全部位于子宫下段,甚至胎盘下缘达到或覆盖子宫颈内口处称为前置胎盘。分为完全性(中央性)、部分性和边缘性前置胎盘三种类型。经产妇、多胎妊娠、多次流产刮宫者发病率较高。主要临床表现为妊娠晚期反复无痛性阴道流血。

(一)声像图表现

1. 完全性前置胎盘　宫颈内口完全被胎盘组织覆盖(图 10-13)。

2. 部分性前置胎盘 宫颈内口部分被胎盘组织覆盖,但未延伸至对侧宫壁,此型只在临产后宫颈口扩张后方能诊断。

3. 边缘性前置胎盘 胎盘下缘回声紧靠宫颈内口边缘,但未覆盖子宫颈内口。

(二)扫查要点与注意事项

1. 确定胎盘位置及胎盘下缘,判断胎盘下缘与宫颈内口的关系。

2. 膀胱需充盈适度,若充盈过度,将压迫子宫下段,造成"宫颈被拉长、胎盘下缘下移"的假象。

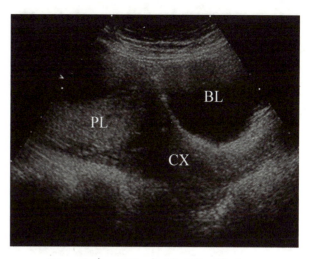

PL:胎盘;CX:宫颈;BL:膀胱。

图 10-13 完全性前置胎盘声像图

五、羊 水 异 常

正常妊娠的羊水量随着孕周的增加而增多,最后 2~4 周逐渐减少,妊娠足月时羊水量约为 1 000ml。妊娠晚期,羊水量超过 2 000ml 为羊水过多,羊水量少于 300ml 为羊水过少。

(一)声像图表现

1. 羊水过多 胎儿在羊水中自由漂浮、活动频繁且幅度大,羊水池最大深度≥8cm 或 AFI≥25cm。

2. 羊水过少 胎儿紧贴子宫壁,胎儿肢体明显聚拢,胎动减少,羊水池最大深度≤2cm 或 AFI≤5cm。

(二)扫查要点与注意事项

1. 准确测量羊水深度,测量区域需无肢体及脐带回声。

2. 探头需与母体腹壁垂直,尽量不要挤压腹壁。

3. 发现羊水过多或过少时注意观察胎儿有无合并畸形存在。

第三节　胎儿畸形超声检查

一、无 脑 儿

胎头缺少颅盖骨,伴大脑、小脑及覆盖颅盖骨的皮肤缺如,但面部骨、脑干、部分枕骨

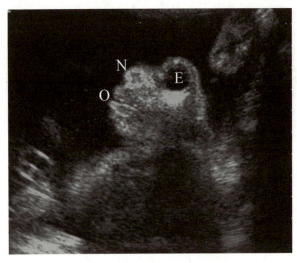

E:眼;N:鼻;O:口。

图 10-14 无脑儿声像图

和中脑常存在。眼眶浅,眼球突出。其常合并有脊柱裂、羊水过多等。产科检查触及不到胎头。

(一)声像图表现

1. 无颅盖骨回声　胎儿颅盖骨缺如,横切面无颅骨强回声环,纵切面在眼眶上方无颅盖骨强回声,仅见不规则的颅底骨声像(图 10-14)。

2. 无正常脑组织回声　在胎儿眼眶与枕部以上,仅见一瘤结状的不规则实质性团块回声。

3. 蛙眼征　胎儿眼眶水平横切面上可见两眼球突出,呈蛙眼状。

(二)扫查要点与注意事项

1. 在妊娠中晚期检查,多轴位、多切面观察。

2. 胎头朝下位于母体骨盆内,经腹超声观察困难,可用经阴道超声观察。

二、脑 膨 出

脑膨出是指颅骨缺损伴有脑膜及脑组织膨出。可分为:①脑膜膨出,膨出的囊内只含有脑脊液;②脑膜脑膨出,膨出的囊内含有脑脊液和脑组织。

(一)声像图表现

1. 胎儿颅骨缺损　胎头颅骨环状强回声连续性中断,常在枕骨处多见。

2. 缺损处膨出团块　颅骨缺损处见隆起的囊性或囊实性回声团块,前者为脑膜膨出(图 10-15),后者为脑膜脑膨出。

(二)扫查要点与注意事项

1. 颅骨环状强回声是否完整、有无连续性中断。

2. 注意突出物回声情况。

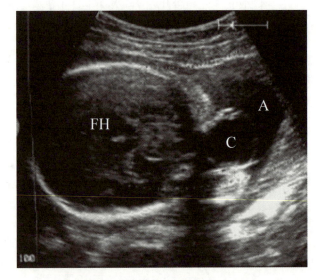

FH:胎头;C:囊性团块;A:羊水。

图 10-15 脑膜膨出声像图

三、脊 柱 裂

脊柱裂是指脊柱椎弓板的部分缺失,椎管闭合不全导致脊膜和 / 或脊髓经通过缺失处外露畸形。脊柱各段均可发生,但以腰骶部和颈部多见。其可分为脊髓脊膜膨出、脊膜膨出和隐性脊柱裂。

(一)声像图表现

1. 脊柱回声异常 ①纵切面:脊柱两条排列整齐的串珠样强回声带中的外带局部回声连续性中断呈单排强回声带(图 10-16),脊柱可见成角畸形。②横切面:患处椎体后方两个骨化中心点分离过大,呈浅 U 字或 V 字形排列,甚至缺损。③冠状切面:两条平行的串珠样强回声带在裂开处增宽,排列紊乱。

2. 局部软组织改变 隐性脊柱裂患处皮肤回声连续;开放性脊柱裂患处皮肤及其深部软组织回声连续性中断,脊膜膨出(或脊膜脊髓膨出)局部外侧可见囊袋状结构,其内为无回声(或软组织回声)。

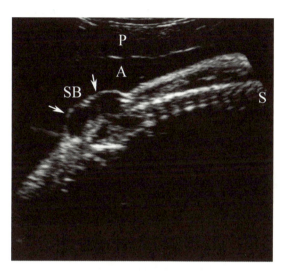

SB:脊柱;P:胎盘;A:羊水。

图 10-16 脊柱裂声像图

3. 脊柱裂的脑部特征 开放性脊柱裂因脑脊液循环压力改变,可出现颅脑的改变,如"香蕉小脑""柠檬头"等。

(二)扫查要点与注意事项

1. 观察脊柱要全面,不遗漏任一节段。
2. 注意观察脊柱背部皮肤及软组织的连续性。
3. 有无伴发其他畸形。

四、腹壁缺损内脏外翻

腹壁缺损内脏外翻是指脐旁腹壁全层缺损,腹内脏器经缺损处突出腹外,裸露于羊水中的先天畸形。突出的内容物多为肠管,偶有肝、胰、脾等脏器。

(一)声像图表现

1. 胎儿腹壁缺损 胎儿腹壁回声连续性中断,局部缺损,多位于脐根部右侧。
2. 内脏外翻 多为胎儿胃肠道等腹腔脏器自腹壁缺损处外翻至腹腔外,表面无膜状物覆盖,肠管漂浮在羊水中(图 10-17)。

3. 腹围改变　测量腹围小于孕周。

（二）扫查要点与注意事项

1. 仔细观察腹壁是否完整，缺口大小，外翻脏器类型。

2. 应与脐疝、脐膨出相鉴别，注意突出物表面有无膜状物覆盖。

3. 注意有无其他畸形。

五、单　心　室

单心室是室间隔未发育，一个较大的主心室腔接受来自心房的血液。主要特征是左、右心房通过两组房室瓣与一个心室相连，或一侧房室瓣的全部与另一侧房室瓣的大部分共同与一个心室相连。

（一）超声心动图表现

1. 单心室　四腔心切面显示十字交叉失常，无室间隔回声，仅见一个心室（图10-18）。

2. CDFI　显示心房内血流经房室瓣流向一个共同的心室腔内。

（二）扫查要点与注意事项

1. 明确胎儿心房与心室。

2. 多轴位、多切面观察。

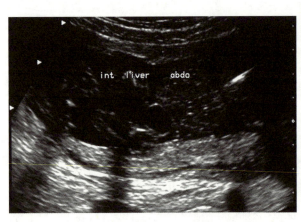

abdo：胎儿腹部；liver：肝；
int：小肠。

图10-17　腹裂声像图

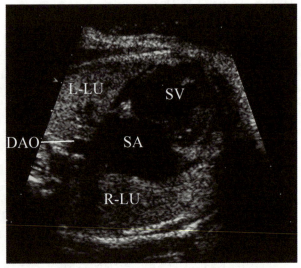

SA：单一心房；SV：单一心室；L-LU：左肺；
R-LU：右肺；DAO：降主动脉。

图10-18　单心室声像图

六、致死性骨发育不良

骨发育不良的分类方式较多,表现形式多样,大体上分为致死性骨发育不良和非致死性骨发育不良。致死性骨发育不良包括致死性侏儒、软骨不发育和成骨发育不全Ⅱ型。

(一)声像图表现

1. 四肢改变　四肢严重短小、弯曲畸形(图 10-19),FL/AC 比值 <0.16。

2. 胸部改变　严重胸部发育不良,肋骨短小、胸腔狭小、胸围减小,常导致肺发育不良和胎儿死亡。

3. 腹部改变　腹部膨隆、腹围增大,胸腹移行处有明显角度。

4. 其他　致死性侏儒可见"三叶草"头颅;软骨不发育出现骨化差,椎体横切时呈∵状的椎体骨化中心不能显示;成骨发育不全Ⅱ型可见颅骨较薄,回声减低,长骨、肋骨多发骨折等。

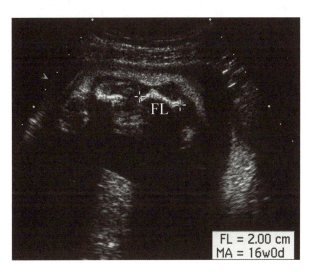

FL:股骨。

图 10-19　致死性侏儒声像图

(二)扫查要点与注意事项

1. 观察四肢长骨、椎骨、颅骨、胸部、腹部,常规测量股骨长度、胸围和腹围。

2. 观察骨骼骨化情况。

3. 有无肢体短小、畸形、长骨不规则、肋骨骨折。

4. 有无"三叶草"头颅及骨化中心不能显示等。

 知识拓展

产前超声筛查

产前超声筛查包括Ⅰ级产科超声检查、Ⅱ级产科超声检查及Ⅲ级产科超声检查。

Ⅰ级产科超声检查:对胎儿大小、胎位、胎盘等进行筛查,不对胎儿结构畸形进行筛查。

Ⅱ级产科超声检查:对胎儿大小以及六种致死性畸形进行筛查,包括无脑儿、严重脑膨出、严重开放性脊柱裂、严重胸腹壁缺损内脏外翻、单腔心、致死性软骨发育不良。

Ⅲ级产科超声检查:对胎儿主要解剖结构进行系统观察以及对严重结构畸形进行系统筛查,包括严重颅脑畸形(无脑儿、重度脑积水、水脑症、严重脑膨出、无叶型前脑无裂畸形)、严重淋巴水囊瘤、单腔心、严重胸腹壁缺失内脏外翻、严重脐膨出、直径超过5cm

畸胎瘤、致死性软骨发育不良、严重开放性脊柱裂及股骨、胫骨、腓骨、肱骨、尺骨、桡骨的严重缺失。

> **本章小结**　　超声检查是产科影像学检查的首选。从妊娠第45天起至分娩前,通过超声检查可了解胚胎或胎儿及其附属物的状况。本章中重点介绍了早、中、晚期妊娠的检查方法及正常声像图。早期妊娠检查要适度充盈膀胱,声像图显示子宫增大、妊娠囊、胎芽及原始心管搏动、卵黄囊、胎盘、羊膜囊、颈项透明层(NT)等。中、晚期妊娠的声像图显示胎头、胎胸、胎心、胎腹、脊柱、四肢、胎盘、脐带和羊水等。最后简单介绍临床上常见的异常产科和致死性胎儿畸形。

(韦中国)

 思考与练习

一、名称解释

1. 羊水指数
2. 异位妊娠
3. 颈项透明层

二、填空题

1. 六种严重的胎儿致死性畸形分别是＿＿＿＿＿＿、＿＿＿＿＿＿、＿＿＿＿＿＿、＿＿＿＿＿＿、＿＿＿＿＿＿、＿＿＿＿＿＿。

2. 前置胎盘分三个类型,分别是＿＿＿＿＿＿、＿＿＿＿＿＿、＿＿＿＿＿＿。

3. 流产分四个类型,分别是＿＿＿＿＿＿、＿＿＿＿＿＿、＿＿＿＿＿＿、＿＿＿＿＿＿。

三、简答题

1. 早期妊娠声像图特征是什么?
2. 中晚期妊娠声像图表现是什么?
3. 流产的声像图表现是什么?
4. 无脑儿的声像图表现是什么?

四、案例分析题

患者女性,29岁。既往月经规律,停经8周左右行超声检查,显示宫腔内妊娠囊,并见胎芽及原始心管搏动。现停经81d,下腹部偶有腹痛,不规则阴道流血4d。

请问:

1. 该患者产科超声检查应选择何种扫查体位? 必须扫查哪些常规切面?
2. 超声扫查时注意事项有哪些? 在检查过程中,如何做到关爱患者?
3. 分析所获得的超声图像并做出初步诊断。

第十一章 | 心脏超声检查

11章 数字资源

学习目标

1. 具有高度责任心,能与患者进行良好的交流,对心脏超声检查技术具有严谨的学习态度和科学认知分析能力。
2. 掌握心脏超声扫查方法和正常超声心动图表现。
3. 熟悉心脏超声检查体位、检查前准备、扫查要点、注意事项和常见病超声诊断。
4. 了解心脏常见病临床概要与解剖概要。
5. 学会心脏超声扫查方法并能与诊断医生配合,结合临床对心脏常见疾病做出诊断。

案例导入

患者女性,26 岁,活动后心慌、呼吸困难 1 年,加重 1 个月,休息后缓解。检查:体温 36.9℃,脉搏 100 次 /min,呼吸 26 次 /min,血压 95/60mmHg。口唇无发绀,心率 100 次 /min,胸骨左缘第二肋间闻及 4/6 级收缩期杂音。需心脏超声检查。

请问:

1. 该患者应选择何种扫查体位及扫查顺序? 该患者必须扫查哪些常规切面?
2. 超声扫查时注意事项有哪些?

第一节　心脏解剖概要

一、心脏的位置与外形

　　心脏位于中纵隔内,在胸骨和第2~6肋软骨的后方,约2/3位于人体正中线的左侧。心脏前方大部分被肺和胸膜遮掩,胸骨左缘3~5肋间无肺遮挡,是超声检查心脏良好的透声窗。

　　心脏的外形似倒置的圆锥形,心底朝向右后上方,主要由左心房和右心房后壁构成;心尖朝向左前下方,主要由左心室构成。心脏的长轴与人体正中线约成45°角。

二、心脏的结构

　　1. 房间隔和室间隔　房间隔分隔左、右心房(图11-1),房间隔包括卵圆窝和外层的马蹄形肌性边缘,卵圆窝为胎儿时期卵圆孔闭锁后的遗迹,是房间隔缺损的好发部位。室间隔分隔左、右心室,分为肌部和膜部。膜部为室间隔上部呈卵圆形或圆形的膜状部分,是室间隔缺损的多发部位;肌部为室间隔除膜部以外的部分,由心肌构成。

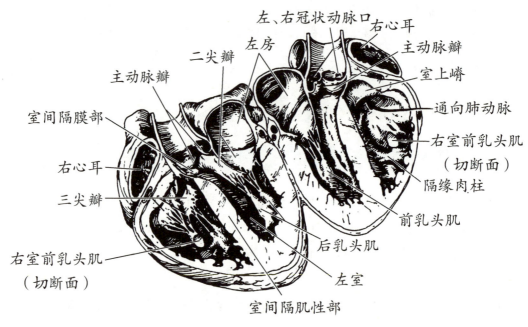

图 11-1　心脏解剖示意图

　　2. 右心房　位于心脏的右后上方,右心房向前突出的部分为右心耳,其外侧壁内面有梳状肌,血液在此处易形成血栓。由于右心耳位于胸骨的后方,经胸壁超声心动图难以显示。右心房后部有上腔静脉口、下腔静脉口和冠状窦口。

　　3. 右心室　位于右心房的左前下方,右心室的入口是右心房室口,出口是肺动脉瓣口。右心房室口有三尖瓣复合装置,包括三尖瓣环、瓣叶(前瓣、后瓣和隔瓣)、腱索及乳头肌;其中任何一个结构功能失调,都能造成血流动力学改变。肺动脉瓣口处有3个肺动脉瓣,由左瓣、右瓣与前瓣3个半月瓣组成。室上嵴位于右心房室口与肺动脉瓣口之间,它是跨越右心室前外侧壁与室间隔上部之间弓形的粗大肌束,右心室腔以室上嵴为界分为流入道和流出道两部分。右心室壁薄,平均3~5mm。

4. 左心房　位于右心房的左后方,左心房向前突出部为左心耳,此处易形成血栓。左心房后面两侧各有两个肺静脉开口,左心房前下方有左房室口与左心室相通。

5. 左心室　位于右心室的左后侧和左心房的左前下方。左心室入口即左房室口,出口为主动脉瓣口。左房室口有二尖瓣复合装置,包括二尖瓣环、瓣叶(前叶和后叶)、腱索及乳头肌。主动脉瓣口处有3个主动脉瓣,位于右前方者为右冠状动脉瓣,位于右后方为无冠状动脉瓣,位于左前者为左冠状动脉瓣。室壁较厚,约10mm,为右心室壁的2~3倍。

第二节　心脏超声检查技术与正常超声心动图

一、检查前准备

(一)受检者准备
受检者一般无需特殊准备。婴幼儿、儿童不配合者,可适当给予镇静药或熟睡后检查。

(二)扫查准备
1. 医患沟通　说明检查基本流程,减轻受检者的恐惧心理,取得受检者配合。
2. 录入信息　包括受检者 ID 号、门诊(住院)号、姓名、性别、年龄和检查部位等。
3. 超声仪功能参数调节　根据检查部位和受检者具体情况,选择适宜的参数。
(1)探头选择:选用相控阵探头,频率为 2~4MHz,儿童多选 3.5~5MHz。
(2)预置条件:选择心脏预置条件。
(3)总增益调节:总增益以使血液的回声强度显示呈无回声,能清楚显示心脏结构为宜。
(4)深度增益调节:深度增益补偿采取近场抑制、远场补偿的方式,远场补偿不宜过大,以免影响远场结构的显示和观察。
(5)焦点选择:选用 2 个或 3 个聚焦点,以获得高分辨力声像图,调节焦点的聚焦位置和聚焦数量,将重点观察部位放在聚焦区之内。
(6)动态范围:动态范围调节适当,以使病变显示清晰,边界明显。
(7)彩色增益调节:打开彩色多普勒,调节增益及速度,增益一般在 60%~70%,速度通常高于 60cm/s,以出现较纯的红、蓝色彩且彩色信号不溢出心腔外为准。

(三)检查体位
一般采取仰卧位、右前斜位或左侧卧位。如需经胸骨上窝检查时,可适当垫高受检者肩部,头部向左或右稍偏转。如需剑突下检查时,受检者应屈膝放松腹壁。

(四)扫查部位

常规心脏超声检查有胸骨左缘、心尖部、剑突下和胸骨上窝四个扫查部位,其中胸骨左缘和心尖部是最常用的扫查部位。

二、二维超声心动图

二维超声心动图又称切面超声心动图,能直观、实时地显示心脏各结构的空间位置、连续关系及动态变化等。通常扫查心脏的矢状(长轴)切面、横(短轴)切面和冠状切面(图11-2)。声像图上心腔呈无回声,心壁和间隔呈中等回声,瓣膜呈光滑柔软的线样高回声。二维超声心动图是其他超声心动图检查的基础。

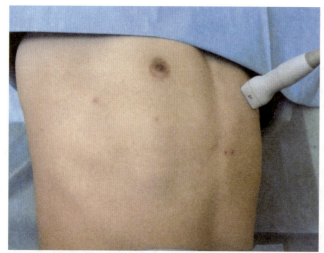
A. 矢状切面

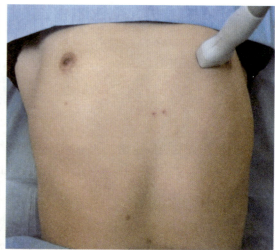
B. 横切面

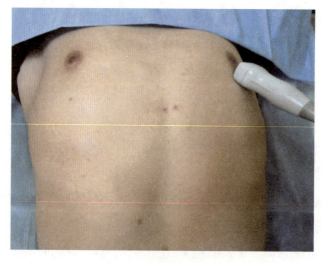
C. 冠状切面

图 11-2　心脏超声扫查示意图

（一）胸骨旁左心室长轴切面扫查

1. 扫查方法　探头置于胸骨左缘第3、4肋间，扫查平面与右胸锁关节至左乳头连线相平行，与心脏长轴一致，声束方向指向身体后方，将心脏分成左右两部分。

2. 标准切面超声心动图表现　声像图上心尖位于左侧，心底位于右侧，自上而下依次为右心室前壁、右心室腔、室间隔、左心室腔、左心室下侧壁。靠近心底侧自上而下依次是主动脉根部和左心房。可见二尖瓣和主动脉的启闭运动。该切面是心脏测量的标准切面之一（图11-3）。

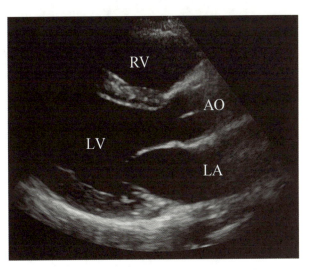

RV: 右心室；LV: 左心室；AO: 主动脉；
LA: 左心房。

图 11-3　胸骨旁左心室长轴切面图

3. 胸骨旁左心室长轴切面主要作用

（1）观察主动脉根部形态、内径、血流，判断主动脉有无扩张、狭窄、内膜漂浮等。

（2）评价主动脉瓣的形态、运动、开闭等。

（3）观察左心房大小、形态、有无血栓及占位病变。

（4）观察右心室大小、形态。

（5）观察室间隔与主动脉前壁是否连续。

（6）查看室间隔与左心室下侧壁的厚度及室壁运动，测量左心室大小，判断左心室收缩功能。

（7）观察有无心包积液。

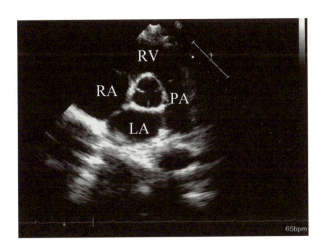

LA: 左心房；RA: 右心房；RV: 右心室；
PA: 肺动脉。

图 11-4　胸骨旁心底短轴切面图

（二）胸骨旁心底短轴切面扫查

1. 扫查方法　在胸骨旁左心室长轴切面基础上，将探头顺时针旋转90°，然后向上移至胸骨左缘2、3肋间，扫查平面与左心室长轴切面相垂直，大致上和左肩与右肋弓的连线平行，将心脏分成上下两部分。

2. 标准切面超声心动图表现　声像图中部的圆形无回声为主动脉根部，内有三个半月形主动脉瓣。主动脉根部的后方为左心房和房间隔，其左后方为右心房，左侧为三尖瓣，其前方为右心室，其右侧为肺动脉瓣、主肺动脉和降主动脉（图11-4）。

3. 胸骨旁心底短轴切面主要作用

（1）观察主动脉瓣形态、瓣叶数目、活动度。

（2）观察有无膜周部及干下型室间隔缺损。

（3）显示左心房大小、形态、有无血栓及占位病变。

（4）观察有无房间隔缺损以及缺损的部位、大小、分流情况。

（5）查看右心房、右心室及右心室流出道有无异常结构，观察三尖瓣位置、形态、开闭等情况。

（6）观察肺动脉瓣形态、开闭等情况。

（7）观察主动脉、降主动脉与肺动脉的位置关系。

（三）胸骨旁左心室短轴切面扫查

1. 扫查方法　在胸骨旁心底短轴切面基础上，将探头向左下滑行至胸骨左缘 3、4 肋间，扫查方向与胸骨旁心底短轴切面相似，使声束通过二尖瓣前后叶瓣尖部，此为二尖瓣水平短轴切面。探头位置不变，但向左下方倾斜，则显示乳头肌水平短轴切面。探头继续向左下方倾斜或置于胸壁扪及心尖冲动处，显示心尖水平短轴切面。

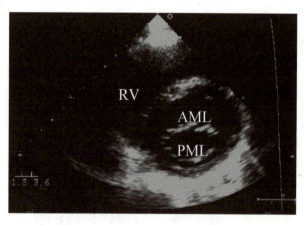

RV：右心室；AML：二尖瓣前叶；
PML：二尖瓣后叶。

图 11-5　二尖瓣水平短轴切面图

2. 标准切面超声心动图表现　右心室显示于声像图的左上方，呈半月形，左心室呈圆形显示于右心室声像图的右下方。二尖瓣水平短轴切面重点显示左心室基底段、右心室、室间隔、二尖瓣前后叶，二尖瓣位于左心室内的中部略偏后，呈断续的线状高回声（图 11-5）。乳头肌水平短轴切面主要显示左心室中段、右心室、室间隔、左心室乳头肌（图 11-6）。心尖水平短轴切面主要显示左心室心尖段的室壁（图 11-7）。

3. 胸骨旁左心室短轴切面主要作用

（1）观察二尖瓣前、后瓣叶的形态及活动，测量二尖瓣口面积。

（2）评价左心室室壁厚度、室壁增厚率和室壁运动。

（3）观察有无肌部室间隔缺损。

（4）观察右心室大小、形态，判断有无右心室压力及肺动脉压增高。

（四）心尖四腔及心尖五腔切面扫查

1. 扫查方法　探头置于心尖冲动最显著处，声束方向向右上倾斜，指向右侧胸锁关节，扫查平面与人体冠状面近似平行，将心脏分成前后两部分，显示心尖四腔切面。在心尖四腔切面基础上，将探头稍向前倾斜，使四心腔之间又出现升主动脉，即心尖五腔切面。

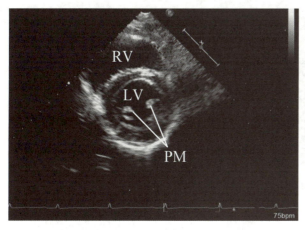
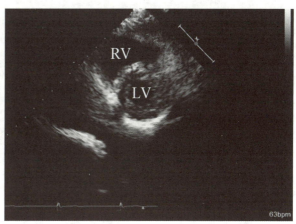

RV：右心室；LV：左心室；PM：乳头肌。　　　　RV：右心室；LV：左心室。

图 11-6　乳头肌水平短轴切面图　　　　图 11-7　心尖水平短轴切面图

2. 标准切面超声心动图表现　声像图上心尖位上方，心底位于下方。声像图左侧上方为右心室，下方为右心房，二者之间显示三尖瓣。声像图右侧上方为左心室，下方为左心房，二者之间显示二尖瓣。室间隔、房间隔位于中部。心尖四腔切面主要显示左心房、左心室、右心房、右心室四个心腔以及房间隔、室间隔、二尖瓣、三尖瓣和肺静脉等结构（图 11-8）。心尖五腔切面重点显示主动脉根部、主动脉瓣及左心室流出道（图 11-9）。

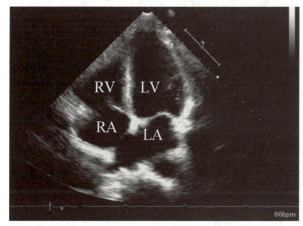
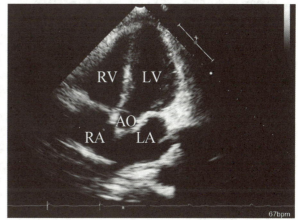

RV：右心室；LV：左心室；RA：右心房；　　　RV：右心室；LV：左心室；RA：右心房；
LA：左心房。　　　　　　　　　　　　　　LA：左心房；AO：主动脉。

图 11-8　心尖四腔切面图　　　　　图 11-9　心尖五腔切面图

3. 心尖四腔及心尖五腔切面主要作用

（1）观察四个心腔的大小、形态、结构的完整性和有无异常回声。

（2）查看房间隔、室间隔的连续性，判断有无房间隔、室间隔缺损。

（3）评价二尖瓣、三尖瓣及主动脉瓣的附着位置、形态、结构、开闭及血流情况。

（4）观察左心室、右心室的室壁运动情况。

（5）显示肺静脉、下腔静脉的回流情况。

（五）心尖二腔切面扫查

1. 扫查方法　探头位置在心尖四腔心切面基础上,逆时针转动90°,使声束平面与室间隔平行,不经过室间隔,方向指向心底。

2. 标准切面超声心动图表现　声像图上心尖位于左上方,心底位于右下方。自左上向右下依次为心尖部、左心室腔、二尖瓣和左心房。此切面重点显示左心房、二尖瓣和左心室前壁、下壁(图11-10)。

3. 心尖二腔切面主要作用

（1）观察左心房、左心室的大小、形态,评价二尖瓣形态、结构、开闭及血流情况。

（2）评价左心室前壁和下壁室壁厚度、室壁增厚率和室壁运动。

（六）剑突下四腔切面扫查

1. 扫查方法　受检者仰卧检查,探头放置于剑突下,声束向上倾斜,指向左肩,扫查平面与人体冠状面近似平行,将心脏分成前后两部分。

2. 标准切面超声心动图表现　声像图上心尖位于右侧,心底位于左侧,自上而下依次为右心室侧壁、右心室腔、室间隔、左心室腔、左心室侧壁。此切面主要显示房间隔、室间隔、四个心腔、二尖瓣、三尖瓣(图11-11)。

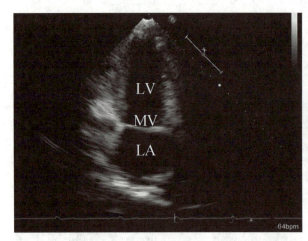

LV：左心室；MV：二尖瓣；LA：左心房。

图11-10　心尖二腔切面图

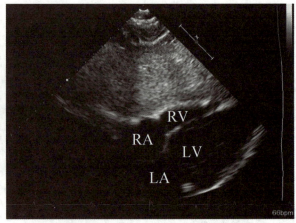

RV：右心室；LV：左心室；RA：右心房；
LA：左心房。

图11-11　剑突下四腔切面图

3. 剑突下四腔切面主要作用

（1）该切面适用于婴幼儿及体形消瘦的成人患者。

（2）此切面声束与房室间隔近似垂直,不易发生回声失落,是观察房间隔缺损的最佳切面。

三、M 型超声心动图

M 型超声心动图主要适用于观察心脏瓣膜、心室壁随时间的活动变化情况。

在胸骨旁左心室长轴切面上,移动 M 型超声取样线依次经过心尖部、腱索部、二尖瓣尖部和心底部,分别显示心尖波群(1 区)、心室波群(2a 区)、二尖瓣前后叶波群(2b 区)和心底波群(4 区)(图 11-12)。

(一)心室波群(2a 区)

由前至后,分别为胸壁、右心室前壁、室间隔、左心室腔(及其腱索)与左心室下侧壁。此区是测量左心室前后径、室间隔及左心室下侧壁厚度和运动幅度的标准扫查区。由于左心室腔大小与室壁厚度等均在此测量,故称为心室波群(图 11-13)。

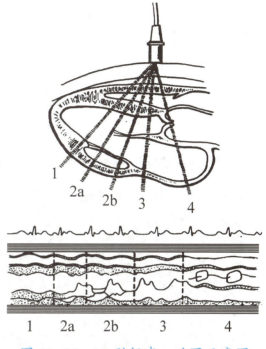

图 11-12　M 型超声心动图示意图

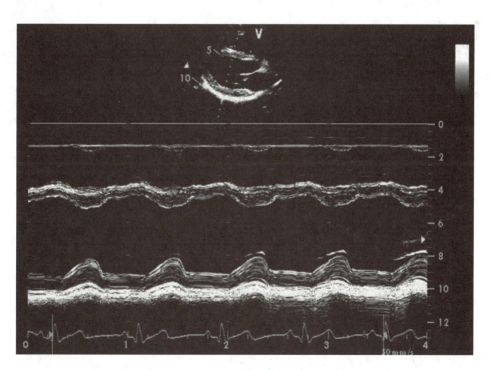

图 11-13　M 型超声心室波群图

（二）二尖瓣波群（2b区）

其显示情况与2a区相似，只是在左心室腔内显示二尖瓣前后叶曲线。（图11-14）。

1. 二尖瓣前叶曲线　二尖瓣前叶曲线呈双峰M样。第一峰为E峰，代表舒张早期二尖瓣前叶最大开放点；第二峰为A峰，代表舒张期左心房收缩引起二尖瓣前叶再开放。正常人E峰高于A峰。EF表示由于左心室的快速充盈，心室壁迅速舒张向后移，形成二尖瓣快速下降的曲线。CD段代表二尖瓣关闭期（左心室收缩期）。

2. 二尖瓣后叶曲线　二尖瓣后叶曲线呈W样，与前叶方向相反，且幅度较小。收缩期前后叶合拢，形成共同的CD段，舒张期两叶分离，运动方向相反。

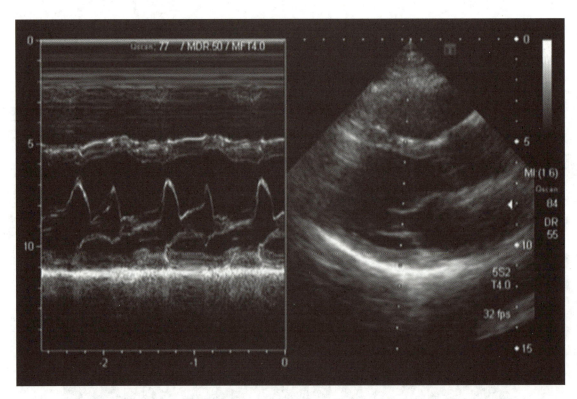

图11-14　M型超声二尖瓣波群图

（三）心底波群（4区）

所显示的解剖结构由前至后依次为右心室前壁、右心室流出道、主动脉根部及左心房。

1. 主动脉根部曲线　呈两条明亮且前后同步活动的曲线，上线代表主动脉根部前壁，下线代表主动脉根部后壁（左心房前壁）。两条曲线收缩期向前，舒张期向后。

2. 主动脉瓣曲线　收缩期主动脉瓣曲线两线分开，分别靠近主动脉根部前后壁，形似六边形盒样；上方曲线代表右冠状动脉瓣，下方曲线代表无冠状动脉瓣。舒张期则迅速闭合成一条线（图11-15）。

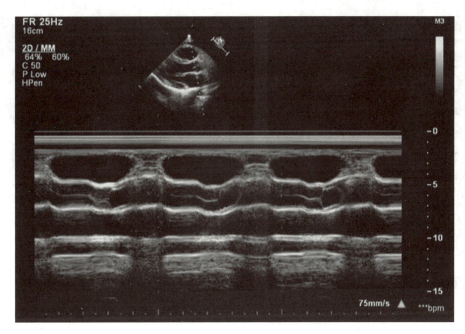

图 11-15　M 型超声心底波群图

四、多普勒超声心动图

（一）二尖瓣、三尖瓣彩色多普勒与频谱多普勒图像

1. 二尖瓣、三尖瓣彩色多普勒血流图像　彩色多普勒在心尖四腔切面上检查时,舒张期呈红色血流自左、右心房分别经二尖瓣、三尖瓣口流向左、右心室。

（1）二尖瓣彩色多普勒血流图像:舒张期二尖瓣开放后,见一宽阔明亮的红色带状血流,自左心房经二尖瓣口进入左心室。中心区色彩鲜亮,边缘部红色暗淡（图 11-16）。

（2）三尖瓣彩色多普勒血流图像:三尖瓣口出现与二尖瓣口相似的有规律的血流色彩变化。舒张期见一红色带状血流由右心房经三尖瓣口进入右心室（图 11-17）。

2. 二尖瓣、三尖瓣频谱多普勒图像

（1）二尖瓣频谱多普勒图像:在心尖四腔切面上,将多普勒频谱取样线调整经过二尖瓣,取样门放在靠近二尖瓣瓣尖的左心室侧,注意避开瓣叶运动、左心室流出道等运动界面的干扰。

二尖瓣舒张期血流频谱为正向双峰窄带空心波型（图 11-18）,位于基线之上,分 E 峰和 A 峰,E 峰、A 峰均呈三角形。E 峰较高,为舒张早期血流快速充盈所致;A 峰较低,为舒张末期心房收缩,血流再度加速所致。成人最大流速平均为 0.9m/s（0.6~1.3m/s）,儿童为 1m/s（0.8~1.3m/s）。

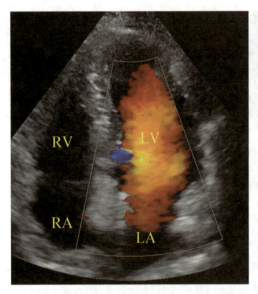 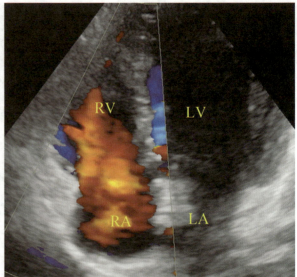

RV:右心室;LV:左心室;　　　RV:右心室;LV:左心室;RA:右心房;
RA:右心房;LA:左心房。　　　　　　　　LA:左心房。

图 11-16　二尖瓣彩色多普勒血流图　　图 11-17　三尖瓣彩色多普勒血流图

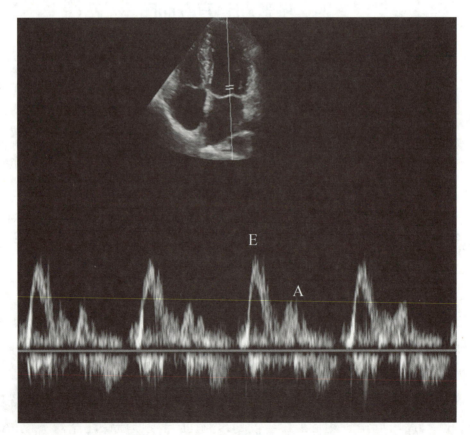

图 11-18　二尖瓣多普勒频谱图

（2）三尖瓣频谱多普勒图像：在心尖四腔切面上，将多普勒频谱取样线调整经过三尖瓣，取样门放在靠近三尖瓣瓣尖的右心室侧。频谱形态及方向与二尖瓣口血流频谱相似，频谱随呼吸变化明显，为舒张期正向双峰窄带空心频谱，E峰 >A峰（图11-19）。因血流速度低于二尖瓣口，故频谱幅度较二尖瓣口血流频谱低。成人最大流速平均为0.5m/s（0.3~0.7m/s），儿童为0.6m/s（0.5~0.8m/s）。

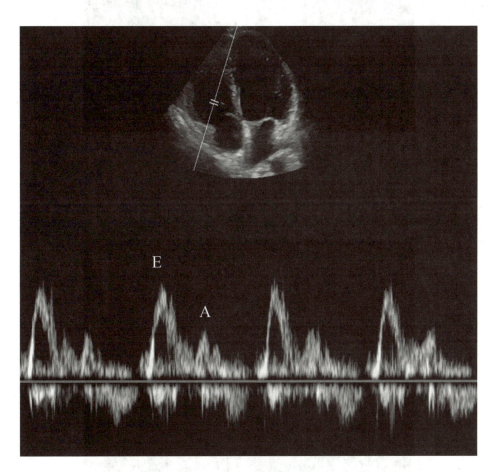

图11-19　三尖瓣多普勒频谱图

（二）主动脉瓣、肺动脉瓣彩色多普勒与频谱多普勒图像

1. 主动脉瓣、肺动脉瓣彩色多普勒血流图像

（1）主动脉瓣彩色多普勒血流图像：在心尖五腔切面观察主动脉瓣彩色多普勒血流成像。收缩期见一宽大的带状蓝色血流自左心室流出道经主动脉瓣口流向主动脉。中心区色彩鲜亮，近主动脉壁处色彩逐渐变暗（图11-20）。

（2）肺动脉瓣彩色多普勒血流图像：在胸骨旁心底短轴切面观察肺动脉瓣彩色多普勒血流成像。在收缩期，可见一宽阔的带状蓝色血流自右心室流出道经肺动脉瓣口流向肺动脉（图11-21）。带状血流中心区色彩鲜亮，周边较暗。

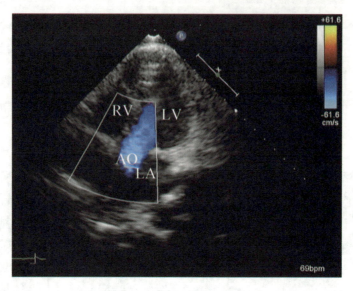

RV:右心室;LV:左心室;LA:左心房;
AO:主动脉。

图 11-20　主动脉瓣彩色多普勒血流图

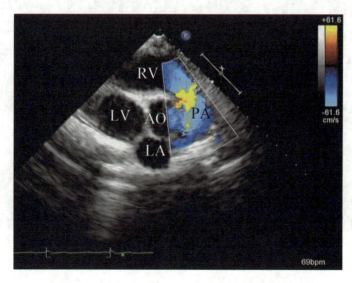

LA:左心房;LV:左心室;RV:右心室;
PA:肺动脉;AO:主动脉。

图 11-21　肺动脉瓣彩色多普勒血流图

2. 主动脉瓣、肺动脉瓣频谱多普勒图像

（1）主动脉瓣频谱多普勒图像:在心尖五腔切面上,将多普勒频谱取样线调整经过主动脉瓣,取样门放在靠近主动脉瓣的主动脉内。在收缩期可见一窄带空心三角形单峰频谱(图 11-22)。加速肢窄而陡峭,减速肢宽而圆钝,为负向频移,位于基线以下。成人最大流速平均为 1.3m/s(1~1.7m/s),儿童为 1.5m/s(1.2~1.8m/s)。

（2）肺动脉瓣频谱多普勒图像:在心底短轴切面上,将多普勒频谱取样线调整经过肺动脉瓣,取样门放在靠近肺动脉瓣的主肺动脉内。收缩期可见一窄带空心三角形频谱,为负向频移,位于基线以下(图11-23)。形态与主动脉瓣口血流频谱相似,但较圆钝。成人最大流速平均为0.75m/s(0.6~0.9m/s),儿童为0.7m/s(0.5~1m/s)。

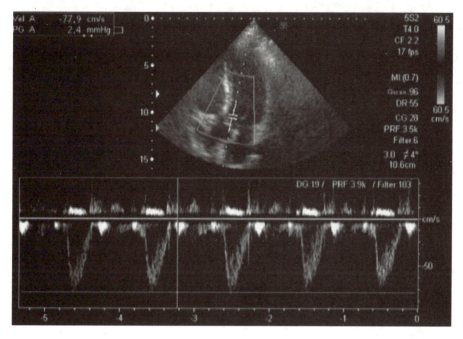

图 11-22 主动脉瓣多普勒频谱图

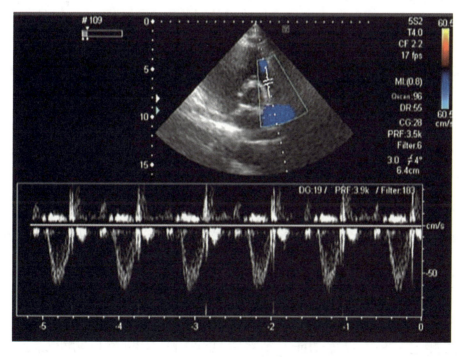

图 11-23 肺动脉瓣多普勒频谱图

五、超声测值与心功能测定

（一）成人心脏超声测量正常参考值

1. M型超声测值 在4区和2b区测量心脏及大血管的腔径、厚度等指标,其正常参考值见表11-1。

表11-1 正常成人心脏及大血管腔径、心壁厚度超声测量参考值

测量指标	参考范围/mm	测量区
主动脉根部内径	<35	心底波群
左心房内径	<35	心底波群
室间隔舒张末厚度	7~11	心室波群
左心室下侧壁舒张末厚度	7~11	心室波群
左心室舒张末内径	<55	心室波群
左心室收缩末内径	<37	心室波群
右心室前壁厚度	3~5	二尖瓣波群（2b）
右心室内径	<22	二尖瓣波群（2b）

2. 二维超声测定 部分受检者可在二维下测量上述数据,其正常参考值范围同M超测值近似。

（二）左心室收缩功能测定

1. M型超声测定 常规在M型超声心动图心室波群（2a区）测定。显示室间隔及左心室后壁的连续曲线,通过描记收缩末期及舒张末期的室壁厚度及左心室内径,由仪器自动计算左心室舒张末期容积、收缩末期容积、每搏输出量,并显示射血分数及左心室短轴缩短率,根据这些指标判断左心室收缩功能（图11-24）。

2. 二维超声测定 目前二维超声心动图通常采用辛普森（Simpson）法或改良辛普森法测定左心室收缩功能。辛普森法采用心尖四腔心切面及心尖两腔心切面。描记左心室舒张末期及收缩末期的内膜,测量左心室的长径和短径,由仪器自动计算左心室舒张末期容积、收缩末期容积、每搏量及心排血量,并显示射血分数,从而判断左心室收缩功能。其优点是对节段性室壁运动异常的患者心功能测值误差小（图11-25）。

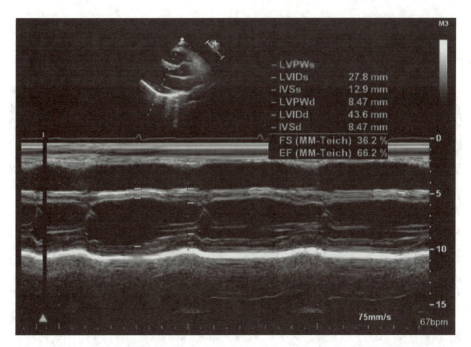

图 11-24 M 型超声测定左心室收缩功能

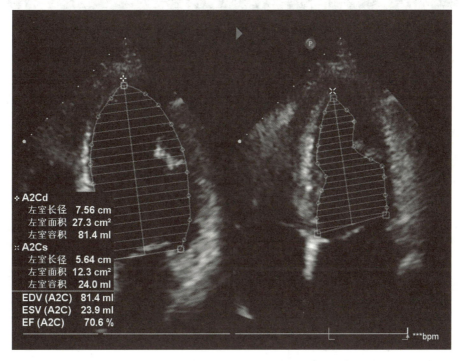

图 11-25 辛普森法测定左心室收缩功能

（三）左心室舒张功能测定

1. 二尖瓣血流频谱 在心尖四腔心切面上观察二尖瓣脉冲多普勒频谱图像，取样门置于左心室腔内二尖瓣瓣尖部附近，正常人舒张早期峰值流速（E）>舒张晚期峰值流速（A），E/A>1。

2. 二尖瓣环组织多普勒 在心尖四腔心切面上观察二尖瓣环组织多普勒频谱图像，

取样门置于二尖瓣前叶瓣环,正常人舒张早期峰值流速(E')>舒张晚期峰值流速(A'),E'/A'>1(图11-26)。

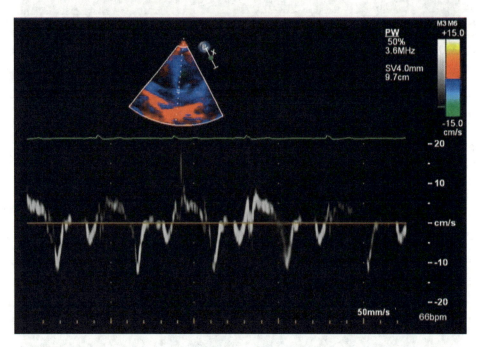

图 11-26 二尖瓣环组织多普勒测定左心室舒张功能

六、扫查要点和注意事项

1. 受检者注意平稳呼吸,尽量减少心脏位移。
2. 测量时选择标准切面,以确保测量结果的可重复性和准确性。
3. 测量心脏大小时,尽量使声束方向与被扫查结构垂直。
4. 肥胖者取右前斜位或左侧位有利于显示心脏。

第三节 心脏常见病超声诊断概要

 案例导入

患者女性,30岁,活动后心慌气短7年,既往有膝关节疼痛病史。检查:体温37℃,脉搏85次/min,呼吸21次/min,血压100/65mmHg。二尖瓣面容,颈静脉轻度怒张,心脏听诊可闻及舒张期隆隆样杂音。M型超声心动图显示二尖瓣前叶呈城墙样改变。二维超声心动图显示二尖瓣开放幅度减小,二尖瓣瓣尖增厚,二尖瓣前叶舒张期呈圆顶状向左心室突出,二尖瓣口面积1.3cm²,左心房扩大。

请问:

1. 该病最可能诊断是什么？有什么依据？
2. 描述该病超声扫查要点与注意事项。

一、房间隔缺损

房间隔缺损为常见的先天性心脏病之一,其发病率占先天性心脏病16%~22%。房间隔缺损根据胚胎学来源分为继发孔型和原发孔型,其中继发孔型最为常见,约占房间隔缺损的70%。

（一）声像图表现

胸骨旁心底短轴切面、胸骨旁四腔心切面及剑突下四腔心切面是诊断房间隔缺损的常用切面,其中剑突下四腔心切面是观察和判断房间隔缺损的最佳切面。

1. 二维及M型超声心动图

（1）房间隔回声中断:是诊断房间隔缺损的直接征象,正常房间隔呈连续线状回声,而房间隔缺损处则回声中断,大多数缺损处断端回声增强、增宽,呈火柴头状。继发孔型房间隔缺损回声中断一般位于房间隔中部、上腔静脉或下腔静脉开口处,原发孔型房间隔缺损回声中断位于房间隔下部靠近心内膜垫处（图11-27）。

（2）心脏形态的改变:右心房、右心室扩大,右心室流出道增宽,肺动脉内径增宽。

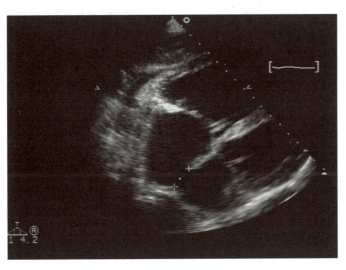

图 11-27　房间隔缺损声像图

2. 多普勒超声心动图

（1）CDFI:可见以红色为主的血流束自左心房穿过房间隔中断处进入右心房,并向三尖瓣口延伸。当合并肺动脉高压,右心房压力大于左心房压力时,缺损处显示从右向左的以蓝色为主的穿隔血流。根据分流束穿隔的部位有助于判断房间隔缺损的类型（图11-28）。

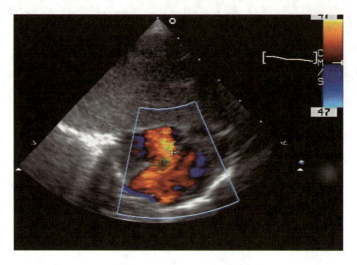

图 11-28　房间隔缺损彩色多普勒血流图

（2）频谱多普勒：于房间隔中断处右心房侧，显示来源于左心房的湍流频谱，其分流速度较低，占据收缩期和舒张期。可显示三尖瓣和肺动脉瓣血流速度增快。

（二）扫查要点和注意事项

1. 注意观察有无房间隔回声中断，当声束垂直于房间隔时，有利于观察有无房间隔回声中断。

2. 房间隔缺损声像图可出现假阳性。心尖四腔心切面因房间隔与声束平行而易产生回声中断的假象，可应用剑突下四腔心切面扫查避免误诊。

3. 彩色多普勒血流成像　心房水平见红色的穿隔血流，有可能是冠状静脉窦血流造成的假象，可多切面扫查观察是否存在穿隔血流，并观察右心是否扩大，综合判断有无房间隔缺损。

二、室间隔缺损

室间隔缺损发病率约占先天性心脏病的 20%。室间隔缺损分为四型：膜周部室间隔缺损（最常见，占 70%~80%）、干下型室间隔缺损、隔瓣下室间隔缺损和肌部室间隔缺损。

（一）声像图表现

胸骨旁左心室长轴切面、胸骨旁心底短轴切面、胸骨旁左心室短轴切面、心尖四腔及五腔心切面是诊断室间隔缺损的常用切面。

1. 二维及 M 型超声心动图

（1）室间隔回声中断：是诊断室间隔缺损的直接征象。室间隔缺损处回声中断，大多数缺损处断端回声增强。在胸骨旁心底短轴切面，膜周部室间隔缺损位于 9~12 点处，干下型缺损多位于肺动脉瓣下，相当于 1 点附近；隔瓣下室间隔缺损多于心尖四腔及五腔心切面显示，缺损多位于三尖瓣隔瓣下方；肌部室间隔缺损应多切面全面观察（图 11-29）。

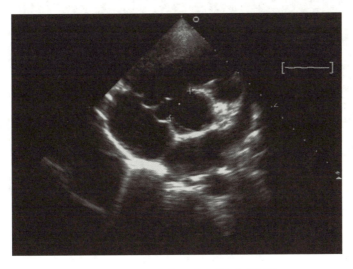

图 11-29　室间隔缺损声像图

（2）心脏形态的改变：小缺损多无心腔扩大，中等以上缺损可导致左心室、左心房扩大，右心室流出道及肺动脉增宽。

（3）肺动脉高压：二维超声心动图显示肺动脉增宽，肺动脉瓣开放时间缩短。

2. 多普勒超声心动图

（1）CDFI：可见以红色为主的五彩镶嵌血流束自左心室穿过室间隔中断处进入右心室（图 11-30）。当伴有肺动脉高压时，可显示右向左分流信号。

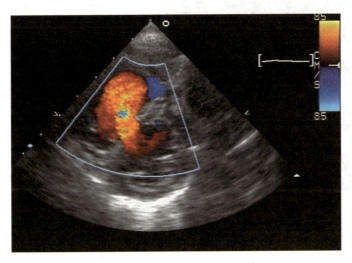

图 11-30　室间隔缺损彩色多普勒血流图

（2）频谱多普勒：将取样容积置于室间隔缺损处的右心室侧，显示收缩期左向右分流频谱，速度较高；室间隔缺损伴有肺动脉高压时，分流速度较低，心室水平分流量减少或有双向分流。

（二）扫查要点和注意事项

1. 注意多切面配合寻找有无室间隔缺损。

2. 室间隔缺损范围较小时，二维超声不易发现，需配合彩色多普勒血流成像及频谱多普勒才能诊断。

三、动脉导管未闭

动脉导管未闭发病率占先天性心脏病的21%。未闭动脉导管位于降主动脉近端与肺动脉主干分叉处或左肺动脉起始部。根据动脉导管的形态不同,可分为管型、漏斗型、窗型等类型。

(一)声像图表现

胸骨旁心底短轴切面及胸骨上窝主动脉弓长轴切面是诊断动脉导管未闭的常用切面。

1. 二维及M型超声心动图

(1)显示未闭动脉导管异常回声:降主动脉(左锁骨下动脉开口水平)与肺动脉主干分叉处或左肺动脉起始处之间见一异常通道,呈管状、瘤状、漏斗状或降主动脉与肺动脉紧贴处回声中断。

(2)心脏形态的改变:左心房、左心室扩大,肺动脉增宽。

2. 多普勒超声心动图

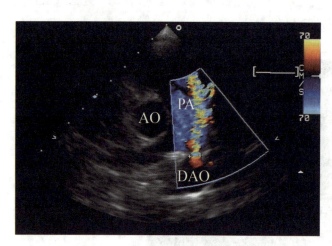

AO:主动脉;PA:肺动脉;DAO:降主动脉。

图11-31 动脉导管未闭彩色多普勒血流图

(1)CDFI:从降主动脉向肺动脉分流,呈红色为主的五彩血流,沿主肺动脉外侧壁走行,持续整个心动周期(图11-31)。舒张期因肺动脉瓣关闭,其高速分流可折返回主肺动脉的内侧缘,呈蓝色,产生所谓的舒张期前向血流。动脉导管较大时,分流束明显变宽,甚至充满整个主肺动脉。

(2)频谱多普勒:将取样容积置于肺动脉主干分叉处或左肺动脉起始部,显示持续整个心动周期的连续性湍流频谱。

(二)扫查要点和注意事项

1. 注意在降主动脉与肺动脉之间寻找有无异常管道回声,发现异常管道回声后,适当旋转探头以清晰显示动脉导管全貌。

2. 彩色多普勒血流成像显示从降主动脉流向肺动脉的五彩血流信号,同时显示双期分流频谱,是确诊动脉导管未闭的依据。

四、二尖瓣狭窄及关闭不全

二尖瓣狭窄及关闭不全主要见于风湿性心脏病和退行性变,少数见于二尖瓣先天性畸形。二尖瓣关闭不全也可见于二尖瓣脱垂、腱索断裂、乳头肌功能不全、扩张型心肌病、左心功能不全等。二尖瓣形态结构改变导致心脏功能障碍和血流动力学改变。

胸骨旁左心室长轴切面、二尖瓣水平短轴切面、心尖四腔心切面是诊断二尖瓣狭窄及关闭不全的常用切面。

(一)声像图表现

1. 二尖瓣狭窄

(1)二维超声心动图

1)二尖瓣形态异常:二尖瓣尖增厚、钙化、呈斑块状回声,瓣叶边缘粘连。

2)二尖瓣开放受限:二尖瓣后叶活动幅度明显减小,后叶与前叶同向运动。二尖瓣前叶舒张期呈圆顶状向左心室突出,呈气球样改变(图11-32)。二尖瓣水平短轴观察二尖瓣开放时呈鱼口形,二尖瓣口面积减小。

3)二尖瓣腱索粘连、缩短、钙化及乳头肌增粗。

4)左心房增大,肺静脉扩张。右心室增大,主肺动脉增宽。

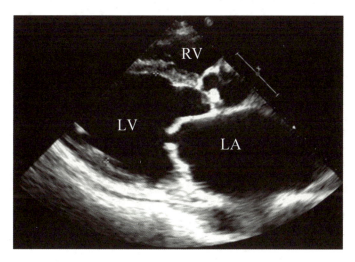

RV:右心室;LV:左心室;LA:左心房。

图11-32 二尖瓣狭窄声像图

(2)M型超声心动图

1)二尖瓣前叶曲线显示EF斜率减低,舒张期呈城墙样改变(图11-33)。

2)二尖瓣后叶与前叶呈同向运动。

(3)多普勒超声心动图

1)CDFI:舒张期二尖瓣口见以红色为主的五彩镶嵌的血流信号。

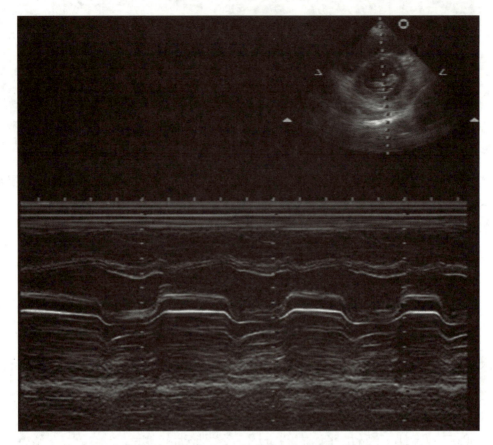

图 11-33　二尖瓣狭窄 M 型超声心动图

2）频谱多普勒：二尖瓣口血流速度增高，二尖瓣跨瓣压差增大。

（4）二尖瓣狭窄的定量诊断：常依据瓣口面积及平均跨瓣压差。

1）正常：瓣口面积 4~6cm²，平均压差小于 5mmHg。

2）轻度狭窄：瓣口面积 1.5~2cm²，平均压差 5~10mmHg。

3）中度狭窄：瓣口面积 1~1.5cm²，平均压差 11~20mmHg。

4）重度狭窄：瓣口面积小于 1cm²，平均压差大于 20mmHg。

2. 二尖瓣关闭不全

（1）二维超声心动图

1）收缩期二尖瓣前后叶对合欠佳，不能合拢。

2）风湿性二尖瓣关闭不全者，二尖瓣增厚、钙化、回声增强。

3）腱索断裂时，二尖瓣呈连枷样运动。

4）左心房及左心室增大。

（2）M 型超声心动图：二尖瓣曲线 CD 段前后叶分离，可见缝隙。

（3）多普勒超声心动图

1）彩色多普勒收缩期见自二尖瓣口向左心房的以蓝色为主的五彩镶嵌的反流束（图 11-34）。二尖瓣口收缩期反流信号是诊断二尖瓣关闭不全的可靠指标。

2）多普勒频谱可见收缩期的负向、单峰、充填血流频谱，多数持续整个收缩期。

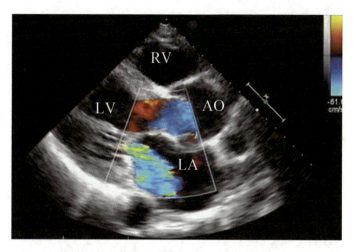

RV：右心室；LV：左心室；LA：左心房；

AO：主动脉。

图 11-34　二尖瓣关闭不全彩色多普勒血流图

（二）扫查要点和注意事项

1. 注意多切面配合观察测量二尖瓣开放幅度、二尖瓣口面积、二尖瓣口血流峰值速度及平均压差。

2. 二尖瓣狭窄不仅要定性诊断，还应定量诊断，结合病史和其他检查尽量做出病因诊断。

3. 彩色多普勒血流成像是诊断二尖瓣关闭不全最敏感的指标。

五、主动脉瓣狭窄及关闭不全

主动脉瓣狭窄及关闭不全多见于风湿性心脏病、老年性瓣膜退行性改变、先天性瓣膜发育异常等。主动脉瓣关闭不全还可见于主动脉根部疾病或主动脉瓣瓣环扩张等。

胸骨旁左心室长轴切面、胸骨旁心底短轴切面、心尖五腔心切面是诊断主动脉瓣狭窄及关闭不全的常用切面。

（一）声像图表现

1. 主动脉瓣狭窄

（1）二维超声心动图

1）主动脉瓣形态异常：瓣叶增厚，回声增强，老年性退行性主动脉瓣狭窄与风湿性主动脉瓣狭窄回声改变相似，但瓣环钙化明显。先天性主动脉瓣狭窄可显示二叶瓣、单叶瓣或四叶瓣（图 11-35）。

2）主动脉瓣开放幅度降低及瓣口面积减小。

3）左心室向心性肥厚。

（2）M 型超声心动图：主动脉瓣失去正常六边形盒子样结构，主动脉根部活动曲线重搏波消失。

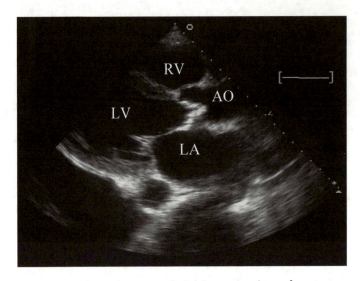

RV：右心室；LV：左心室；LA：左心房；

AO：主动脉。

图 11-35 主动脉瓣狭窄声像图

（3）多普勒超声心动图

1）CDFI：收缩期见五彩镶嵌的血流信号从主动脉瓣口射入升主动脉。

2）频谱多普勒：主动脉瓣口血流速度增高，血流频谱曲线峰值时间后移，射血时间延长。

2. 主动脉瓣关闭不全

（1）二维超声心动图

1）主动脉瓣舒张期对合对位欠佳，舒张期主动脉瓣关闭时，瓣膜间可见缝隙。

2）风湿性主动脉瓣关闭不全时，主动脉瓣增厚，以瓣尖为主，回声增强。先天性主动脉瓣关闭不全可显示回声增强的二叶瓣、单叶瓣或四叶瓣。老年性主动脉瓣关闭不全瓣环钙化明显。主动脉窦瘤样扩张引起的主动脉瓣关闭不全，显示升主动脉增宽。

3）左心室增大。

（2）M 型超声心动图：主动脉瓣关闭线呈双线。

（3）多普勒超声心动图

1）CDFI：舒张期见自主动脉瓣口流向左心室流出道的五彩镶嵌的反流束（图 11-36）。

2）频谱多普勒：于主动脉瓣下左心室流出道内，可检测到舒张期正向的湍流频谱；频谱幅度高，上升支陡直，下降支斜率大，频带增宽，内部充填。

（二）扫查要点和注意事项

1. 注意多切面观察主动脉瓣数目、形态、回声改变、开放幅度及瓣口面积。

2. 怀疑主动脉瓣狭窄时，用彩色多普勒血流成像观察有无五彩血流信号，用连续波多普勒观察有无高速射流束。

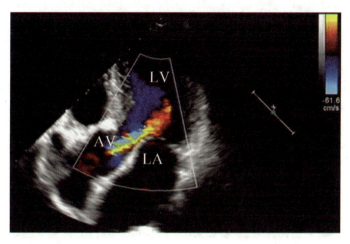

LV：左心室；LA：左心房；AV：主动脉瓣。

图 11-36 主动脉瓣关闭不全彩色多普勒血流图

六、肥厚型心肌病

肥厚型心肌病是一种与遗传有关的心肌疾病,常有家族性倾向。病变以心肌肥厚为主要表现,多数以室间隔肥厚为著。根据左心室流出道有无梗阻,将肥厚型心肌病分为梗阻性和非梗阻性两类。

（一）声像图表现

胸骨旁左心室长轴切面、胸骨旁左心室短轴切面、心尖四腔及五腔心切面是诊断肥厚型心肌病的常用切面。

1. 室壁增厚　多为非对称性室壁增厚,病变处心肌厚度≥15mm,与正常心肌厚度比值 >1.3 : 1（图 11-37）。部分为室壁对称性增厚。增厚的心肌回声略高,部分呈毛玻璃样改变。

2. 左心室流出道狭窄　若增厚的室间隔局限性向左心室流出道膨出,可致左心室流出道狭窄,左心室流出道宽度一般小于 20mm,即为梗阻性肥厚型心肌病。

3. 收缩期前向运动（systolic anterior motion,SAM）　二尖瓣前叶收缩期前向运动,接近室间隔或与室间隔相贴。M 型超声心动图显示收缩期二尖瓣前叶 CD 段向室间隔方向运动,呈弧形隆起,甚至与室间隔相贴。

4. 病变心肌收缩期室壁增厚率下降或消失,运动幅度减弱,正常部位心肌代偿性运动增强。

5. 多普勒超声心动图

（1）CDFI：若为梗阻性肥厚型心肌病,左心室流出道可见五彩镶嵌的血流信号。

（2）频谱多普勒：左心室流出道狭窄时,左心室流出道可检测到高速血流,表现为射流频谱,呈单峰匕首状。

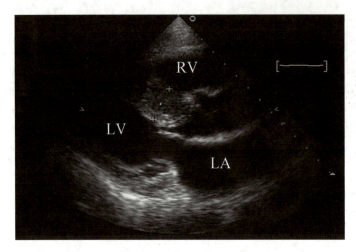

RV：右心室；LV：左心室；LA：左心房。

图 11-37　肥厚型心肌病声像图

（二）扫查要点和注意事项

1. 注意观察有无非对称性心肌肥厚，既要重点观察室间隔，又要全面观察左心室全部室壁有无增厚。

2. 注意观察增厚的室间隔有无向左心室流出道膨出，二尖瓣前叶收缩期有无前向运动。

七、心 肌 梗 死

心肌梗死是由于冠状动脉血供减少或中断，引起相应的心肌缺血坏死。多数患者有持续性胸骨后疼痛，并有心电图的进行性改变。

（一）声像图表现

胸骨旁左心室长轴切面、胸骨旁左心室短轴切面、心尖二腔心切面、心尖四腔心切面、心尖左心室长轴切面是诊断心肌梗死的常用切面。

1. 节段性室壁运动异常　与梗死部位一致的节段性室壁运动异常是超声诊断心肌梗死的主要依据。室壁运动异常有四种类型。①节段性运动减弱，室壁运动幅度≤5mm。②节段性运动丧失，室壁运动幅度≤2mm。③矛盾运动：收缩期室壁节段性向外运动。④节段性运动增强，梗死部位周围室壁运动幅度代偿性增大。运用 M 型超声心动图可测出室壁运动幅度。

2. 心肌回声改变　陈旧性心肌梗死的受累心肌纤维化，导致梗死区室壁变薄、回声增强（图 11-38）。

3. 病变心肌收缩期室壁增厚率下降或消失，运动幅度减弱，正常部位心肌代偿性运动增强。

4. 组织多普勒　梗死心肌节段表现为色彩暗淡甚至色彩缺失，与正常心肌分界明显。

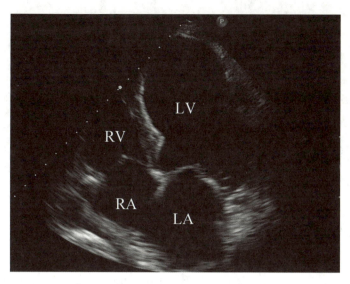

RV：右心室；RA：右心房；LV：左心室；
LA：左心房。

图 11-38　心肌梗死声像图

5. 心肌梗死的并发症

（1）室壁瘤：坏死心肌被瘢痕组织取代，室壁变薄，在心腔内压力作用下，向外膨出所致。多发生在左心室心尖区。室壁瘤内可有附壁血栓。二维超声特征：①心室壁局部膨出呈瘤样扩张。②膨出的心室壁在收缩期向外扩张呈矛盾运动。彩色多普勒血流成像见左心室血流信号充填室壁瘤。

（2）乳头肌断裂：是急性心肌梗死的严重并发症。有时可见乳头肌断端。受累二尖瓣运动幅度增大，收缩期瓣尖、部分或整个瓣叶突入左心房，重者呈连枷样运动，并伴有二尖瓣反流。

（3）室间隔穿孔：超声显示室间隔肌部回声中断。彩色多普勒血流成像显示室间隔中断处见收缩期穿隔血流信号。

（4）附壁血栓：二维超声显示为低回声或高回声的团块状结构，与室壁相连，形状不规则。

（二）扫查要点和注意事项

1. 注意仔细观察有无节段性室壁运动异常，节段性室壁运动异常为心肌梗死早期的敏感指标。

2. 注意观察是否存在右心室心肌梗死，可与左心室心肌梗死合并发生。

3. 注意多角度观察心尖部有无血栓形成，由于心尖部在四腔心切面上位于图像顶端，故容易遗漏小血栓，应注意适当增加前场增益，多角度扫查心尖部防止漏诊。

4. 注意心脏收缩与舒张功能评价　心肌梗死时常出现心力衰竭，注意观察有无左心室射血分数及左心短轴缩短率降低。观察脉冲多普勒二尖瓣血流频谱有无左心室舒张功能降低。

八、心包积液

心包积液是指心包腔内液体超过 50ml,见于感染性疾病、全身性疾病、创伤、放射治疗、药物治疗、肿瘤等原因引起的心包腔内液体增加。

（一）声像图表现

胸骨旁左心室长轴切面、胸骨旁左心室短轴切面、心尖四腔心切面是诊断心包积液的常用切面。

1. 二维及 M 型超声心动图

（1）二维超声心动图:心包腔内见宽窄不一的无回声。少量心包积液时,房室沟及左心室下侧壁心包腔内见无回声区;心包积液增加时,可在心脏周围见带状无回声区环绕。（图 11-39）。

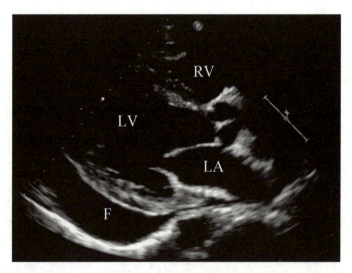

RV:右心室;LV:左心室;LA:左心房;
F:心包积液。

图 11-39 心包积液声像图

（2）M 型超声心动图:少量心包积液时,于二尖瓣波群或心室波群左心室下侧壁后方可见无回声。大量心包积液时,心包腔内无回声增大,随心脏舒张收缩,心尖部间歇性接触声束。在 M 型超声心动图中,心包腔无回声内间断出现心尖的回声,称为荡击征。

2. 心包积液定量

（1）少量心包积液:心包腔内液体 50~200ml。心后无回声宽度在 1cm 以内,心尖部和右心室前壁心包腔内没有无回声区。

（2）中量心包积液:心包腔内液体 200~500ml。心后无回声宽度在 1~2cm,整个心包腔内见弥漫分布的无回声区。

（3）大量心包积液：心包腔内液体超过500ml。心后无回声宽度大于2cm。整个心包腔内均有较宽的无回声区，心脏游离在液体内，出现前后或左右摇摆，称心脏摆动征。

（二）扫查要点和注意事项

1. 注意与心外脂肪回声鉴别，肥胖者在右心室前方可显示一层较厚的无回声区，此为心外脂肪垫回声，注意观察左心室下侧壁心包腔内有无回声区。

2. 超声对心包积液的定量诊断有一定误差。

> **本章小结**
>
> 通过M型超声心动图、二维超声心动图和多普勒超声心动图联合应用，测量心脏大小，观察心脏形态、结构及室壁运动有无变化，查看血流方向及血流速度的改变。通过观察心内结构有无回声中断、异常管道回声，以及有无异常分流，以发现先天性心脏病。通过观察心脏瓣膜有无形态异常，有无增厚、回声增强、开放受限及闭合不严，观察瓣口有无五彩镶嵌血流、反流及血流速度加快，有利于诊断心脏瓣膜病。注意心包回声、室壁厚度、心腔大小及有无室壁运动异常，可明确有无心包积液、扩张型心肌病、肥厚型心肌病和心肌梗死。

（游晓功）

思考与练习

一、名称解释

1. 二尖瓣复合装置

2. SAM

3. 室壁瘤

二、填空题

1. 右心房的3个入口分别是_____、_____和_____。

2. 主动脉瓣口处有3个主动脉瓣，位于右前方者为_____，位于右后方为_____，位于左前者为_____。

3. 常规心脏超声检查的四个扫查部位是_____、_____、_____和_____，其中_____和_____是最常用的扫查部位。

4. M型超声心动图显示二尖瓣前叶曲线呈双峰_____样，二尖瓣后叶曲线呈_____样，收缩期主动脉瓣曲线形似_____样。

5. 室间隔缺损分型_____、_____、_____、_____。

6. 二尖瓣中度狭窄，瓣口面积_____cm²，平均压差_____mmHg；重度狭窄：瓣口面积小于_____cm²，平均压差大于_____mmHg。

三、简答题

1. 心脏二维超声扫查常用的扫查切面有哪些?

2. 二尖瓣狭窄的声像图特征有哪些?

3. 房间隔缺损的声像图特征有哪些?

4. 心肌梗死的声像图表现是什么?

四、案例分析题

患者女性,16岁,活动后心慌气短,休息后缓解。检查:体温 36.6℃,脉搏 100 次 /min,呼吸 26 次 /min,血压 100/60mmHg。口唇无发绀,双肺呼吸音清晰,心率 100 次 /min,胸骨左缘第二肋间闻及 4/6 级收缩期杂音。声像图示右心房、右心室扩大,房间隔中部回声中断,彩色多普勒见以红色为主的血流束自左心房穿过房间隔进入右心房。

请问:

1. 该患者应选择何种扫查体位? 需要扫查哪些常规切面? 如何扫查?

2. 超声扫查时注意事项有哪些? 在检查过程中,如何做到关爱患者?

3. 该病可能的诊断是什么? 简述诊断依据。

第十二章 | 周围血管超声检查

12章 数字资源

 案例导入

患者男性,62岁,高血压病史10余年,头晕伴右侧肢体活动不灵1d,左侧颈部听诊可闻及血管杂音。需要进行颈动脉超声检查。

请问:

1. 该患者应扫查哪些常规切面?如何扫查?
2. 如何对斑块进行测量并对狭窄程度进行判定?

第一节 颈动脉超声检查

一、颈动脉解剖概要

左侧颈总动脉直接发自主动脉弓,右侧颈总动脉从头臂干即无名动脉发出。颈总动脉在平甲状软骨上缘处分为颈内动脉和颈外动脉。颈内动脉位于颈外动脉后外侧，管径较粗，供应大脑血液。颈外动脉位于内侧，管径较细，供应颈、面部和颅顶软组织（图12-1）。

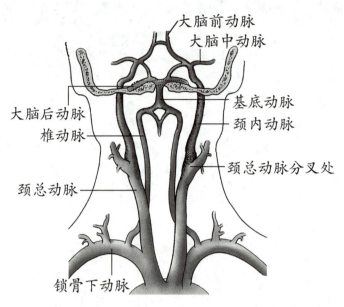

图 12-1　颈动脉解剖示意图

二、检查前准备

（一）受检者准备

血管超声检查前一般无需特殊准备。携带既往同类检查结果及影像资料，告知医生相关病史。

（二）扫查准备

1. 医患沟通　说明检查基本流程，取得受检者配合。

2. 录入信息　包括受检者 ID 号、门诊（住院）号、姓名、性别、年龄和检查部位等。

3. 超声仪功能参数调节　根据检查部位和受检者身体情况，选择适宜参数。

（1）探头：选择 7~10MHz 线阵探头。

（2）预置条件：选择血管检查条件。

（3）焦点：调整聚焦位置将受检血管显示在聚焦区之内。

（4）彩色多普勒的设置与调节：①彩色取样框的位置、大小和角度。置于被检血管水平，尽量选用小的取样框及小的声束与血流夹角。②彩色增益。调整至被检血管腔内彩色血流显示良好，增益不宜过高，避免出现彩色外溢。③基线，一般设置在中点。④壁滤波，设置不宜过高，以免滤过低速血流。

（5）脉冲多普勒的设置与调节：①取样容积的位置和大小。置于被检血管中心，取样容积一般采用 1.5~2mm。②角度校正。调整多普勒声束与血流束夹角 <60°。③选

择合适的增益,不能过低和过高。④血流速度,根据被检血管的血流速度调整,避免出现混叠。⑤基线,根据正向和反向流速值适当调整,使正向和反向血流信号均得到良好的显示。⑥频谱反转,一般采用基线上、下的流速信号分别代表朝向和背向探头的血流。

(三)检查体位

受检者取仰卧位,头略后仰,充分伸展颈部,头转向检查侧的对侧。

三、扫查方法和正常声像图

(一)扫查方法

探头放置于检查侧颈部外侧进行扫查。通常先扫查横断面再扫查纵断面。横断面扫查,通常探头前端指向被检者身体右侧,声束指向后,声束平面与颈部水平面近似平行,自下而上做颈动脉系列横切面,依次显示颈总动脉、颈内动脉和颈外动脉(图12-2)。纵断面扫查,通常探头前端指向被检者头侧,声束指向后,声束平面与颈部矢状面近似平行,做颈动脉系列纵切面(图12-3)。获得颈动脉二维声像图的同时进行彩色多普勒及频谱多普勒检查,血流速度测量时应将取样容积放置在距颈动脉分叉1~2cm处进行。

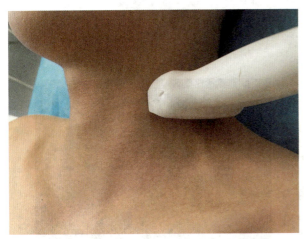
图 12-2 颈总动脉横切扫查示意图

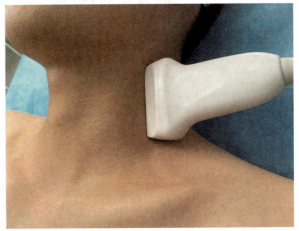
图 12-3 颈总动脉纵切扫查示意图

(二)正常声像图

1. 二维超声 横断面颈动脉管腔呈圆形无回声,纵断面颈动脉呈管状无回声。正常颈动脉内径大致相等,管壁由内向外分为三层平行的线状回声:第一层高回声,为动脉内膜与管壁无回声区形成的反射界面;第二层低回声为中膜;第三层高回声为外膜与周围组织形成的反射界面(图12-4、图12-5)。内中膜厚度(intima media thickness, IMT)为内膜和中层的厚度,为颈动脉声像图上第一层高回声线与第二层低回声的厚度测值,一般IMT<1mm,颈动脉分叉处 IMT<1.2mm。

2. 彩色多普勒及频谱多普勒   正常颈动脉血流为层流,充盈整个管腔,流向颅脑。管腔中央为色彩明亮的高速血流信号,靠近管壁为色彩暗淡的低速血流信号。颈总动脉、颈内动脉频谱形态相似,呈连续的低阻力型三相波(图12-6)。颈内动脉血流供应大脑组织,循环阻力小,收缩期频谱上升较陡直,而舒张期下降较慢(图12-7);颈外动脉血流供应头面部组织,循环阻力大,收缩期频谱上升较陡直,而舒张期下降也快,仅有少量低速血流信号(图12-8)。

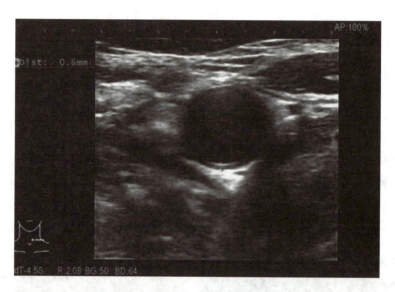

图 12-4   颈总动脉横切声像图

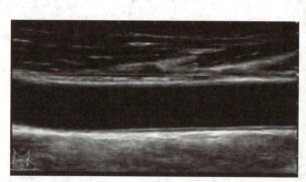

图 12-5   颈总动脉纵切声像图

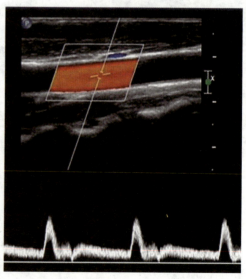

图 12-6   颈总动脉彩色及
频谱多普勒声像图

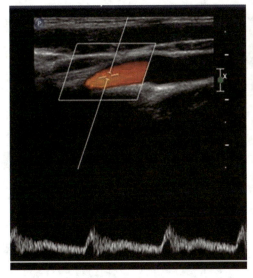
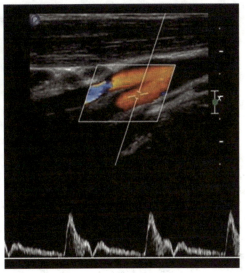

图 12-7　颈内动脉彩色及
频谱多普勒声像图

图 12-8　颈外动脉彩色及
频谱多普勒声像图

四、扫查要点和注意事项

1. 应注意测量颈总动脉内中膜厚度,观察有无血管内中膜增厚与粥样硬化斑块形成,是否存在狭窄。

2. 进行彩色多普勒检查时血流速度标尺不宜设置过低,彩色多普勒增益不宜过高,以防出现"彩色外溢"伪像。

3. 进行频谱多普勒检查时,取样容积应放置在距颈动脉分叉 1~2cm 处,不宜超过血管管腔内径的 1/3~1/2,取样线尽量与管腔平行,调整声束与血流束夹角 <60°。

五、颈动脉硬化性闭塞症

颈动脉硬化性闭塞症的主要病理改变是由于动脉内膜下类脂质的沉积形成内－中膜的局限性增厚,进而形成斑块,导致管腔狭窄,严重者管腔完全闭塞。其好发于颈总动脉分叉处和颈内动脉起始段。斑块内部可发生出血、形成溃疡以及钙化,血管内膜的破坏也可以形成血栓,血栓脱落可导致动脉栓塞。轻者可无临床症状,重者出现短暂性缺血发作或脑卒中。

(一)声像图表现

1. 内－中膜增厚　通常内－中膜厚度≥1mm 为增厚,颈动脉内－中膜呈局限性或弥漫性增厚。

2. 动脉硬化斑块　斑块多发生在颈动脉分叉处及颈内动脉起始处。根据形态将斑块分为规则型、不规则型和溃疡型。内部回声可均匀一致或高低不均。其中斑块呈等回声或低回声时称为软斑块,斑块纤维化、钙化后,其内部回声增强,后方出现声影时称为硬斑块(图12-9)。

3. 动脉管腔狭窄或闭塞　可表现为局限性、弥漫性、节段性管腔狭窄。将颈动脉狭窄程度分为四级。轻度狭窄:0~49%;中度狭窄:50%~69%;重度狭窄:70%~99%(图12-10);血管闭塞。

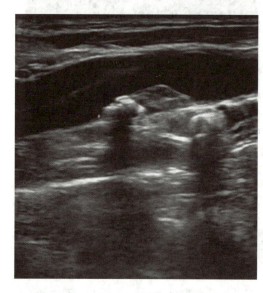

图 12-9　颈总动脉斑块声像图　　图 12-10　颈内动脉起始段狭窄横断面声像图及面积狭窄率测量

4. 多普勒超声

(1)CDFI:管腔内血流束变窄,无明显的湍流,为轻度狭窄。血流束明显变细,呈五彩镶嵌的血流信号,为中度或重度狭窄。血管完全闭塞者闭塞段管腔内无血流信号,闭塞上段血流速度减低或出现逆流(图12-11)。

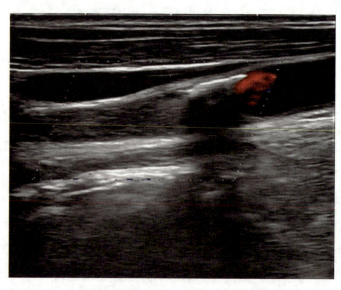

图 12-11　颈内动脉起始段闭塞声像图

（2）频谱多普勒：狭窄段血流频谱增宽，血流速度增快。狭窄近段流速多正常，狭窄远段流速多减低。

根据频谱多普勒判断狭窄程度：采用2003年美国放射年会超声会议通过的血流参数检测标准（表12-1）。

表12-1　颈动脉狭窄超声评价标准

狭窄程度	PSV/(cm·s⁻¹)	EDV/(cm·s⁻¹)	PSVICA/PSVCCA
0~49%	<125	<40	<2
50%~69%	>125, <230	>40, <100	>2, <4
70%~99%	>230	>100	>4
闭塞	无血流信号	无血流信号	无血流信号

注：PSV：收缩期峰值流速；EDV：舒张末期流速；PSVICA/PSVCCA：颈内动脉与颈总动脉峰值流速比值。

（二）扫查要点和注意事项

1. 多切面完整显示血管结构，采用自下而上连续横断面扫查与血管长轴侧动探头纵断面扫查相结合，注意内膜回声、有无斑块及狭窄程度。

2. 注意观察斑块的形态和回声。发现溃疡型斑块和不稳定型斑块，注意斑块有无继发血栓形成。

3. 采用频谱多普勒评价血管狭窄程度与临床相关性较高。

4. 低回声不光滑斑块扫查时勿加压，防止引起斑块破裂脱落。

第二节　下肢动脉超声检查

 案例导入

患者男性，57岁，外伤左侧胫腓骨骨折，术后卧床1个月。2周前发现左下肢肿胀、疼痛，目前症状减轻。左下肢静脉超声检查可见股总静脉、股浅静脉及大隐静脉入口处管腔内充满实质回声，彩色多普勒显示股总静脉、股浅静脉及大隐静脉血流信号明显减少，仅周边见少许血流信号。

请问：

1. 请描述该患者下肢血管扫查体位及扫查程序？

2. 该患者下肢血管扫查还应包含哪些内容？

3. 如何分析扫查结果并做出初步诊断？

一、下肢动脉解剖概要

髂外动脉沿腰大肌内侧缘下行,经腹股沟韧带中点深面移行为股总动脉;股总动脉分叉向下延伸为股浅动脉及股深动脉;股浅动脉在股三角内下行,经收肌管至腘窝,移行为腘动脉;至腘肌下缘,分为胫前动脉和胫后动脉(图12-12)。

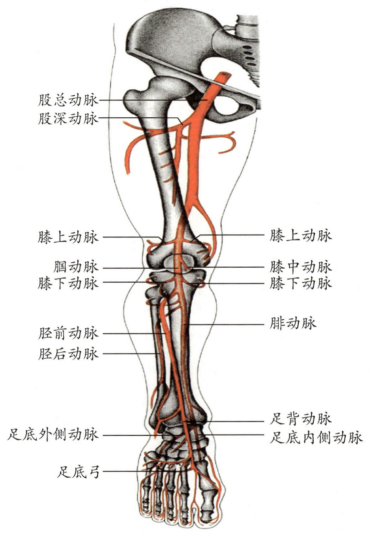

图12-12　下肢动脉解剖示意图

二、检查前准备

(一)受检者准备
无特殊准备,如有下肢支具或包扎绷带请予以暂时解除。

(二)扫查准备
1. 医患沟通　说明检查基本流程,取得受检者配合。

2. 录入信息　包括受检者 ID 号、门诊（住院）号、姓名、性别、年龄和检查部位等。

3. 超声仪功能参数调节　根据检查部位和受检者身体情况，选择适宜参数。

（三）检查体位

患者取仰卧位或站立位，协助患者肢体摆放，使大腿外展、外旋、膝关节微屈，从腹股沟韧带上方股动脉开始向下行连续横向和纵向扫查。检查胫前、后及足背血管也可取坐位。

三、扫查方法和正常声像图

1. 扫查方法　从腹股沟韧带上方股动脉开始向下行连续横向和纵向扫查。依次扫查股浅动脉及股深动脉、腘动脉、胫前动脉和胫后动脉、足背动脉。

2. 正常声像图

（一）二维超声

正常下肢动脉壁三层结构清晰可见，内膜呈线状较高回声，中层呈低回声，外膜呈强回声。

（二）彩色多普勒

正常下肢动脉的血流速度是顺血流方向递减的，管内充满血流信号。

（三）频谱多普勒

多普勒频谱为典型的三相波型。多普勒频谱形态开始为心脏收缩引起的高速前向血流信号，接着为舒张早期的反向血流信号，最后为舒张中晚期的前向低速血流信号（图 12-13）。

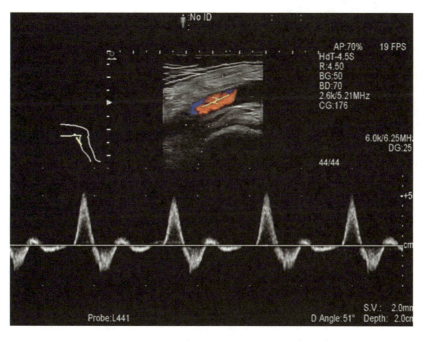

图 12-13　腘动脉的彩色及频谱多普勒声像图

四、扫查要点和注意事项

1. 采用横切及纵切面检查,评价有无内中膜增厚及斑块形成。

2. 将彩色多普勒血流速度标尺调至合适水平,扫查下肢动脉全程。

3. 分段采集下肢动脉多普勒频谱,角度应≤60°。

五、下肢动脉硬化性闭塞症

下肢动脉硬化性闭塞与高血压、糖尿病和高脂血症等密切相关。病理改变与颈动脉硬化病变相同。临床表现为患侧肢体远端搏动减弱或消失,肢体疼痛、间歇性跛行等。

(一)超声表现

1. 二维超声

(1)内-中膜增厚:内膜面毛糙不光滑,内-中膜局限性或弥漫性不规则增厚。

(2)斑块形成:形态多不规则,回声可均匀或不均匀,回声程度强弱不一。

(3)管腔不规则狭窄或闭塞(图12-14)。

2. 彩色多普勒 动脉轻度狭窄时,病变处动脉管腔内可见血流充盈缺损,血流束变细;中、重度狭窄时彩色血流充盈明显缺损,呈五彩镶嵌血流;闭塞段无血流信号显示。

3. 频谱多普勒 动脉管腔狭窄局部峰值流速增加,频带增宽,舒张期反向血流减低或消失。病变远端动脉血流峰值流速、平均速度减低,舒张期反向血流消失、呈单向血流频谱。

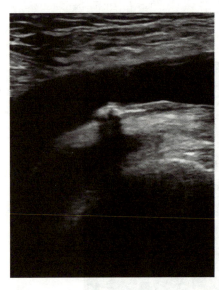

图12-14 股总动脉斑块形成声像图

(二)扫查要点和注意事项

1. 注意观察动脉狭窄发生的部位、内膜斑块回声特点及是否完全闭塞。

2. 注意不要遗漏多支或多处动脉的狭窄与闭塞。

3. 血栓形成后,注意了解血栓回声情况。

血管内超声

血管内超声是近年来临床诊断血管病变的新诊断手段之一。它将超声探头置于血管腔内,不仅可观察动脉管腔的大小,管壁的组成和形态结构,且可观察其收缩和舒张的功能变化;不仅可对病变行定性分析,还可进行精确测量分析。因此,血管内超声有"活体组织学"检查之称。

第三节　下肢静脉超声检查

一、下肢静脉解剖概要

下肢静脉分为深静脉与浅静脉。深静脉主要包括足背静脉、小腿肌间静脉、胫前静脉、胫后静脉、腘静脉及股静脉。胫前静脉和胫后静脉汇合成腘静脉,穿收肌裂孔移行为股静脉。小腿肌间静脉引流入腘静脉。下肢浅静脉包括大隐静脉和小隐静脉,大隐静脉由下肢内侧上行注入股总静脉,小隐静脉由下肢外侧上行注入腘静脉(图 12-15)。下肢深、浅静脉的交通支有调整下肢静脉血流的作用,交通支常以直角方向,由浅静脉至深静脉。

二、检查前准备

(一)受检者准备

无特殊准备,如有下肢支具或包扎绷带予以暂时解除。

(二)扫查准备

1. 医患沟通　说明检查基本流程,取得受检者配合,嘱受检者平静呼吸,放松受检肢体。

2. 录入信息　包括受检者 ID 号、门诊(住院)号、姓名、性别、年龄和检查部位等。

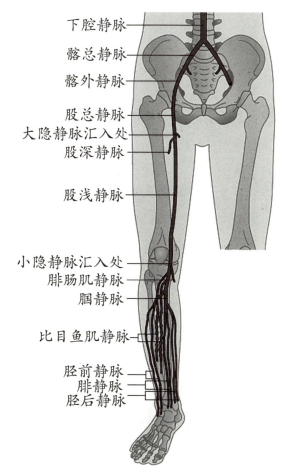

图 12-15　下肢深静脉解剖示意图

3. 超声仪功能参数调节

（1）超声探头的选择：首选 5~10MHz 高频线阵探头，对于粗大且位置较深的静脉，可使用 3~5MHz 的凸阵探头，浅表静脉可采用 10MHz 以上频率的线阵探头。

（2）预置条件：选择外周静脉预置条件。

（3）根据所检查下肢静脉血管的不同，进行相应的二维灰阶超声、彩色多普勒及脉冲多普勒的设置与调节。

（三）检查体位

患者取仰卧位，医生协助摆放肢体使大腿外展、外旋、膝关节微屈，必要时可采取站立位检查下肢静脉。

三、扫查方法和正常声像图

（一）扫查方法

从腹股沟韧带上方股静脉开始向下行连续横向和纵向扫查。依次扫查股总静脉及股浅静脉、腘静脉、大隐静脉和小隐静脉、胫前静脉、胫后静脉等。如患者有下肢静脉瓣膜功能不全时，可采用远侧肢体挤压法和乏氏实验法。

（二）正常声像图

1. 二维超声　正常下肢静脉管腔显示清晰，内壁光滑，连续性好，壁薄，管腔为无回声。增大增益，可动态观察到管腔内随血液流动的雾状回声；探头加压后管腔被压瘪或消失，深吸气后屏气或做瓦尔萨尔瓦动作（Valsalva maneuver）后管径增大（图 12-16）。

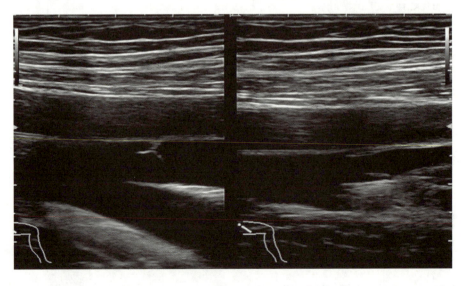

图 12-16　股总静脉及属支声像图

2. 彩色多普勒　下肢静脉为单一反向回心血流,呈持续性且充盈于整个管腔(图 12-17)。

3. 频谱多普勒　下肢静脉血流频谱具有自发性、期相性、瓦尔萨尔瓦动作(Valsalva maneuver)、挤压远端肢体血流信号增强及单向血流五大重要特征(图 12-18)。

四、扫查要点和注意事项

1. 常规应进行双侧对比检查,应注意与伴行动脉鉴别,利用伴行动脉来确定相应静脉。

2. 检查时探头用力要适当,使血管不受外来压力的影响。注意血流方向与声束方向夹角不宜过大。

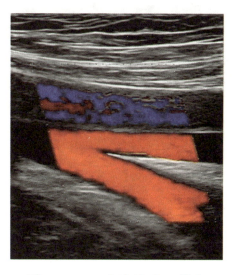

图 12-17　股总静脉及属支彩色多普勒声像图

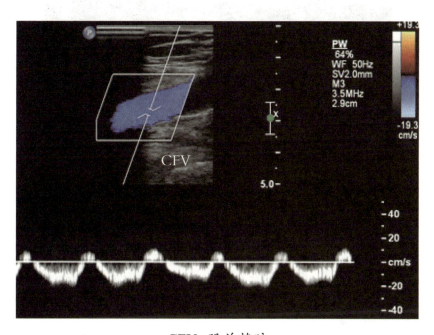

CFV:股总静脉。

图 12-18　股总静脉频谱多普勒声像图

3. 聚焦点应根据检测血管深度调节,角度和多普勒增益要适当。

五、下肢深静脉血栓形成

静脉血流缓慢、内膜损伤和高凝状态可引起下肢深静脉内的血液发生凝固,血栓形成可导致管腔部分或完全堵塞。临床表现为患肢肿胀、浅静脉曲张、患肢疼痛和压痛、皮温减低。血栓脱落可引起肺栓塞。

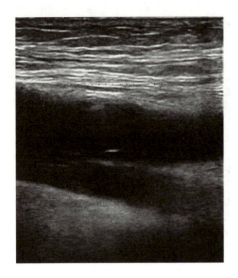

图 12-19 股总、股浅静脉
血栓形成声像图

（一）声像图表现

1. 急性血栓（两周以内的血栓）血栓处静脉管径增宽；急性血栓呈无回声或低回声，部分血栓呈漂浮状；探头加压静脉管腔不能被压瘪（图 12-19）。

2. 亚急性血栓（2 周至 6 个月之间的血栓）血栓回声逐渐增强；因血栓逐渐溶解、吸收和收缩，血栓变小、固定，静脉管径回缩；加压后静脉管腔不能被完全压瘪。

3. 慢性血栓（6 个月以上的血栓）血栓呈中高回声，静脉壁不规则增厚，静脉瓣膜增厚，回声增强。

4. 多普勒超声 彩色多普勒静脉管腔内无彩色血流信号或变细。频谱多普勒测及低速连续性充填血流频谱，不随呼吸运动变化（图 12-20）。

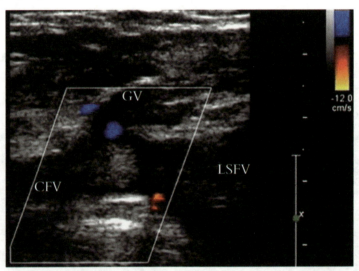

CFV：股总静脉；LSFV：左股浅静脉；GV：大隐静脉。

图 12-20 股总、股浅静脉及大隐静脉彩色多普勒声像图

（二）扫查要点和注意事项

1. 注意观察血栓发生的部位、范围、回声特点及有无侧支循环。

2. 注意不要遗漏下肢肌间静脉血栓。

3. 急性血栓探头施压应适当，不能过度挤压，以免血栓脱落。

本章小结

　　颈动脉及下肢动脉检查重点观察内膜回声、有无斑块及斑块的形态和回声。下肢动脉检查注意有无血管狭窄发生，是否有下肢动脉硬化性闭塞。下肢静脉检查注意观察静脉管腔能否被压瘪，静脉管腔内彩色血流充盈情况，明确有无血栓形成。

（史传文）

? 思考与练习

一、名词解释

1. 硬斑块

2. IMT

二、填空题

1. 颈动脉粥样斑块形成好发于_____部位。

2. 下肢动脉多普勒频谱为_____波型,四肢静脉为单向回心血流,其频谱多普勒特征为_____、_____、_____、_____、_____。

3. 下肢血管扫查时,常选用高分辨力彩色多普勒仪_____MHz_____探头。

4. 全身最长的静脉为_____。

三、简答题

1. 简述颈总动脉、颈外动脉及颈内动脉三支血管声像图的主要区别。

2. 简述下肢深静脉血栓形成的声像图特点。

四、案例分析题

患者女性,82岁,突发右小腿疼痛,右侧足背动脉搏动消失,超声检查见二维超声显示右侧腘动脉内实性回声填充,彩色多普勒显示右侧腘动脉血流信号明显减少。

请问:

1. 该患者考虑什么疾病?应进行何种超声扫查?如何选择检查体位?

2. 超声扫查时注意事项有哪些?在检查过程中,如何做到关于病情的良好沟通?

3. 超声检查应为临床提供哪些重要信息?

第十三章 | 浅表器官超声检查

13章 数字资源

1. 具有高度责任心,能与患者进行良好的交流,对浅表器官超声检查技术具有严谨的学习态度和科学认知分析能力。
2. 掌握甲状腺、乳腺、浅表淋巴结和运动系统的超声检查方法及正常声像图。
3. 熟悉甲状腺、乳腺和运动系统常见疾病超声诊断要点,淋巴结增大评估分析。
4. 了解甲状腺、乳腺、浅表淋巴结和运动系统的解剖概要。
5. 学会甲状腺、乳腺、浅表淋巴结及运动系统超声扫查技术,并能与诊断医生配合,结合临床对浅表器官常见疾病做出诊断。

第一节 甲状腺超声检查

 案例导入

患者女性,40 岁,心悸,多汗,消瘦半年来诊。查体:面色潮红,眼球外凸,双手震颤;颈部触诊示甲状腺增大明显,未触及明显结节。

请问:

1. 该患者最可能的诊断是什么?
2. 该患者甲状腺超声扫查要点是什么?

一、甲状腺解剖概要

甲状腺为成年人最大的内分泌腺,在青春期发育成熟。甲状腺位于颈前软组织内,气管的前方,甲状软骨下方,喉的两侧,平第5、6、7颈椎。甲状腺分为左右两侧叶及中间的峡部,两侧叶外侧紧邻颈部大血管,部分人在峡部上缘有一锥状叶。甲状腺的血供非常丰富,主要由双侧甲状腺上、下动脉提供。甲状腺主要分泌甲状腺激素和降钙素,甲状腺激素主要促进人体的能量代谢和物质代谢,促进生长和发育(图13-1)。

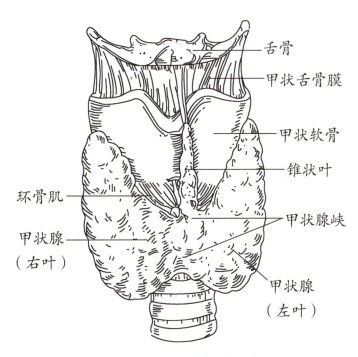

图 13-1　甲状腺解剖示意图

二、检查前准备

(一)受检者准备

为了方便、快捷地检查和不受外物的干扰,受检者应于检查前脱去高领衣物,取下颈部饰物。

(二)扫查准备

1. 医患沟通　尽可能地了解受检者相关病史,尤其是甲状腺功能检查情况。说明检查基本流程,取得受检者配合。

2. 录入信息　包括受检者 ID 号、门诊(住院)号、姓名、性别、年龄和检查部位等。

3. 超声仪功能参数调节　根据受检者身体情况,选择适宜的参数。

（1）探头：首选线阵探头，频率一般为7.5~12MHz或更高。过度肥胖者或甲状腺增大明显可适当调低频率。

（2）预置条件：选择浅表器官甲状腺条件。

（3）焦点：一般选用2个或3个聚焦点，应根据欲显示结构的深度和范围不同，调节焦点的聚焦位置和聚焦数量，适当增加聚焦数量，可提升图像分辨力。

（4）动态范围：一般在60~70dB，以使病变显示清晰，边界明显。

（5）深度增益：深度增益补偿采取近场抑制、远场补偿的方式，远场补偿不宜过大，否则影响远场结构的显示和观察。

（6）总增益：总增益以能清晰显示甲状腺腺体为宜。

（7）彩色多普勒：取样框以覆盖部分甲状腺腺体为宜，速度标尺一般在5~10cm/s，彩色增益不宜过大。

（三）检查体位

受检者仰卧，充分暴露颈部，颈肩部下方垫高，使头部自然后仰，颈部前凸，以利于检查。若甲状腺某侧有较大肿物，可嘱受检者头偏向对侧。

三、扫查方法和正常声像图

甲状腺实质呈细小密集均匀的点状中等回声，回声强度高于邻近的颈前肌回声，甲状腺被膜呈光滑的线状高回声。如果甲状腺实质回声低于颈前肌群回声，则认为回声减低。

（一）横切扫查

1. 扫查方法　将探头横置于颈前正中，探头的前端对应受检者右侧，声束指向颈后部，嘱受检者平静呼吸，自甲状软骨上缘开始自上而下扫查，从甲状腺上极出现，直至甲状腺下极，获得系列横切面。正中横切扫查时，可同时显示两侧叶和峡部，如果两侧叶在一个视野中显示不完全，则应单独扫查每一侧叶的横切面（图13-2）。

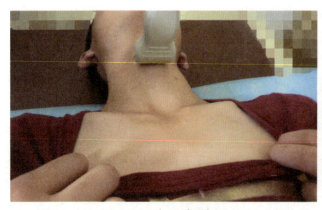
A. 甲状腺正中横切

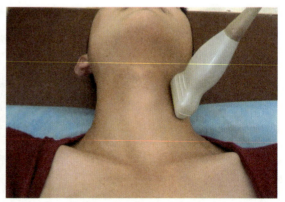
B. 甲状腺侧叶纵切

图13-2　甲状腺扫查示意图

2. 正常声像图 甲状腺正中横切面呈 H 形或蝶形,两侧叶的外侧后方可见呈圆形或椭圆形无回声为颈部血管短轴切面。甲状腺左侧叶内后方可见食管横断面(图 13-3)。

(二)纵切扫查

1. 扫查方法 将探头纵置于颈前,探头的前端对应受检者头侧,探头长轴与甲状腺长径平行,声束指向颈后部,嘱受检者平静呼吸,按从外到内(或从内到外)的顺序连续扫查,获得系列纵切面(图 13-2B)。

2. 正常声像图 甲状腺侧叶纵切近似长三角形(图 13-4),上极尖、下极宽。甲状腺外侧可见颈部血管长轴切面呈管状无回声。

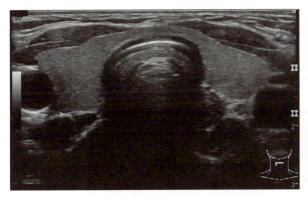 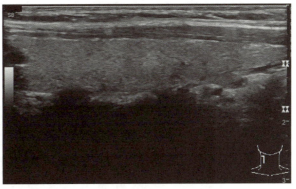

图 13-3　甲状腺正中横切声像图　　　　图 13-4　甲状腺侧叶纵切声像图

(三)超声测量

甲状腺超声测值一般在纵切面上测量侧叶上下径及前后径,在横切面上测量侧叶左右径及峡部前后径。正常甲状腺侧叶上下径 4~6cm,左右径及前后径均为 1.5~2cm,峡部前后径 0.2~0.4cm。

四、扫查要点和注意事项

1. 扫查时注意甲状腺的大小、形态、内部回声、血流信号等,甲状腺内部是否有局灶性病变。

2. 甲状腺测量时,探头要轻放于皮肤上,并保持与皮肤垂直,以防测量出现误差。

3. 探头要轻放在皮肤上,与皮肤充分接触即可,勿过度加压,必要时应嘱受检者屏气配合。

五、甲状腺功能亢进症

甲状腺功能亢进症简称甲亢,多见于 20~40 岁青年女性,是由于甲状腺激素分泌过多而引起的甲状腺肿大。甲亢常为多器官受累和高代谢状态,主要临床表现有心动过速、心慌心悸、多汗、食欲亢进、体重下降、突眼、情绪激动等。

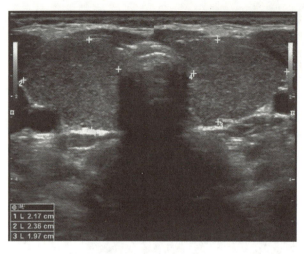

图 13-5 甲亢声像图

(一)声像图表现

1. 甲状腺增大 甲状腺多呈弥漫性对称性肿大,可为正常的 2~3 倍。甲状腺被膜多光滑整齐。

2. 甲状腺回声 轻症或早期甲状腺实质多呈均匀的低回声,部分可正常。病程较长或反复发作者,腺体回声光点增粗增强,且不均匀(图 13-5)。

3. CDFI 甲状腺内血流信号丰富,腺体内弥漫分布点状和分支状血流信号,称为火海征(图 13-6)。

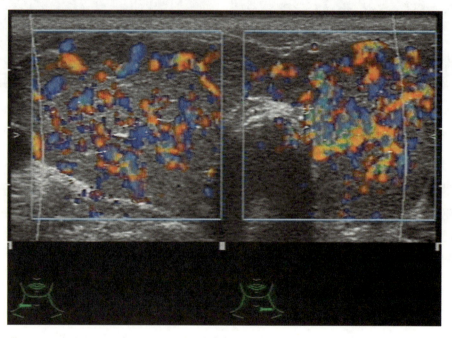

图 13-6 甲亢火海征声像图

(二)扫查要点和注意事项

1. 应注意与单纯性甲状腺肿鉴别。

2. 彩色多普勒检测时,注意速度标尺和增益的调节,若调节不当会引起对甲状腺血流丰富程度的误判。

六、甲 状 腺 肿

甲状腺肿多因缺碘导致甲状腺代偿性增生引起,可分为单纯性甲状腺肿和结节性甲状腺肿,为同一疾病早、中、晚期的不同阶段。甲状腺过大时可对周围组织如食管、气管等产生相应的压迫症状。

(一)声像图表现

1. 甲状腺增大 弥漫性甲状腺肿的患者,甲状腺可达正常人的 3~5 倍以上。早中期可呈对称性肿大,至晚期两侧叶常不对称。

2. 甲状腺实质回声 早、中期实质回声可近似正常或稍增强,回声光点增粗;晚期实质回声不均匀,可见多个大小不等的圆形或椭圆形结节,边界欠清楚。部分结节内部可见出血、液化、纤维组织增生和钙化等(图 13-7)。

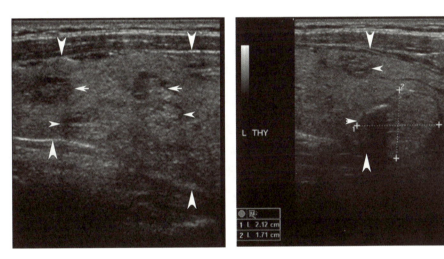

箭头:大小不等的结节。

图 13-7 结节性甲状腺肿声像图

3. CDFI 血流信号可接近正常或稍增多。部分结节内血流信号可较丰富。

(二)扫查要点与注意事项

1. 因本病超声表现较复杂,扫查时要仔细观察甲状腺大小、腺体回声、有无结节、腺体和结节的血流情况,综合分析。

2. 本病有时表现为单发结节而甲状腺可无明显肿大,此时不可认为单发结节就是其他占位性病变。

3. 结节性甲状腺肿可以合并甲状腺癌,特别是对于出现微钙化的结节应高度重视。

七、甲状腺腺瘤

甲状腺腺瘤是甲状腺常见的良性肿瘤,中青年女性多发。甲状腺腺瘤发展缓慢,一

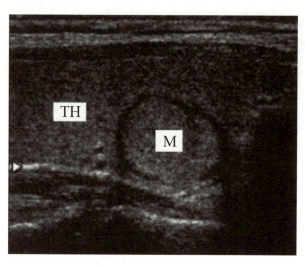

TH：甲状腺；M：腺瘤。

图 13-8　甲状腺腺瘤声像图

般无明显症状,可触及结节并随吞咽活动。少数功能性腺瘤可伴有甲亢症状。

（一）声像图表现

1. 团块形态　甲状腺内圆形或椭圆形团块,形态规则。团块纵横比多小于1。甲状腺局部增大,形态失常。

2. 团块边缘与边界　团块边界清楚,边缘整齐,大部分有完整的高回声包膜。部分团块周边可见环绕团块一周的低回声的晕征(图13-8)。

3. 团块内部回声　团块多呈中等回声,个别呈低回声或偏高回声。较大者内常因出血、囊性变而合并无回声。部分结节内可伴有粗糙的斑块状或弧状的粗大强回声,后方伴声影。

4. CDFI　团块内常见短棒状或分支状血流信号,周边常见环绕血流信号。

5. 超声弹性成像　团块整体呈绿色或蓝绿相间,弹性评分多在3分以下。

（二）扫查要点与注意事项

1. 腺瘤较大时,注意观察腺瘤外的甲状腺腺体,尤其是峡部,观察是否还有其他小结节。

2. 部分甲状腺腺瘤可癌变,扫查时要仔细观察团块的边界及内部回声,有无钙化及钙化特点。

八、甲状腺癌

甲状腺癌是甲状腺常见恶性肿瘤,女性多见。甲状腺癌有多种不同病理类型,多数为乳头状癌,其临床表现各异。乳头状癌生长缓慢,症状不明显,预后较好。未分化癌和少数髓样癌发展较迅速,常浸润周围组织或转移,出现压迫及其他相关症状。

（一）声像图表现

1. 甲状腺不规则团块　团块形态不规则,可呈分叶状,纵横比多≥1。肿块较大时,甲状腺局部增大,被膜回声中断。

2. 团块边缘与边界不整　团块边缘不光滑,部分可呈蟹足样改变。团块边界不清楚。

3. 团块回声与钙化　团块内多呈不均匀低回声。部分团块内可见簇状或砂粒样强回声(微钙化),对诊断具有一定的特征性(图13-9)。

4. 转移征象　颈部淋巴转移时可见淋巴结增大,形态饱满,淋巴门结构模糊或消失。

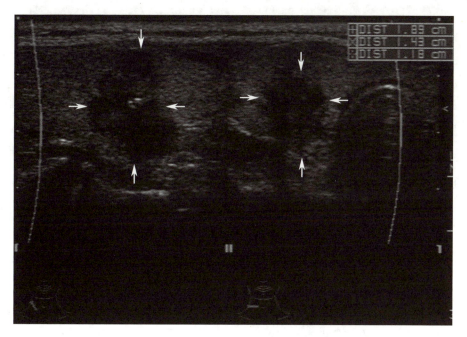

图 13-9　甲状腺癌声像图

5. CDFI　肿块及颈部淋巴结内部探及分布杂乱的血流信号。

6. 超声弹性成像　团块整体呈蓝色或团块及周边组织均为蓝色,弹性评分多在 4 分以上。

(二)扫查要点与注意事项

1. 扫查时要注意团块边缘、纵横比及团块内是否有砂粒样钙化。

2. 注意扫查颈部淋巴结是否有增大。

第二节　乳腺超声检查

 案例导入

　　患者女性,36 岁,发现左乳无痛性肿块 1 周。查体:左乳房外上象限触及一大小约 1.5cm × 1.5cm 肿块,质较硬,动度小。超声检查显示左乳房外上象限探及一低回声团块,形态不规则,团块内见砂粒状强回声。

请问:

1. 描述该患者的超声扫查要点。

2. 该患者最可能的诊断是什么?

3. 该疾病还可能有哪些声像图表现?

一、乳腺解剖概要

乳房位于胸前壁乳房内,在第2~6肋之间,其宽度从胸骨旁线到腋前线或腋中线。乳房内2/3位于胸大肌表面,外1/3超过胸大肌腋缘而位于前锯肌表面。乳房的组织结构层次由浅至深依次是皮肤、浅筋膜浅层、皮下组织、乳腺腺体层和浅筋膜深层,浅筋膜深层的后方是深筋膜(胸肌筋膜)和胸大肌。乳腺由腺管、乳腺小叶及腺泡所组成。成人的乳腺有15~20个腺叶,每个腺叶汇聚成一个输乳管(乳腺导管),输乳管向乳头集中,最后形成5~10主乳管开口于乳头(图13-10)。乳腺大小与年龄、遗传、哺乳状态等多种因素有关。

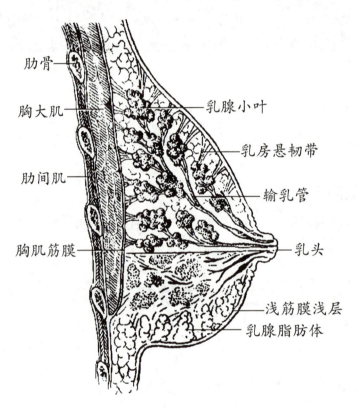

图 13-10　乳腺解剖示意图

二、检查前准备

(一)受检者准备
去除胸部衣物,充分暴露胸前区及腋窝,其余无需特殊准备。

(二)扫查准备

1. 医患沟通　尽可能了解受检者相关病史,询问受检者症状及是否触到肿块。说明检查基本流程,取得受检者配合。

2. 录入信息　包括受检者 ID 号、门诊（住院）号、姓名、性别、年龄和检查部位等。

3. 超声仪功能参数调节　根据受检者身体情况，选择适宜的参数。

（1）探头：常规采用线阵探头，频率为 7.5~12MHz 或更高。对于乳房较大、深部有较大团块或有硅胶等填充物的情况，可适当降低频率，线阵探头穿透力不足时，可选用凸阵探头。

（2）预置条件：选择浅表器官乳腺条件。

（3）焦点：应根据欲显示结构的深度和范围不同，调节焦点的聚焦位置，一般采用 2~4 个焦点，适当增加聚焦数量，可提升图像分辨力。

（4）动态范围：一般在 65~75dB，以使病变显示清晰，边界明显。

（5）深度增益：深度增益补偿采取近场抑制、远场补偿的方式，远场补偿不宜过大，否则影响远场结构的显示和观察。

（6）总增益：总增益以能清晰显示乳腺腺体为宜。

（7）彩色多普勒：取样框以覆盖部分乳腺腺体为宜，速度标尺一般在 5~10cm/s，彩色增益不宜过大。

（三）检查体位

受检者常规取仰卧位，并结合右前或左前斜位进行扫查，手臂上举，充分暴露乳房及腋窝。

三、扫查方法和正常声像图

正常乳腺声像图层次分明，自上而下分别为皮肤呈光滑的高回声带，厚度小于 0.2cm。皮下深面的浅筋膜浅层，呈高回声，皮下层主要是脂肪组织，呈低回声，回声强度低于乳腺腺体。其后方为乳腺腺体层，呈较均匀的斑点状回声，高、中、低回声相间，以中等回声强度为主。腺体组织后方依次为呈中高回声的浅筋膜深层、深筋膜及呈中低回声的胸大肌。乳腺导管呈管状或椭圆形低无回声。

乳房悬韧带（库珀韧带）呈索条状或尖幕状高回声，牵拉乳腺小叶，穿过皮下组织与浅筋膜浅层相连。

（一）放射状扫查

1. 扫查方法　探头轻接触乳房皮肤，探头的前端对应乳房乳头侧，声束指向体后方，探头长轴与乳管长轴平行，以乳头为中心从 1~12 时钟位，放射状顺 / 逆时针连续转动扫查，显示整个乳房内部结构、乳管系统和乳管间乳腺叶组织。对乳头后区域应注意做适当的斜切。必要时适当加压扫查，减少所检查区的厚度以便显示较深部位的病变和消除假性声影，并利于观察病变形态有无改变。

2. 正常声像图　乳腺腺体层呈三角形，中心区（乳头侧）腺体较厚，外区腺体较薄，放射状扫查时常可探及乳腺导管的长轴切面，呈窄带状低回声或无回声（图 13-11）。

（二）纵切、横切面扫查

1. 扫查方法　纵切扫查探头纵置于乳房上，探头的前端对应人体的头侧，声束指向体后方；横切扫查探头横置于乳房上，探头的前端对应人体右侧，声束指向体后方。扫查时，探头从乳房边缘向乳头侧或从乳头向乳腺边缘方向扫查，做系列纵横切面。必要时结合斜切面或冠状切面扫查。

2. 正常声像图　在乳腺纵切面和横切面上，乳腺形似丘状，浅筋膜深层侧（基底部）较平整，浅筋膜浅层侧（前面）弧形前凸。纵、横扫查可探及乳腺导管短轴或斜切面，呈圆形或椭圆形低回声或无回声（图13-12）。

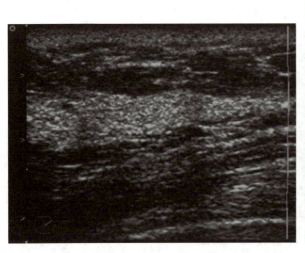

图13-11　乳腺放射状扫查正常声像图

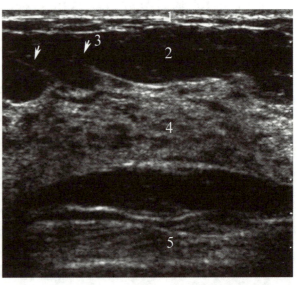

1. 皮肤；2. 皮下脂肪层；3. 乳房悬韧带；4. 乳房腺体；5. 胸肌。

图13-12　乳腺纵、横切面扫查正常声像图

四、扫查要点和注意事项

1. 扫查时各扫查切面相互覆盖，从健侧扫查至病变侧，左右侧对照。

2. 注意乳腺内部有无局灶性病变，局灶性病变的数目、位置、形态、活动度、大小、边界、内部回声、有无钙化和血流情况等。

3. 探头尽量要轻放，动作要轻柔，避免引起受检者的不适及影响超声图像。

五、乳腺增生症

乳腺增生症多见于30~50岁的女性，与内分泌功能紊乱相关。临床上有月经期前或月经期乳房胀痛等症状，部分患者可触及结节感。少数乳腺增生症有恶变风险。

（一）声像图表现

1. **乳腺厚而不均**　乳腺腺体可增厚,回声不均,光点粗大,分布紊乱,高低回声相间,与脂肪层界限不清。

2. **乳腺内无回声区**　可伴有大小不等的圆形或椭圆形无回声区。

3. **乳腺内结节**　可见一个或多个中等回声结节,多呈椭圆形,边界清晰,长轴与胸壁平行。

4. **CDFI**　在增生区域或结节内血流信号多不明显。

（二）扫查要点与注意事项

1. 对于腺体内的无回声区或结节,应与其他占位性病变鉴别。

2. 对于腋下疼痛明显的患者,同时要注意腋下的超声扫查,以排除有无副乳。

3. 个别乳腺增生症可合并腺瘤或乳腺癌,因此需全面扫查分析,必要时短期复查。

六、乳腺纤维腺瘤

乳腺纤维腺瘤可发生于任何年龄,常见于青年女性,可能与雌激素水平过高有关。肿块生长缓慢,表面光滑,质地坚韧,边界清楚,与皮肤和周围组织无粘连。其多为无痛性肿块,活动度大,触之有滑动感。

（一）声像图表现

1. **乳腺规整团块**　乳腺腺体层内椭圆形或圆形团块,形态一般较规则,多呈中等均匀回声。

2. **团块边缘与边界**　团块边缘光滑整齐,边界清楚,常见完整的包膜呈线状高回声。

3. **团块纵横比**　团块的前后径与横径之比多小于1,活动度良好。

4. **CDFI**　团块内可见稀疏点状或短棒状血流信号。

5. **超声弹性成像**　团块呈绿色或蓝绿相间,弹性评分多在3分以下（图13-13）。

（二）扫查要点与注意事项

1. 扫查时重点观察团块的形态、边缘、边界、回声、动度和纵横比等。

2. 对于某些乳腺局部疼痛明显的受检者,应注意是否合并乳腺增生症。

3. 部分乳腺纤维腺瘤内血流信号可较丰富,故不能单纯以此作为良恶性鉴别点。

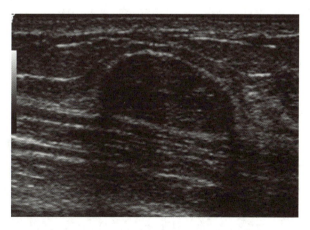

图13-13　乳腺纤维腺瘤声像图

七、乳腺癌

乳腺癌是女性最常见的恶性肿瘤之一,男性偶有发生。其多为一侧单发的无痛性肿块,质硬,生长较快。晚期可与皮肤、筋膜或胸肌粘连而导致不易推动、乳房皮肤橘皮样变、乳头内陷等。

(一)声像图表现

1. 乳腺不规则团块　乳腺腺体层内不规则团块,多呈分叶状,团块纵横比多≥1。

2. 团块回声与钙化　团块多呈低回声,大者回声不均,部分可见簇状或砂粒状强回声灶(砂粒样钙化)。砂粒样钙化对乳腺癌诊断具有重要意义(图13-14)。

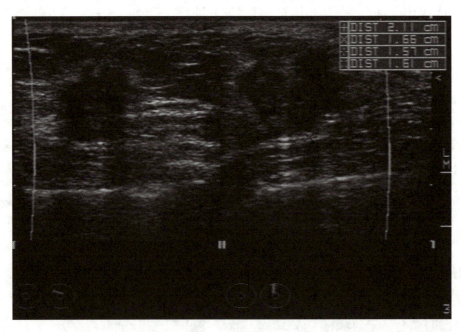

图13-14　乳腺癌声像图

3. 边界不整　团块边缘不光滑,可呈蟹足状浸润。团块边界多不清楚,部分团块周边与正常乳腺组织间可见不规则高回声晕。

4. 回声衰减　团块后方回声多有衰减,加压团块形态变化小。

5. 浸润与转移　发生浸润、转移时,团块后方浅筋膜深层、深筋膜及胸肌受浸润,回声不连续,团块活动度小。同侧腋窝、锁骨上下区淋巴结增大。

6. CDFI　团块内血流信号多较丰富,可呈短棒状或分支状。阻力指数多大于0.7。

7. 超声弹性成像　团块整体呈蓝色或团块及周边组织均为蓝色,弹性评分多在4分以上(图13-15)。

(二)扫查要点与注意事项

1. 扫查要仔细,尤其注意乳头 – 乳晕区,重点观察团块形态、边缘、回声强度、纵横比和有无微钙化等。

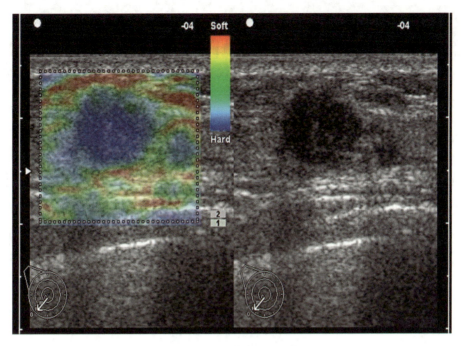

图 13-15　乳腺癌弹性成像声像图

2. 怀疑乳腺癌的病变,应常规扫查腋下和锁骨上,检查有无淋巴结增大。

3. 部分小乳腺癌形态可较规则,应注意与乳腺纤维腺瘤鉴别。

4. 适当调节增益,以提高微钙化的显示率。

 知识拓展

BI-RADS 分级标准及意义

美国放射协会(ACR)于 1992 年建立了乳腺影像报告和数据系统(BI-RADS),2003 年又增加了超声的内容,现在来越多的医院,在乳腺钼靶、超声及磁共振报告上采用 BI-RADS 进行评价分级。其意义如下:

0 级:获得的图像信息不够做出诊断,需结合其他检查后再评估。

1 级:乳腺未见明显结节。

2 级:考虑良性改变,建议定期随访(如每年一次)。

3 级:良性疾病可能,但需要缩短随访周期(如半年一次),恶性的比例小于 2%。

4 级:考虑恶性病变可能,需要活检明确。

4a 级:3%~8% 的恶性可能,在取得良性的细胞学或组织学检查结果后需随访 6 个月。

4b 级:9%~49% 恶性可能。

4c 级:50%~94% 恶性可能,尚不代表 5 级的典型恶性特征。

5 级:高度怀疑为恶性病变(几乎认定为恶性疾病),需要手术切除活检。

6 级:已经由病理证实为恶性病变。

第三节　浅表淋巴结超声检查

一、淋巴结解剖概要

超声检查浅表淋巴结主要指颈部、锁骨上下区、腋窝和腹股沟等处的淋巴结。淋巴结是人体内重要的防卫器官,呈椭圆形或蚕豆形,表面包有结缔组织被膜,内部分为皮质和髓质。皮质位于被膜下面,为淋巴结实质的周围部分,髓质在皮质的深部,为淋巴结实质的中心部分。淋巴结中部一侧向内凹陷,称为淋巴门,该处有血管、神经及淋巴管进出。

二、检查前准备

（一）受检者准备
无需特殊准备,充分暴露所需检查区域即可。

（二）扫查准备
1. 医患沟通　尽可能了解受检者相关病史,说明检查基本流程,取得受检者配合。
2. 录入信息　包括受检者 ID 号、门诊（住院）号、姓名、性别、年龄和检查部位等。
3. 超声仪功能参数调节　根据受检者身体情况,选择适宜的参数。
（1）探头:常规采用线阵探头,频率为 7.5~12MHz 或更高。
（2）预置条件:选择浅表脏器条件,颈部淋巴结可设置为甲状腺条件,腋窝淋巴结可设置为乳腺条件。
（3）焦点:应根据欲显示结构的深度和范围不同,调节焦点的聚焦位置,一般采用 2 个焦点,淋巴结较小,焦点不宜过多。
（4）动态范围:一般在 60~70dB,以使病变显示清晰,边界明显。
（5）深度增益:深度增益补偿采取近场抑制、远场补偿的方式,远场补偿不宜过大,否则影响远场结构的显示和观察。
（6）总增益:总增益以能清晰显示淋巴结内部结构为宜。
（7）彩色多普勒:取样框以覆盖整个淋巴结为宜,速度标尺一般在 5~10cm/s,彩色增益不宜过大。

（三）检查体位
颈部淋巴结扫查体位类似甲状腺扫查体位。腋窝淋巴结扫查体位类似乳腺扫查体位（可不暴露乳房）。腹股沟淋巴结扫查时,受检者仰卧,腿外展,充分暴露腹股沟区。

三、扫查方法和正常声像图

正常淋巴结声像图被膜呈线状高回声,被膜下的皮质呈低回声,中部髓质呈高回声。淋巴门为中部一侧的凹陷。

（一）淋巴结纵切扫查

1. 扫查方法　探头长轴与淋巴结长径平行。

2. 正常声像图　纵切可显示淋巴结长轴切面,其形态呈长椭圆形或肾型。

（二）淋巴结横切扫查

1. 扫查方法　探头长轴与淋巴结短径平行。

2. 正常声像图　横切扫查可显示淋巴结短轴切面,其形态呈椭圆形。

（三）超声测值

在长轴切面测量其长径和厚径,在短轴切面上测量其短径。不同部位的淋巴结大小差别较大,淋巴结长径目前尚无统一标准,而一般认为淋巴结短径在 0.2~0.5cm 之间,长短径之比 >2。

四、扫查要点和注意事项

1. 不同部位的淋巴结大小差别较大,应重点观察淋巴结的形态及皮髓质回声改变。

2. 对于某些较大的淋巴结,要注意判断是否为多个淋巴结融合。

五、淋巴结增大评估分析

（一）炎性增大

当有炎症时,淋巴结反应性增大。

声像图表现:淋巴结均匀性肿大,形态与正常淋巴结相似,呈椭圆形,皮髓质分界清。CDFI 示淋巴结内血流信号较丰富,以中央区为主,仍由淋巴门进入（图 13-16）。

（二）肿瘤性增大

1. 淋巴瘤　淋巴瘤为恶性肿瘤,表现为浅表淋巴结无痛性进行性增大,质地坚韧,以颈部淋巴结肿大最常见。

声像图表现；淋巴结肿大,形态饱满,近似圆形,边界清晰,被膜完整呈线状高回声,皮髓质分界不清,内部回声极低,有时近似无回声,多数淋巴结淋巴门结构消失。CDFI 示淋巴结内血流信号丰富,多为淋巴门处进入的分支状血流信号（图 13-17）。

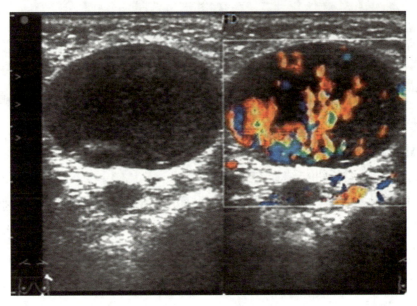

图 13-16　淋巴结炎性增大声像图

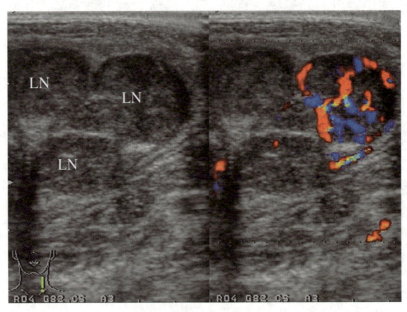

LN：增大的淋巴结。

图 13-17　淋巴瘤声像图

2. 转移性淋巴结增大　身体各部位恶性肿瘤转移至淋巴结。

声像图表现：淋巴结增大，可呈类圆形或不规则形，被膜完整或局部回声中断。皮质厚度可不均，皮髓质分界不清，内部回声以低回声为主，不均匀，可见无回声区（图 13-18A）。CDFI 示淋巴结内血流信号以周围型为主，分布不规则（图 13-18B）。

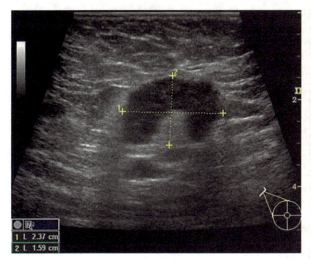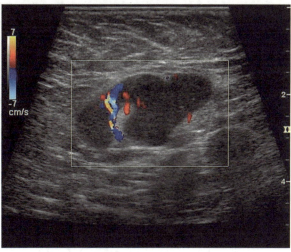

图 13-18　转移性淋巴结增大声像图

第四节　运动系统超声检查

一、运动系统解剖概要

骨以关节的形式连结在一起,由韧带所固定,构成人体的基本形态;肌肉附着于骨周围,在神经支配下,肌肉收缩牵拉其所附着的骨,以关节为枢纽产生杠杆运动;肌肉辅助装置有筋膜、腱膜和滑膜囊等。人体共有 206 块骨,它们分布在全身各部位,支撑着身体,保护内部器官,同时由肌肉协助,进行各种活动,按其形状大致可分为 5 种:长骨、短骨、扁骨、不规则骨和含气骨。全身骨骼肌有 600 块左右,是使骨骼运动的动力器官,每块肌肉由很多肌束集合而成,每一肌束又由无数肌纤维组成,肌组织分三种:平滑肌、骨骼肌和心肌。

二、检查前准备

(一)受检者准备

一般无需特殊准备,充分暴露受检部位。

(二)扫查准备

1. 医患沟通　尽可能了解受检者相关病史,先前是否已有其他影像学检查资料。说明检查基本流程,取得受检者配合。

2. 录入信息　包括受检者 ID 号、门诊(住院)号、姓名、性别、年龄和检查部位等。

3. 超声仪功能参数调节　根据受检者身体情况及检查部位,选择适宜的参数。

（1）探头：常规采用线阵探头，频率为 7.5~12MHz 或更高。检查部位较深或局部组织明显肿胀，可适当降低频率。

（2）预置条件：选择运动系统条件。

（3）焦点：应根据欲显示结构的深度和范围不同，调节焦点的聚焦位置，一般采用 2~3 个焦点，适当增加聚焦数量，可提升图像分辨力。

（4）动态范围：一般在 65~75dB，以使病变显示清晰，边界明显。

（5）深度增益：深度增益补偿采取近场抑制、远场补偿的方式，远场补偿不宜过大，否则影响远场结构的显示和观察。

（6）总增益：总增益以能清晰显示目标部位为宜。

（7）彩色多普勒：取样框不宜过大，速度标尺一般在 5~10cm/s。

（三）检查体位

根据检查部位，受检者可采用仰卧位、侧卧位、俯卧位或坐位等不同体位，对于四肢关节超声检查，根据需要采取不同的肢体位置。

三、扫查方法和正常声像图

（一）肌肉超声扫查

1. 扫查方法　肌肉超声检查通常先行纵切面扫查，以辨认肌肉与肌腱的相互关系，在此基础上横切面扫查，了解病变的横向特征。

2. 正常声像图　肌肉组织层次清晰，肌束呈低回声、细线状纹理。肌肉纵断面，肌纤维呈低回声或中等回声，筋膜、肌外膜、肌囊膜和其间的薄层脂肪、结缔组织呈较强的线状高回声，排列自然有序（图 13-19）；肌肉横断面，每条肌束略呈圆形或椭圆形，肌纤维回声中等，中间可见网状或点状高回声（图 13-20）。

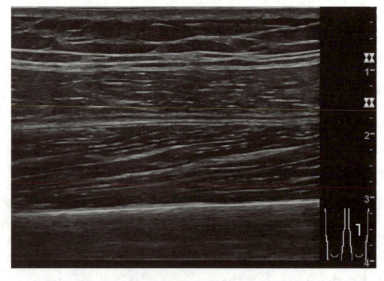

图 13-19　肌肉、长骨纵断面声像图

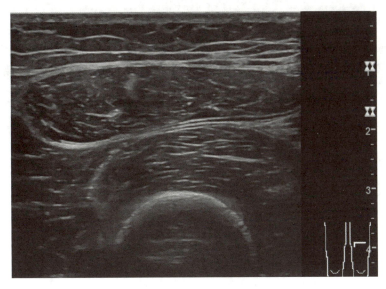

图 13-20　肌肉、长骨横断面声像图

（二）肌腱超声扫查

1. 扫查方法　肌腱超声检查通常先行纵切面扫查,以辨认肌腱与肌肉及骨骼附着点的相互关系,在此基础上行横切面扫查。

2. 正常声像图　肌腱纵切呈条带状中等回声,内部为线状中等结构,被膜为光滑的线状高回声,横断面呈圆形或椭圆形中等回声,边缘清晰,内部有点状高回声(图 13-21)。

（三）韧带超声扫查

1. 扫查方法　韧带超声检查主要扫查长轴切面,注意辨认韧带两端与骨骼附着点的关系。

2. 正常声像图　韧带长轴呈条带状,位置不同,回声强度不尽相同,中低回声居多,也可呈偏高回声(图 13-22)。

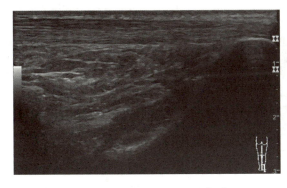

图 13-21　跟腱纵断面声像图

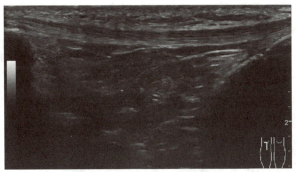

图 13-22　髌韧带声像图

（四）骨骼关节超声扫查

1. 扫查方法　骨骼关节超声通常根据骨骼关节结构选用不同的切面,骨骼多采用平行于骨骼长轴的超声扫查方法,对于较复杂的关节,如肩关节、膝关节等,需从多体位、多肢体位置、多角度进行扫查。有时可配合探头加压实验、相关肢体做自主或被动动作和肌肉收缩舒张运动等进行检查,以明确病变的部位。

2. 正常声像图　人体软组织与骨之间声阻抗较大,超声波在骨膜骨界面上反射和衰减严重,难以穿透骨骼,因此正常骨骼仅能显示探头侧骨皮质强回声,骨骼内部结构与正常骨膜难以显示。长骨纵断面表现为强回声带,连续性良好,平直光滑,后方为声影;横断面呈现半圆形或弧形强回声带,后方为声影。正常大关节周围有关节囊和软组织包绕,超声只能显示组成关节的两个骨端外层骨皮质,表现为弧形线状强回声;关节软骨呈边缘光滑锐利的低回声带,厚度均匀,中间的无回声关节间隙、关节囊呈线状高回声;正常关节腔内的少量滑液不能为超声所显示。

四、扫查要点和注意事项

1. 运动系统超声检查要密切联系临床,检查前应详细询问病史,因超声难以显示骨骼内部结构,需与其他影像学检查相结合。

2. 超声检查关节时,应根据关节的特征行不同体位、肢体位置的扫查,必要时可与健侧进行对比扫查。

3. 皮肤有破损或皮肤表面有敷料等物时,一般不宜进行超声检查,若情况紧急或必须进行超声检查,需征得临床医生的允许,并对探头进行必要的消毒后进行。

五、运动系统常见疾病超声诊断

(一)骨折

骨折是指骨的完整性和连续性的中断,与此同时常伴有骨折周围软组织或其他脏器的损伤性改变,最常见的是周围组织血肿。超声对骨折的整体形态的观察不如 X 射线片,但是对于某些特殊部位的骨折,比如前肋骨折,X 射线片上细微的骨折线缺乏对比,超声比 X 射线片有更大的优势,高频超声对隐匿性肋骨骨折具有较高的敏感性及特异性。

骨折声像图直接征象为骨皮质连续性中断,断端可移位(图 13-23),粉碎性骨折可在断端间见到孤立的点状或带状强回声,后方有声影;间接征象为骨折断端周围及骨膜下低回声或无回声血肿。

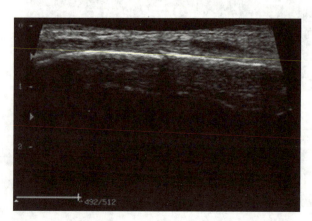

图 13-23　骨折声像图

(二)关节腔积液

关节腔内液体增多是关节病变的非特异性表现,常见于炎症、骨坏死和肿瘤等,超声是检查关节液体最简便的方法。

化脓性关节炎超声常见关节积液伴滑膜肿胀增厚,典型表现为一层低回声带包绕着液性无回声。超声对风湿性关节炎的早期诊断极有价值,关节积液是活动性关节病的一个有价值的指标,超声能在边缘侵蚀之前显示滑膜炎症,滑膜不规则增厚,增厚的滑膜呈低回声,其周围脂肪回声增高。

(三)肌肉损伤

肌肉损伤除由直接外力作用引起肌肉挫伤外,主要是由间接外力作用下使肌肉发生拉伤,大腿后群肌、腰背肌、大腿内收肌等常易拉伤。肌肉损伤后,伤处疼痛肿胀、压痛或痉挛,触之发硬。受伤的肌肉做主动收缩或被动拉长的动作时,疼痛加重。

直接损伤表现为受伤肌肉局部增厚,与健侧对比尤为明显,增厚的肌肉内可见斑片状高回声、低回声或混合性回声,由于出血和水肿的关系,边界一般不清。随着时间的推移,血液的有形成分被吸收,而表现为无回声的血肿。间接损伤常表现为肌肉连续性不同程度的中断,轻度损伤肌肉未完全断裂,但在撕裂处可见范围不等的低回声区,与出血量的多少有关,边界清晰或不清;中、重度损伤肌肉完全断离,断端周围可见低回声血肿,而肌肉碎片则呈稍高回声。

(四)肌腱断裂

肌腱断裂主要由外伤引起,临床表现为相应部位的疼痛和功能障碍,以髌腱及跟腱断裂多见。

其主要表现为肌腱创伤性肿胀、肌腱部分性间断或完全撕裂。当急性撕裂时,局部可伴有血肿。当肌腱完全性撕裂时,肌腱的断端回缩,多伴有周围软组织的创伤表现。超声在肌腱主动或被动运动时检查,有助于发现病变以及确定病变的范围(图13-24)。

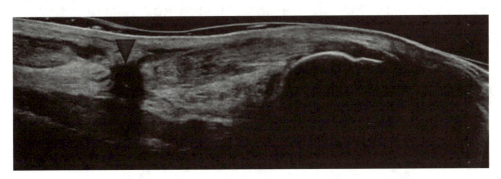

图 13-24 肌腱断裂声像图

本章小结　本章介绍甲状腺、乳腺、浅表淋巴结及运动系统的解剖概要、超声扫查方法及正常声像图、常见疾病超声诊断要点、扫查要点和注意事项。甲状腺及乳腺疾病的超声检查中要注意扫查手法,按照一定扫查顺序,先健侧后患侧,以防漏诊。乳腺及甲状腺占位性扫查时要尤其注意团块纵横比及内有无微钙化,必要时可考虑超声引导下穿刺细胞学检查或组织学检查。由于高频超声的技术发展,运动系统超声诊断成为一种趋势,掌握运动系统的解剖,运用正确的扫查方法是检出常见病变的前提。

(宫　凯)

一、名词解释

火海征

二、填空题

1. 乳腺超声检查中,常用的扫查方法有_____、_____。

2. 甲状腺超声检查时探头频率应选择_____MHz。

3. 甲状腺功能亢进的声像图表现有_____、_____、_____。

4. 甲状腺癌最常见的病理类型是_____。

三、简答题

1. 甲状腺癌声像图表现是什么?

2. 简述乳腺纤维腺瘤声像图表现。

3. 简述炎性淋巴结肿大及肿瘤性淋巴结肿大的鉴别要点。

四、案例分析题

患者女性,45 岁,颈部渐增粗就诊。查体:T 36.2℃,P 77 次 /min,R 18 次 /min,BP 120/80mmHg。超声检查示甲状腺对称性肿大,实质回声增粗,内见多个结节,结节边界欠清,部分结节内部可见液性暗区,CDFI 显示甲状腺实质内血流信号丰富。

请问:

1. 该患者最可能的诊断是? 应与哪些疾病相鉴别?

2. 超声扫查时注意事项有哪些? 在检查过程中,如何做到关爱患者?

第十四章 │ 介入性超声

14章 数字资源

1. 具有高度责任心,能与患者进行良好的交流,对介入性超声具有严谨的学习态度和科学认知分析能力。
2. 掌握介入性超声的基本操作方法。
3. 熟悉介入性超声设备器械和适应证。
4. 了解介入性超声并发症与注意事项。
5. 学会常用介入性超声操作步骤,并能与手术医生配合,完成介入操作。

案例导入

患者男性,30 岁,左肾区胀痛半年。超声检查于左肾下极见一大小约 5.3cm×5.7cm 无回声团块,壁薄而光滑,边界清楚,后方回声增强。左肾余部回声无异常。

请问:

1. 该患者可能的诊断是什么?
2. 该患者是否适合进行超声引导下介入治疗?
3. 简述介入治疗的基本操作。

介入性超声是在实时超声引导或监视下完成各种穿刺、置管、抽吸、造影、注药或消融等微创操作,以达到诊断和治疗目的。具有实时显示、引导准确、无 X 射线损伤、操作简便和费用低廉等特点。

第一节　超声引导穿刺的技术原则

一、介入超声器材

1. 仪器　彩色多普勒超声诊断仪,穿刺探头或穿刺引导装置。超声消融治疗仪如微波、射频和激光等。
2. 穿刺器具　14~23G 带芯穿刺针;16~23G 组织活检针;半自动和自动组织活检枪。

二、穿刺路径的选择原则

1. 避开重要结构　进针路径须避开心、肺、胆囊、胆管、肠管等重要脏器和血管、神经等重要结构。
2. 选择最短途径　在避开重要结构的前提下,寻找病灶至体表的最短途径,作为最佳穿刺路径。
3. 经过适量正常组织　穿刺针经过一段正常组织再刺入病灶,以防止出血或肿瘤种植。但脾肾等血供丰富脏器的病灶穿刺不需如此。

三、影响穿刺精度的因素

1. 呼吸运动　术前训练患者屏气,避免咳嗽和急剧的呼吸动作。
2. 穿刺造成的移动　当穿刺针接触靶器官时,该器官会向对侧移位,造成偏离穿刺路径。
3. 病灶大小　病灶过小不易被瞄准,但过大时可因内部出血坏死影响取材。
4. 局部容积效应　超声切面所显示的声像图是一定厚度层内组织信息的叠加图像,当针尖接近但尚未进入靶目标时,若针尖与靶目标恰好位于声束厚度范围内,可能呈现针尖已在目标内的假象。
5. 组织阻力　穿刺针遇到阻力大的组织,如某些厚实的皮肤、筋膜及纤维结缔组织等,穿刺针可能发生弯曲变形而偏离方向。

第二节　临床常用超声介入技术

介入性超声包括超声引导下穿刺活检、囊肿或脓肿治疗、肿瘤消融治疗、体腔积液抽吸、置管引流、血管内超声和术中超声等。临床上以超声引导下穿刺活检、肿瘤消融治疗、囊肿或脓肿治疗等常用。

一、超声引导下穿刺活检

超声引导下穿刺病变组织获取少量细胞或组织进行病理学检查,分为细胞学活检和组织学活检。

(一)适应证和禁忌证

1. 适应证　肝、胰、肾、乳腺、甲状腺等脏器病变的确诊。

2. 禁忌证　穿刺病灶超声显示不清;无安全穿刺路径;有严重出血倾向;穿刺部位周围有感染或大量积液;可疑动脉瘤、嗜铬细胞瘤等。

(二)术前准备

1. 受检者　禁食4~6h。检查血常规和凝血功能,必要时查心电图。向受检者说明穿刺活检过程。签署知情同意书。

2. 超声仪器　彩色多普勒超声诊断仪,穿刺探头或穿刺引导装置。

3. 穿刺器械　分为PTC针、活检针和活检枪。常用16~20G。

(1)PTC针:带针芯穿刺针,长15cm、18cm、20cm不等。

(2)活检针:①抽吸式活检针,针管、针芯与切割针成一体,提拉针栓后针腔内形成负压,切割组织。②内槽切割活检针,针芯前端有一凹槽与针管配合构成活检腔,切割组织。

(3)活检枪:①自动活检枪,枪内有两组弹簧,分别用来引发带槽的针芯和具有锐利切割缘的套管针,将穿刺针刺至肿块前,扣动扳机自动完成整个取材过程。②半自动活检枪,将带槽的穿刺针针芯刺入肿块内,扣动扳机使套管针达到切割针针端,完成取材(图14-1)。

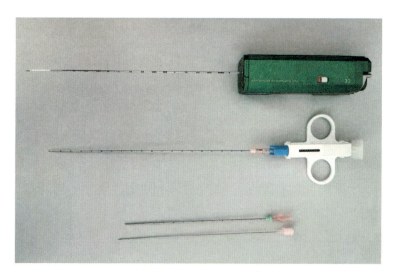

图14-1　自动活检枪、半自动活检枪、PTC针

（三）穿刺操作方法

受检者取适宜体位,详细扫查,确定进针点和穿刺路径。常规消毒、铺巾,利多卡因局部麻醉。在超声引导下沿选定的穿刺路径进针,穿刺针针尖呈等号状强回声。穿刺针针尖到达病灶边缘时,分别采取以下相应操作方式:

1. 细胞学检查　将PTC穿刺针继续刺入病灶内的预定区,拔出针芯,接10ml针筒抽吸,在保持负压状态下,针尖在病灶内小幅度前后移动3~4次,解除负压后拔针。立即将抽吸物推至玻片上,用95%乙醇溶液固定。

2. 组织学活检

（1）手动取材:提拉活检针的针栓后,迅速将针推入病灶内的预定区,停顿1~2s,旋转离断组织后退针。

（2）半自动式取材:将针尖继续刺入病灶内1cm或2cm后,扣动扳机,击发后退针即可。

（3）自动式取材:在针尖刺至病灶表面时,扣动扳机击发后退针即可。

取材后把标本粘到滤纸片上保持直线状,置于10%甲醛溶液固定。每例一般取材3~4次。

（四）注意事项和并发症

1. 注意事项

（1）术前训练受检者屏气,避免咳嗽和急剧的呼吸动作。

（2）当针尖显示不清时,可稍微调整探头角度。

（3）病灶中部坏死液化时应避开坏死区在周边取材。

（4）术后局部适当加压,卧床观察4h以上。

2. 并发症　常见并发症有疼痛、出血等,一般无需特殊处理。

二、囊性病变介入治疗

超声引导下穿刺可在明确诊断的基础上对有适应证的囊肿进行抽吸及硬化治疗。

（一）适应证和禁忌证

1. 适应证　直径>5cm的肝、肾和卵巢囊肿;肝肾囊肿有压迫症状者;多囊肝或多囊肾为缓解症状,对直径>5cm囊肿抽吸减压;胰腺假性囊肿抽吸治疗或引流;甲状腺等表浅囊肿抽吸硬化治疗。

2. 禁忌证　有严重出血倾向者;乙醇过敏者;肿瘤性囊肿;与胆道、肾盂和胰管等重要管道相通的"囊肿";不能配合者。

（二）术前准备

1. 受检者准备　禁食4~6h。常规进行血常规、尿常规、凝血功能、肝肾功能、血压和心电图检查。向受检者说明治疗过程并签署知情同意书。

2. 器械准备　彩色多普勒超声诊断仪,专用穿刺探头或附设穿刺引导架。16~21G PTC 针。

3. 硬化剂　常用医用无水乙醇注射液。

（三）穿刺操作方法

受检者取适宜的体位。全面扫查靶器官,确定穿刺部位和穿刺路径。常规消毒、铺巾,利多卡因局部麻醉。在实时超声监视下沿着确定的穿刺路径进针,当针尖到达囊腔中部时暂停,拔出针芯接上注射器抽液。抽净囊液,注入 2% 利多卡因 5~10ml 麻醉囊壁,然后缓慢注入无水乙醇,注入量为抽出囊液量的 1/4~1/3。全部抽出所注无水乙醇,再重复 2~3 次(末次保留 3min)。抽出残余液体,退针前再次注入少量利多卡因减少疼痛刺激 (图 14-2)。

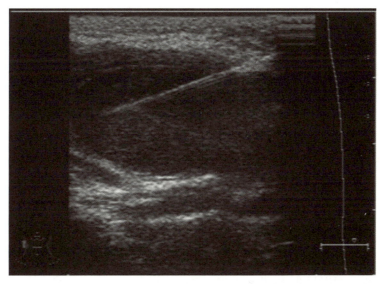

A. 穿刺针进入囊内

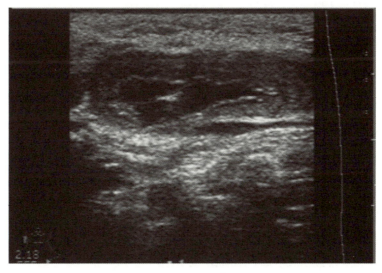

B. 囊液抽吸后

图 14-2　囊肿介入治疗声像图

（四）注意事项和并发症

1. 注意事项

（1）抽完囊液注入无水乙醇前要控制呼吸，确保针尖在囊腔内，不能确定时禁止注入。

（2）肾囊肿抽液后先做蛋白凝固实验：将无水乙醇缓慢注入盛囊液的试管内，上层液体形成白色絮状物表明囊液非尿液，可硬化治疗。

（3）一次注入无水乙醇量一般不超过 100ml。

（4）部分囊肿术后因无菌性炎症反应渗出增多可囊腔再现，多在 2~3 个月后逐渐缩小或闭合。

2. 并发症

（1）疼痛：少见，乙醇渗漏刺激脏器被膜，可在短时间内消失。

（2）出血：囊内出血应立即注入无水乙醇并保留 5min 后抽出，反复冲洗至清亮。

（3）发热：少见，一般不超过 38.5℃，无需特殊处理。

（4）醉酒样反应：个别有轻微的皮肤潮红、头晕、恶心等，无需特殊处理。明显醉态应停止治疗。

三、超声引导下消融治疗

有化学消融、物理消融等方式。化学消融是向肿瘤病灶内注入无水乙醇等化学物质，使肿瘤细胞脱水、坏死、崩解，灭活肿瘤。物理消融是通过加热或冷冻局部组织来灭活肿瘤的治疗方法，包括微波、射频和激光等消融以及冷冻治疗。其适用于肝、肾、甲状腺、乳腺和肺等脏器的部分实质性肿瘤的治疗。

（一）肝癌无水乙醇注射治疗

1. 适应证与禁忌证

（1）适应证：直径≤3cm 的小肝癌；癌结节数目≤3 个；肿瘤位置特殊或因病灶多发而不能手术切除者。

（2）禁忌证：巨大肝癌；弥漫性肝癌或合并广泛门静脉癌栓；远处转移；严重出血倾向；肝功能失代偿伴黄疸及大量腹水者。

2. 术前准备

（1）受检者：检查血常规、凝血功能、肝功能和甲胎蛋白等，结合相关影像学检查进行评估。与患者沟通讲解治疗过程。签署治疗知情同意书。

（2）器械与药品：彩色多普勒超声诊断仪，穿刺探头或配有穿刺的引导器。20~22G PTC 针。99.5% 以上的医用无水乙醇、麻醉药和止痛药等。

3. 操作技术　受检者取仰卧或右前斜位。常规扫查肝并重点观察癌灶，确定穿刺部位和穿刺路径。常规消毒、铺巾，局部注射麻醉药直至肝包膜。在实时超声监视下沿着确

218

定的穿刺路径进针,将细针直接刺入肿块深部后退出针芯,接上抽入无水乙醇的针筒,缓慢注入无水乙醇并边注射边退针,注射过程中观察弥漫增强回声的范围覆盖肿块,即可停止推注,插入针芯并退针。为减轻疼痛,穿刺针退至近肝包膜时,抽出针芯接上抽入利多卡因的针筒边推注边将穿刺针退至体外(图 14-3)。

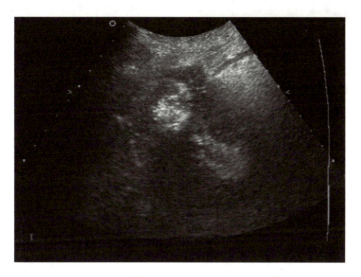

图 14-3　肝癌无水乙醇注射治疗声像图

无水乙醇用量(V): $V=4/3\pi(r+0.5)^3$,式中 r 为肿瘤半径。

每周 2~3 次,4~6 次为一疗程。

(二)肝癌微波消融治疗

将微波消融针置于肿瘤内辐射微波,使局部温度升高,导致肿瘤细胞中的蛋白质变性凝固而灭活。

1. 适应证与禁忌证

(1)适应证:单发肿瘤,直径≤5cm;多发肿瘤,数目≤3 个,最大径≤3cm;无癌栓或肝外转移;肿瘤距肝门部肝总管、肝左右管的距离大于 5mm;肝功能蔡尔德-皮尤改良评分 A 级或 B 级,无或少量腹水;对于病灶较大、数目较多,一般情况较好者,亦可行微波消融姑息性治疗,以缓解病情。

(2)禁忌证:巨大肝癌;弥漫性肝癌或合并广泛门静脉癌栓;远处转移;不能纠正的严重凝血功能障碍者;肝功能蔡尔德-皮尤改良评分 C 级;顽固性大量腹水合并肝性脑病者。

2. 术前准备

(1)受检者:基本同肝癌无水乙醇注射治疗。

(2)器械与药品:①彩色多普勒超声诊断仪,穿刺探头或穿刺引导装置。②微波消融仪,消融微波源常用频率为 2 450MHz 或 915MHz,常用功率为 40~60W。一次性微波消融针,常用 14~16G,国内多采用硬质裂隙水冷式,其硬质缝隙发射天线内置水冷循环装置(图 14-4);测温针用于治疗中实时测量消融区的温度。③麻醉、止血、镇痛镇静

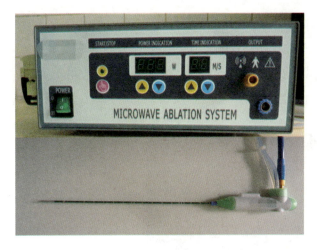

图 14-4　微波消融仪与微波消融针

（3）制订方案：进行超声、CT 或 MRI 检查，全面评估肿瘤情况，制订合理的进针路径和布针方案。

3. 操作技术　患者取仰卧位或右前斜位。建立静脉通道，可静脉给用镇静镇痛药。超声扫查选择最佳穿刺点和进针路径。常规消毒、铺巾，2% 利多卡因局部麻醉，尖刀在穿刺点皮肤上切开 0.2cm 小口。超声引导下将微波消融针穿刺至肿瘤最深部，采取由深到浅分段凝固、多点多部位凝固。一般使用 50~60W，300s。消融时微波辐射区超声显示呈高回声（图 14-5），之后逐渐减低呈低回声。消融范围应覆盖整个肿瘤及肿瘤边缘的正常组织 0.5cm。治疗完毕，拔针时仍保持微波辐射，以预防针道出血和肿瘤种植。消融时最好导入测温针监测微波辐射区温度。

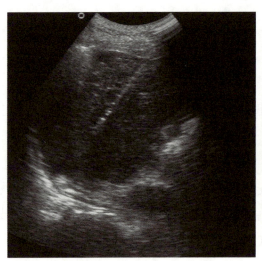

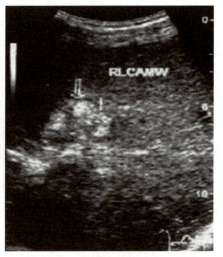

A. 微波治疗针进入肿瘤　　　　B. 微波消融局部回声增高

RL：右肝；箭头：治疗后癌肿。

图 14-5　肝癌微波消融治疗声像图

4. 并发症

（1）疼痛：常见，数日后可缓解，若剧烈疼痛可给予止痛药。

（2）出血：有出血倾向者术前对症治疗，术中避开血管。

（3）发热：多为肿瘤坏死产生的吸收热所致，一般 <38.5℃，无需特殊处理。

　　介入性超声是在超声引导下完成组织活检、囊肿或脓肿抽吸注药、置管引流、肿瘤消融灭活和体腔积液抽吸等微创操作,以达到诊断和治疗的目的,可以避免某些外科手术而能达到与手术相媲美的效果,具有无X射线损伤、微创、简便和效费比高等优点。

（宫　凯）

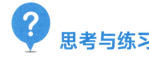

思考与练习

一、名称解释

介入性超声

二、填空题

1. 超声消融治疗仪分为_____、_____、_____。

2. 组织活检枪分为_____、_____。

3. 选择穿刺路径时要_____、_____、_____。

三、简答题

1. 超声引导下穿刺活检有哪些注意事项?

2. 超声引导下囊性病变介入治疗穿刺方法是什么?

四、案例分析题

　　患者女性,39岁,下腹部闷胀不适半年。超声检查于左侧附件区见一大小约8.9cm×7.8cm无回声团块,壁薄而光滑,边界清楚,后方回声增强。

请问:

1. 该患者可能的诊断是什么?

2. 该患者都可选择哪些治疗方法?

3. 如果选择超声引导下介入治疗,有哪些注意事项?

第十五章 超声图像存储传输与图文处理

15章 数字资源

学习目标

1. 具有高度的责任心和良好的职业道德,尊重并关心受检者。
2. 掌握超声图像接收、存储与传输的方法。
3. 熟悉超声图文报告的基本书写格式与要求。
4. 了解超声工作站的基本功能。
5. 学会超声图文工作站的基本操作,能初步编辑图文报告。

案例导入

患者男性,50岁,因胸闷、心前区不适等,进行心脏彩色多普勒超声检查。

请问:

1. 检查过程中如何接收与存储心脏静态和动态声像图?
2. 编辑并打印一份心脏彩色多普勒超声心动图报告。

第一节 超声图像传输与存储

随着超声图像全数字化与计算机影像信息处理技术的快速发展,超声信息系统(ultrasound information system,UIS)已成为医院信息系统(hospital information system,HIS)和影像存储与传输系统(picture archiving and communication system,PACS)的重要组成部分。UIS应用计算机软硬件和网络通信等技术,实现超声图像采集、传输、处理、存储、图文报告和科室管理等功能。

一、DICOM 标准与 DICOM 格式图像

（一）DICOM 标准

DICOM（digital imaging and communications in medicine）中文含义为医学数字影像存储和传输，DICOM 标准是医疗影像设备图像数据信息输出、存储和传输等所遵循的协议标准。该标准定义了影像及相关信息的组成格式和交换方法。应用 DICOM 标准可使不同医疗影像设备实现硬件接口、软件命令集和数据格式的一致性，通过符合 DICOM 标准的数据接口可使不同医疗设备产生的医学图像及其相关信息能在不同系统与应用之间传输、存储、浏览和交换等。

（二）DICOM 格式图像

DICOM 标准将超声、CT、MR 等医学影像设备产生的图像从 Patient、Study、Series 和 Image 四个层次定义成 DICOM 格式文件，在 Patient 中包含了患者的基本资料（姓名、性别、年龄等）和医生指定的检查（Study）；在 Study 中包含了检查种类（如超声、CT、MR 等）和指定检查的 Series；在 Series 中包含检查的技术条件（千伏、毫安等）和图像（Image），一个 DICOM 图像文件中包含一帧或多帧图像。

二、超声图像的分类与格式

超声图像分为静态图像和动态图像（视频影像）。静态图像主要有 JPG、TIF 和 DICOM 等格式；动态图像主要有 MP4、WMV 和 DICOM 等格式。

医学影像静态图像通常保存为多幅单帧 DICOM 图像文件，而动态图像则保存为一个由连续多帧组成 DICOM 图像文件。DICOM 格式图像属于原始图像数据信号，没有失真，可以转化为计算机通用格式图像或影像如 JPG、TIF、WMV、MP4 等格式，转化为其他格式会有不同形式的压缩，造成一定图像信息的丢失，但不影响诊断。

三、超声图像的接收与传输

超声诊断仪通过标准接口连接医院 HIS 和超声图文工作站（简称工作站，下同），支持高清晰度多媒体接口（HDMI）、S 端子和通用串行总线（universal serial bus，USB）等标准接口输出超声图像，通过工作站采集与编辑超声图像信息，并遵循 DICOM 协议标准在 HIS 系统或 PACS 系统中传输和存储。

（一）模拟图像接收

工作站的图像采集卡直接连接超声诊断仪的图像输出接口，利用采集卡的图像抓取功能捕捉静态图像或动态图像。

（二）DICOM 格式图像

工作站使用 DICOM 网关软件部件来实现 DICOM 图像的接收。DICOM 网关常驻系统内存,它使用特定的端口接收来自超声诊断仪的图像发送请求,接收存储超声诊断仪发送过来的符合 DICOM 格式标准的图像,实现数字图像原始信息的实时传输,图像质量高。

四、超声图像的存储与备份

（一）超声图像存储

通过工作站可以接收、存储、编辑和查阅超声图像与报告。工作站从超声设备采编图像及相关信息,并同步传输到医院信息系统 HIS 或 UIS（PACS）主服务器中存储,通常静态图像保存为多幅单帧的 DICOM、JPG 或 TIF 格式图像文件,而动态图像则保存为一个由连续多帧组成的 DICOM、WMV 或 MP4 格式图像文件。

（二）超声图像备份

通常在 HIS（PACS）服务器上对存储的图像等信息进行同步备份存储,以保证数据安全。如果工作站仅连接超声诊断仪,由于超声同时产生静态图像和动态图像存储,而动态图像占有较大的存储空间,考虑到工作站存储容量,可用移动硬盘或 DVD 光盘定期对存储的图像文件进行备份数据迁移。

第二节　超声图文工作站功能介绍

超声图文工作站由电子计算机与相关软件等构成,通过接口连接超声诊断仪和 HIS（PACS）,部分工作站仅与超声诊断仪连接。在工作站上可以完成超声图像的接收、处理、传输、存储、分析与报告,开展教学科研、质量控制和科室管理等工作。

一、信 息 登 记

指在工作站上录入受检者相关信息的过程。可以手动输入或使用 HIS 接口直接用就诊卡/号（社保卡/号、住院号）等调出受检者基本信息（图 15-1）,并保存到超声数据库中。其兼具叫号功能。

二、图像接收与处理

1. 图像接收　在超声检查诊疗过程中,工作站上动态、静态图像与超声设备同步显示,便于工作人员观察与记录。对感兴趣或有意义的声像图通过脚踏开关、手拍按钮或鼠标等方式采集到工作站内（图 15-2）。可自定义每例受检者声像图的采集数量。由于动态图像的存储量大,采集图像通常需要集成实时编码压缩功能,以减少动态图像所占用的存储空间。

2. 图像处理　在工作站上可以对采集的静态、动态图像进一步编辑处理,如缩放、裁剪、旋转和亮度与对比度调整等,部分可以对图像进行距离、周长及面积等测量。

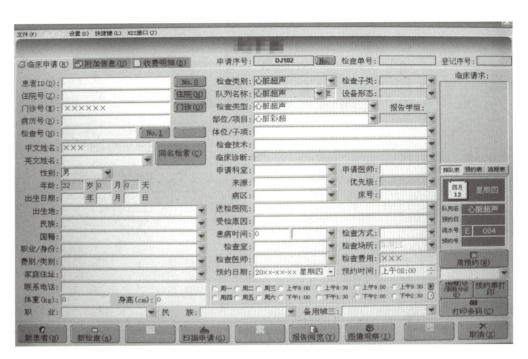

图 15-1　超声工作站信息登记界面图

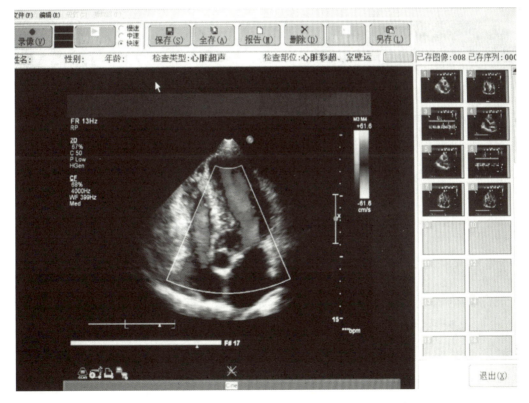

图 15-2　超声工作站图像采集界面图

三、报告编辑与打印

1. 报告编辑　使用工作站的报告模板工具（图 15-3），编写报告的描述内容和诊断意见，并输出超声报告。超声报告模板有典型病例模板和向导式综合模板等类型。

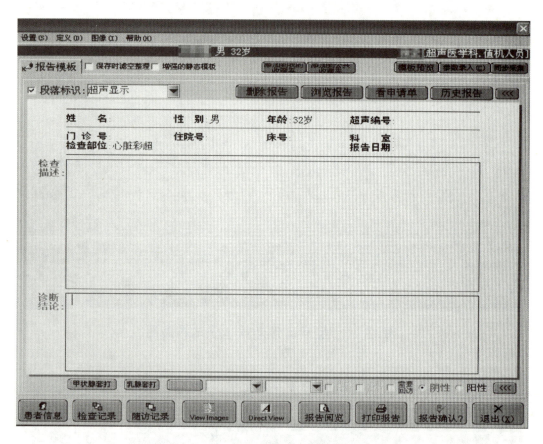

图 15-3　超声工作站图文报告模板图

2. 报告打印　经过系统排版、采用规范格式、统一打印报告。可以用打印机直接打印输出超声报告，也可以通过医院 HIS（PACS）直接调阅。

四、图像备份与教学科研

1. 数据备份　工作站可以对存储的患者检查数据备份及恢复，支持硬盘、光盘等多种方式存储与备份。工作站采集的图像和编辑的报告等信息同步传输到医院 HIS（PACS）主服务器存储与备份。

2. 科研教学　可以随时查阅、打印已存储的图像和报告等信息，方便地进行科内、院内和医院之间的病例讨论，可以进行统计分析处理，制作典型病例幻灯片，用于学术研讨。依权限相关医院的超声图像和诊断报告等信息可共享与交流。

五、科 室 管 理

指超声科室的信息化管理工作,包括工作量统计、患者统计、计费统计、设备情况和超声工作质量控制等。

第三节　超声报告书写规范与格式

超声报告是将超声检测到的全部信息用数据、文字、图像或录像等方式记录下来,结合临床症状和其他检查进行综合分析,提出诊断意见,供临床参考。

一、超声报告书写规范

超声诊断报告是超声检查诊疗的最终结果,是临床治疗的重要依据,诊断报告反映了超声检查全过程的质量与水平。一份规范的超声诊断图文报告书应包括受检者基本信息、使用设备、检查程序、技术参数、典型声像图、记录描述和诊断意见等,反映超声检查者观察是否全面以及诊断的思路是否正确。因此在超声影像质量控制中,规范化书写超声诊断报告非常重要。遵循超声报告基本格式要求,客观准确地记录所见,使用超声专业术语描述声像图表现,避免主观性用语或修辞,超声诊断意见或提示疾病采用《国际疾病分类》(第11版)命名。

二、超声报告的基本格式及要求

超声报告的格式各医院之间有所不同,但超声报告的基本格式与要求相似。主要有以下组成部分(图15-4):

(一)医疗机构名称

医疗机构名称指具有医疗执业资格和独立法人资格的医疗机构名称,应与《医疗机构执业许可证》上的名称一致。一般位于超声报告的首行。

(二)报告名目

报告名目指超声检查或治疗报告的规范化名称,由超声的类型、方式、目的等要素构成。一般位于超声报告的第二行。

(三)一般信息

一般信息指患者的基本信息和相关的临床信息,包括患者的姓名、性别、年龄、申请科室、住院号、病区、床号、超声编号、仪器型号、检查与报告日期等。一般位于超声报告的第三行或栏目。

××××× 医院

超声影像图文报告单

姓名：xxx　　　　性别：x　　　年龄：xx　　　　超声编号：xxxxx

科室：xx　门诊号：xxxxxxx　　　住院号：　　　病区：　　床号：
检查项目：肝胆胰脾肾彩色多普勒超声　　　　　仪器型号：xxxx
检查日期：xxxx.xx.xx　　　　　　　报告日期：xxxx.xx.xx

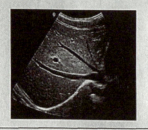 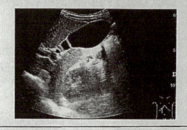

超声所见：
　　肝左叶厚约 6.5cm。右叶肋下斜径约 12.3cm，肝包膜光滑，肝实质回声均匀。肝内血管显示清，分布正常，门静脉内径约 0.8cm。肝内外胆管无扩张。
　　胆囊大小约 2.6x7.2cm，囊壁薄而光滑，囊内透声好，局部无压痛。
　　胰腺形态规整，被膜光滑，实质回声均匀，胰管无扩张。
　　脾厚约 3.6cm，形态规则，回声均匀。
　　双肾大小、形态正常，肾皮质与髓质回声清楚，肾窦回声无分离。

超声提示：
　　肝胆胰脾肾未见明显异常回声

报告记录：xxx　　　　审核医师：xxx　　　　检查医师：xxx

备注：超声提示仅供临床医生在诊断、治疗疾病时参考，不做任何证明材料。

图 15-4　超声图文报告示例图

（四）超声项目

超声项目指超声检查或超声治疗的具体项目，由超声检查的部位、脏器以及介入超声的方式、途径、目的等要素构成。

（五）超声图像

超声图像指从超声检查诊疗过程中所采集与存储的声像图中，选出数幅对诊断最有价值、最具特征的声像图编辑于报告中,通常位于超声描述部分的上方。

（六）超声描述

客观地、准确地记录超声诊疗过程中的阳性所见,用规范化的专业术语概括性的描述,层次分明。可以按检查脏器的先后顺序依次描述,亦可先重点后次要地描述。描述内容应与诊断意见相呼应,不用主观性修饰。与诊断有关的阴性结果可以适当加以说明。

（七）超声提示

也称超声意见或超声诊断,是超声图文报告的结论部分。对超声诊疗进行全面综合分析判断,并结合临床与相关实验室结果而得出超声提示。用标准疾病名称,简明扼要。超声提示通常分为肯定性、否定性、可能性及征象性诊断,对后两种诊断,可以建议进一步检查。超声提示一般放置在超声报告的左下方区域。

（八）签名

通常由两名医生签名。报告医生是完成超声操作、获取超声影像、做出分析判断的医生,承担相关的医疗责任和法律责任;审核医生负责报告内容的审核,应为上级医生或副高级职称以上医生。医生签名前应检查核对报告内容,签名清晰工整。

本章小结 本章简要介绍了超声图像的格式、输出、接收、存储和传输,以及超声图文工作站的基本功能,着重讲述了超声图文报告的基本格式与要求。

（姜　璐）

思考与练习

一、名称解释

1. DICOM 标准

2. 超声工作站

二、填空题

1. 超声图像分为_____和_____两类。

2. 超声图文工作站的主要功能包括_____、_____、_____、_____等。

三、简答题

超声图文报告基本格式包括哪些内容?

附　录

实　训　指　导

实训1　B超和M超功能调节与操作

【实训目的】

1. 掌握B型超声诊断仪常用功能调节方法,超声检查的基本扫查方法及图像方位的识别。

2. 熟悉超声诊断仪的基本构造和M超扫查基本操作。

3. 了解超声诊断仪的维护及超声工作室的规章制度。

【实训准备】

1. 多种型号超声诊断仪、各种探头、检查床及耦合剂等。

2. 超声诊断仪构造多媒体、教学视频等。

【实训学时】

2学时。

【实训方法与结果】

（一）实训方法

1. 教师示教

（1）介绍超声检查室的设备配置、超声诊断仪基本结构和工作规范。

（2）演示超声诊断仪的开机、关机。

（3）介绍探头、频率与预置条件的选择,总增益、时间增益补偿和聚焦的调节,图像冻结和常规测量计算的应用,认识声像图方位。

（4）演示B超和M超扫查基本操作,显示B超和M超声像图。

（5）强调超声诊断仪的操作注意事项。

2. 学生上机操作

（1）在教师的带领下熟悉超声实验室。

（2）结合教师的讲解熟悉超声诊断仪。

（3）上机练习超声诊断仪的基本操作和调节。

（4）总结超声诊断仪的操作注意事项。

3. 教师指导　教师在学生操作过程中,随时解答学生提出的问题,并对学生有疑问的操作进行指导。

（二）实训结果

1. 学生认识超声诊断仪,了解超声实训室规范。

2. 能正确使用超声诊断仪并能够对机器上的参数进行设置和调节。

【实训评价】

1. 学生通过检测、自评达到预期的实训目的和要求。

2. 教师针对学生操作过程中所存在的问题及原因择机点评,提出改进的办法和措施。

（游晓功）

实训 2 彩色和频谱多普勒超声功能调节与操作

【实训目的】

1. 掌握彩色多普勒超声功能调节方法。

2. 熟悉频谱多普勒超声功能调节方法。

3. 了解多普勒超声的工作原理。

【实训准备】

1. 彩色多普勒超声诊断仪并配有多种类型探头,检查床及耦合剂等。

2. 信息化教学设备,如多媒体、超声课件和视频等。

【实训学时】

2 学时。

【实训方法与结果】

（一）实训方法

1. 教师示教

（1）教师演示彩色多普勒取样部位与范围、彩色速度标尺、彩色增益、彩色偏转和滤波器等功能调节,演示彩色多普勒基本检查操作。

（2）教师演示频谱多普勒超声取样线角度、取样容积、速度标尺和基线的调节,演示频谱多普勒基本检查操作。

（3）教师讲解分析彩色多普勒声像图和频谱多普勒声像图。

2. 学生上机操作

（1）上机练习彩色多普勒和频谱多普勒主要功能调节。

（2）上机练习彩色多普勒和频谱多普勒基本检查操作。

3. 教师指导 教师在学生操作过程中,随时解答学生提出的问题,给予技术上的指导,并对不正确、不规范的操作进行纠正。

（二）实训结果

1. 学生能学会彩色多普勒和频谱多普勒主要功能调节方法,正确操作超声设备。

2. 能初步认识并分析彩色多普勒和频谱多普勒声像图。

1. 学生通过检测、自评达到预期的实训目的和要求。

2. 教师针对学生操作过程中所存在的问题及原因和实训报告中的共性问题择机点评,提出改进的办法和措施。

（游晓功）

实训 3　肝超声检查方法及测量

【实训目的】

1. 掌握肝超声检查前准备、检查体位、检查方法及测量。

2. 熟悉肝的分叶分段方法。

3. 了解肝扫查时超声诊断仪的调节。

【实训准备】

1. 彩色多普勒超声诊断仪。

2. 医用耦合剂、卫生纸等。

3. 超声工作站存储图像、数字化课件、多媒体等超声资料图片。

【实训学时】

3 学时。

【实训方法与结果】

（一）实训方法

1. 教师演示讲解肝超声的扫查方法,肝超声测量,注意事项,示教后分组实训。

2. 超声诊断仪的选择与调节

（1）探头选择:选用凸阵或线阵探头,频率一般为 2.5~3.5MHz。

（2）超声预置条件调节:预置条件选择为腹部肝条件,选择 1~3 个聚焦点,动态范围调节适当。

3. 被检查者一般采取仰卧位,也可斜卧位,充分暴露被检查部位,并涂以超声耦合剂。

4. 按顺序对肝进行纵断面、横断面、斜断面扫查。

5. 按肝超声测量标准,测量出各径线超声值。

（二）实训结果

1. 每名学生能较规范完成肝右叶最大斜径、肝左叶长度及厚度、门静脉内径的测量。

2. 能显示出符合测量要求的两个相应切面的标准声像图。

3. 培养学生以科学的、辩证的思维方法进行实训,尤其是从肝二维图像向"三维立体图像"思维构建和判断能力的培养更为重要。

【实训评价】

1. 学生通过检测、自评达到预期的实训目的和要求。

2. 教师针对学生操作过程中所存在的问题及原因和实训报告中的共性问题择机点评,提出改进的办法和措施。

（游晓功）

实训4　肝主要切面扫查操作和标准切面声像图分析

【实训目的】

1. 掌握肝超声主要切面扫查操作技术。

2. 熟悉肝标准切面声像图并加以分析。

3. 了解肝扫查时超声诊断仪的调节。

【实训准备】

1. 彩色多普勒超声诊断仪。

2. 医用耦合剂、卫生纸等。

3. 超声工作站存储图像、数字化课件、多媒体等超声资料图片。

【实训学时】

2学时。

【实训方法与结果】

（一）实训方法

1. 教师示教

（1）探头选择：选用凸阵或线阵探头，频率一般为2.5~3.5MHz。

（2）超声预置条件调节：预置条件选择为腹部肝条件，选择1~3个聚焦点，动态范围调节适当。

（3）肝超声扫查流程：被检查者一般采取仰卧位，也可斜卧位，充分暴露被检查部位，并涂以超声耦合剂。按先后顺序进行扫查：沿腹主动脉纵切面、沿下腔静脉纵切面、沿胆囊纵切面、右肋缘下经第一和第二肝门斜切等。

（4）分析标准切面声像图：分析讲解标准切面显示的主要结构，标准切面图像显示的范围、亮度、对比等基本要求。

（5）演示超声预置条件、体位、呼吸动作等因素对肝超声扫查效果的影响。

2. 学生上机操作　学生根据教师的操作演示，逐一上机完成沿腹主动脉纵切面、沿下腔静脉纵切面、剑突下横切、沿胆囊纵切面、右肋缘下经第二肝门斜切等。

3. 教师巡回指导　教师在学生操作过程中，随时给予操作技术指导、不规范操作的纠正和问题答疑。

（二）实训结果

1. 每名学生能较规范完成常用切面扫查操作。

2. 能显示出常用切面的标准声像图。

3. 培养学生严肃认真、实事求是的工作态度和以患者为中心的良好职业道德。

【实训评价】

1. 学生通过检测、自评达到预期的实训目的和要求。

2. 教师针对学生操作过程中所存在的问题及原因和实训报告中的共性问题择机点评，提出改进的办法和措施。

（游晓功）

实训5 胆系超声检查

【实训目的】

1. 掌握胆系超声检查前准备、检查体位、扫查方法和标准切面声像图表现。

2. 熟悉超声仪调节使用和常见病声像图表现。

3. 了解多普勒超声的胆系应用。

【实训准备】

1. 彩色多普勒超声诊断仪。

2. 医用耦合剂、卫生纸等。

3. 超声工作站存储图像、数字化课件、多媒体等超声资料图片。

【实训学时】

2学时。

【实训方法与结果】

（一）实训方法

1. 教师示教

（1）探头选择：选用凸阵或线阵探头，频率一般为2.5~3.5MHz。

（2）超声预置条件调节：预置条件选择为腹部，选择2~3个聚焦点，动态范围调节适当。

（3）胆道超声扫查流程：逐一演示胆囊纵切、胆囊横切、剑突下横切、右肋间斜切和右上腹腹直肌外缘斜纵切的扫查方法。

（4）分析标准切面声像图：分析讲解标准切面显示的主要结构，标准切面图像显示的范围、亮度和对比等基本要求。

（5）演示超声预置条件、体位、呼吸动作和肠气等因素对胆道超声扫查效果的影响。

2. 学生上机操作　学生根据教师的操作演示，逐一上机完成胆囊纵切、胆囊横切、剑突下横切、右肋间斜切和右上腹腹直肌外缘斜纵切等切面的扫查。

3. 教师巡回指导　在学生操作过程中，教师随时给予操作技术指导，对不规范操作予以纠正并回答学生的问题。

（二）实训结果

1. 每名学生能较规范地完成上述标准切面扫查操作并能显示相应切面的标准声像图。

2. 能指认出标准声像图的方位和显示的主要结构。

【实训评价】

1. 学生通过检测、自评达到预期的实训目的和要求。

2. 教师针对学生操作过程中所存在的问题及原因和实训报告中的共性问题择机点评，提出改进的办法和措施。

（游晓功）

实训 6　胰腺超声检查

【实训目的】

1. 掌握胰腺超声检查方法、扫查体位和标准切面声像图表现。

2. 熟悉检查前准备、超声仪调节使用和常见病声像图表现。

3. 了解多普勒超声在胰腺的应用。

【实训准备】

1. 彩色多普勒超声诊断仪。

2. 医用耦合剂、卫生纸等。

3. 超声工作站存储图像、数字化课件、多媒体等超声资料图片。

【实训学时】

1学时。

【实训方法与结果】

（一）实训方法

1. 教师示教

（1）探头选择：选用凸阵或线阵探头，频率一般为 2.5~3.5MHz。

（2）超声预置条件调节：预置条件选择为腹部，选择 2~3 个聚焦点，动态范围调节适当。

（3）胰腺超声扫查流程：逐一演示上腹部横切、经腹主动脉纵切、经下腔静脉纵切的扫查方法。

（4）分析标准切面声像图：讲解胰腺标准切面显示要点，强调显示并识别脾静脉声像在超声扫查显示胰腺长轴声像图的重要性，明确胰腺与周围血管的毗邻关系，分析标准切面图像显示的范围、亮度、对比等基本要求。

（5）演示超声预置条件、体位、呼吸动作、肠气等因素对胰腺超声扫查效果的影响。

2. 学生上机操作　学生根据教师的操作演示，逐一上机完成上腹部横切、经腹主动脉纵切、经下腔静脉纵切等切面的扫查。

3. 教师巡回指导　教师在学生操作过程中，随时给予操作技术指导、不规范操作的纠正和问题答疑。

（二）实训结果

1. 每名学生能较规范完成上述三个切面以上扫查操作。

2. 能显示出上述三个以上切面的标准声像图。

【实训评价】

1. 学生通过检测、自评达到预期的实训目的和要求。

2. 教师针对学生操作过程中所存在的问题及原因和实训报告中的共性问题择机点评，提出改进的办法和措施。

（游晓功）

实训 7 脾超声检查

【实训目的】

1. 掌握脾超声检查前准备、检查体位、扫查方法和标准切面声像图表现。

2. 熟悉超声仪调节使用和常见病声像图表现。

3. 了解多普勒超声的脾应用。

【实训准备】

1. 彩色多普勒超声诊断仪。

2. 医用耦合剂、卫生纸等。

3. 超声工作站存储图像、数字化课件、多媒体等超声资料图片。

【实训学时】

1 学时。

【实训方法与结果】

（一）实训方法

1. 教师示教

（1）探头选择：选用凸阵或线阵探头，频率一般为 3.5~5MHz。

（2）超声预置条件调节：预置条件选择为腹部，选择 2~3 个聚焦点，动态范围可略小些。

（3）脾超声扫查流程：逐一演示左肋间斜切、左肋间冠状切的扫查方法。

（4）分析标准切面声像图：分析讲解标准切面显示的主要结构，标准切面图像显示的范围、亮度和对比等基本要求。

（5）演示超声预置条件、体位、呼吸动作等因素对脾超声扫查效果的影响。

2. 学生上机操作 学生根据教师的操作演示，逐一上机完成左肋间斜切、左肋间冠状切等切面的扫查。

3. 教师巡回指导 在学生操作过程中，教师随时给予操作技术指导，对不规范操作予以纠正并回答学生的问题。

（二）实训结果

1. 每名学生能较规范完成上述标准切面扫查操作并能显示相应切面的标准声像图。

2. 能指认出标准声像图的方位和显示的主要结构。

【实训评价】

1. 学生通过检测、自评达到预期的实训目的和要求。

2. 教师针对学生操作过程中所存在的问题及原因和实训报告中的共性问题择机点评，提出改进的办法和措施。

（游晓功）

实训 8　胃肠超声检查

【实训目的】

1. 掌握胃肠超声检查前准备、检查体位、扫查方法和标准切面声像图表现。

2. 熟悉超声仪调节使用和常见疾病声像图表现。

3. 了解多普勒超声的胃肠应用。

【实训准备】

1. 彩色多普勒超声诊断仪。

2. 医用耦合剂、卫生纸等。

3. 超声工作站存储图像、数字化课件、多媒体等超声资料图片。

【实训学时】

2 学时。

【实训方法与结果】

（一）**实训方法**

1. 教师示教

（1）探头选择：选用凸阵或线阵探头，频率一般为 2.5~3.5MHz。

（2）超声预置条件调节：预置条件选择为腹部，选择 2~3 个聚焦点，动态范围调节适当。

（3）胃肠超声扫查流程：逐一演示食管下段和贲门、胃底、胃体大小弯、胃前后壁、胃窦、十二指肠、大肠等横切、纵切、斜切的扫查方法。

（4）分析各切面声像图：分析讲解胃肠不同切面显示的主要结构，以及各切面图像显示的范围、亮度和对比等基本要求。

（5）演示超声预置条件、体位、肠道气体及内容物等因素对胃肠超声扫查效果的影响。

2. 学生上机操作　学生根据教师的操作演示，逐一上机完成胃肠纵切、横切、斜切等切面的扫查。

3. 教师巡回指导　在学生操作过程中，教师随时给予操作技术指导，对不规范操作予以纠正并回答学生的问题。

（二）**实训结果**

1. 每名学生能较规范完成胃肠超声扫查操作。

2. 能显示出胃肠三个以上切面的标准声像图。

3. 能指认出标准声像图的方位和显示的主要结构。

【实训评价】

1. 学生通过检测、自评达到预期的实训目的和要求。

2. 教师针对学生操作过程中所存在的问题及原因和实训报告中的共性问题择机点评，提出改进的办法和措施。

（游晓功）

实训 9　泌尿系统及前列腺超声检查

【实训目的】

1. 掌握肾脏、膀胱、输尿管、前列腺的扫查方法及常用切面声像图表现。

2. 熟悉超声仪调节使用和常见病声像图表现。

3. 了解多普勒超声的泌尿系及前列腺的应用。

【实训准备】

1. 彩色多普勒超声诊断仪。

2. 医用耦合剂、卫生纸。

3. 超声工作站储存图像、数字化课件、多媒体等超声资料图片。

【实训学时】

3 学时。

【实训方法与结果】

（一）实训方法

1. 教师示教

（1）探头选择：选用凸阵探头，频率一般为 2.5~3.5MHz。

（2）超声预置条件调节：预置条件选择为腹部肾脏条件，选择 2~3 个聚焦点，动态范围调节适当。

（3）演示超声扫查流程：肾脏按顺序经背部进行纵切、横切，经侧腰部进行冠状切、横切的扫查。

输尿管：经腹侧腰部、背部沿输尿管走行逐一扫查输尿管。

膀胱与前列腺：经腹纵切、横切连续扫查观察膀胱与前列腺。

（4）分析标准切面声像图：讲解肾脏、输尿管、膀胱及前列腺标准切面显示要点，标准扫查切面操作及常规切面的声像图表现及特点，同时示教正常肾、输尿管、膀胱、前列腺的超声测量方法。强调识别标准声像图的方法，明确扫查脏器与周围组织的毗邻关系，分析标准切面图像显示的范围、亮度、对比等基本要求。

（5）演示超声预置条件、体位、呼吸动作、肠气、扫查方法、探头频率选择等因素对泌尿系统及前列腺超声扫查效果的影响。

2. 学生上机操作　学生根据教师的操作演示，逐一上机完成肾脏背部、侧腰部的纵切、横切面的扫查；膀胱及前列腺纵、横切面的扫查。

3. 教师巡回指导　教师在学生操作过程中，随时给予操作技术指导、不规范操作的纠正和问题答疑。

（二）实训结果

1. 每名学生能较规范完成肾脏纵切、横切面扫查，膀胱、前列腺纵切、横切扫查操作。

2. 能显示上述切面声像图并能正确描述切面声像图表现。

3. 对所扫查脏器进行准确测量。

4. 书写实训报告。

1. 学生通过检测、自评达到预期的实训目的和要求。

2. 教师针对学生操作过程中所存在的问题及原因和实训报告中的共性问题择机点评,提出改进的办法和措施。

（游晓功）

实训 10　子宫及附件超声检查

【实训目的】

1. 掌握子宫及附件超声检查前准备、检查体位、扫查方法和标准切面声像图表现。

2. 熟悉超声仪调节使用和常见病声像图表现。

3. 了解多普勒超声的子宫及附件应用。

【实训准备】

1. 彩色多普勒超声诊断仪。

2. 医用耦合剂、卫生纸等。

3. 超声工作站存储图像、数字化课件、多媒体等超声资料图片。

【实训学时】

2 学时。

【实训方法与结果】

（一）实训方法

1. 教师示教

（1）探头选择：选用凸阵或线阵探头,频率一般为 2.5~3.5MHz。

（2）超声预置条件调节：预置条件选择为妇科或腹部,选择 2~3 个聚焦点,动态范围调节适当。

（3）子宫及附件超声扫查流程：膀胱充盈条件下逐一演示子宫纵切、横切及两侧卵巢的扫查方法。

（4）分析标准切面声像图：分析讲解标准切面显示的主要结构,标准切面图像显示的范围、亮度和对比等基本要求。

（5）演示超声预置条件、膀胱不同充盈度时对子宫附件超声扫查效果的影响。

2. 学生上机操作　学生根据教师的操作演示,逐一上机完成子宫附件纵切、横切标准切面的扫查。

3. 教师巡回指导　在学生操作过程中,教师随时给予操作技术指导,对不规范操作予以纠正并回答学生的问题。

（二）实训结果

1. 每名学生能较规范完成上述切面扫查操作。

2. 能显示出上述切面的标准声像图。

3. 能指认出标准声像图的方位和显示的主要结构。

【实训评价】

1. 学生通过检测、自评达到预期的实训目的和要求。

2. 教师针对学生操作过程中所存在的问题及原因和实训报告中的共性问题择机点评,提出改进的办法和措施。

(游晓功)

实训 11　产科超声检查

【实训目的】

1. 掌握超声检查产科的检查前准备、检查体位、检查方法及测量。

2. 熟悉早、中晚期妊娠的声像图分析。

3. 了解多普勒超声的产科应用。

【实训准备】

1. 彩色多普勒超声诊断仪。

2. 医用耦合剂、卫生纸等、产科超声体模。

3. 超声工作站存储图像、数字化课件、多媒体等超声资料图片。

【实训学时】

2 学时。

【实训方法与结果】

（一）实训方法

1. 教师示教

（1）探头选择:选用凸阵或线阵探头,频率一般为 2.5~3.5MHz。

（2）超声预置条件调节:预置条件选择为腹部,选择 2~3 个聚焦点,动态范围调节适当。

（3）产科超声扫查流程:逐一演示妊娠囊或胎体的纵、横、斜切面的扫查方法。

（4）分析标准切面声像图:分析妊娠囊或胎体不同切面显示的主要结构,以及不同切面图像显示的范围、亮度和对比等基本要求。

（5）演示超声预置条件、体位、膀胱充盈情况对超声扫查效果的影响。

2. 学生上机操作　学生根据教师的操作演示,逐一上机完成娠囊或胎体做系列的纵、横、斜切面扫查。

3. 教师巡回指导　在学生操作过程中,教师随时给予操作技术指导,对不规范操作予以纠正并回答学生的问题。

（二）实训结果

1. 每位学生能较规范模拟完成早期妊娠或中晚期妊娠检查操作。

2. 能显示出胎儿三个以上切面的标准声像图。

3. 能指认出标准声像图的方位和显示的主要结构。

【实训评价】

1. 学生通过检测、自评达到预期的实训目的和要求。

2. 教师针对学生操作过程中所存在的问题及原因和实训报告中的共性问题择机点评,提出改进的办法和措施。

(游晓功)

实训 12　心脏二维超声检查

【实训目的】

1. 掌握心脏二维超声检查方法、扫查体位和标准切面声像图表现。

2. 熟悉检查前准备、超声仪调节使用和常见病声像图表现。

【实训准备】

1. 彩色多普勒超声诊断仪。

2. 医用耦合剂、卫生纸等。

3. 超声工作站存储图像、数字化课件、多媒体等超声资料图片。

【实训学时】

3 学时。

【实训方法与结果】

（一）实训方法

1. 教师示教

（1）探头选择：选用相控阵探头，频率一般为 2.5~3.5MHz。

（2）超声预置条件调节：预置条件选择为心脏。选择并调节适宜的增益、动态范围、深度增益补偿、聚焦，以能在二维声像图上清楚显示心脏结构。

（3）心脏二维超声扫查流程：逐一演示胸骨旁左心室长轴切面、胸骨旁心底短轴切面、胸骨旁左心室短轴切面、心尖四腔及五腔心切面、心尖二腔心切面、剑突下四腔心切面的扫查方法。

（4）分析标准切面声像图：讲解心脏标准切面显示要点，强调显示的心脏结构在诊断心脏疾病方面的重要性，明确各标准切面的主要作用。

（5）演示超声预置条件、体位、呼吸动作等因素对心脏超声扫查效果的影响。

2. 学生上机操作　学生根据教师的操作演示，逐一上机完成胸骨旁左心室长轴切面、胸骨旁心底短轴切面、胸骨旁左心室短轴切面、心尖四腔及五腔心切面、心尖二腔心切面、剑突下四腔心切面的扫查。

3. 教师巡回指导　教师在学生操作过程中，随时给予操作技术指导、不规范操作纠正和问题答疑。

（二）实训结果

1. 每名学生能较规范完成上述心脏二维超声切面扫查操作。

2. 能显示出心脏二维超声切面的标准声像图。

【实训评价】

1. 学生通过检测、自评达到预期的实训目的和要求。

2. 教师针对学生操作过程中所存在的问题及原因和实训报告中的共性问题择机点评，提出改进的办法和措施。

（游晓功）

实训13　心脏 M 型、彩色与频谱多普勒超声检查

【实训目的】

1. 掌握心脏 M 型、彩色与频谱多普勒超声检查方法、扫查体位和标准切面声像图表现。

2. 熟悉检查前准备、超声仪调节使用和常见病声像图表现。

【实训准备】

1. 彩色多普勒超声诊断仪。

2. 医用耦合剂、卫生纸等。

3. 超声工作站存储图像、数字化课件、多媒体等超声资料图片。

【实训学时】

2 学时。

【实训方法与结果】

（一）实训方法

1. 教师示教

（1）探头选择：选用相控阵探头，频率一般为 2.5~3.5MHz。

（2）超声预置条件调节：预置条件选择为心脏，调节仪器以在二维声像图上清楚显示心脏结构。调节彩色增益，打开 CDFI，调节增益一般在 60%~70%，速度通常高于 60cm/s，以出现较纯的红、蓝色彩且彩色信号不溢出心腔外为准。

（3）心脏 M 型超声扫查流程：在胸骨旁左心室长轴切面上，超声束由心尖向心底做弧形扫查，依次演示心尖波群（1 区）、心室波群（2a 区）、二尖瓣前后叶波群（2b 区）、二尖瓣前叶波群（3 区）和心底波群（4 区）的扫查方法。

（4）分析心脏 M 型超声声像图：讲解心脏 M 型超声显示要点，强调显示的心室波群（2a 区）、二尖瓣波群（2b 及 3 区）、心底波群（4 区）在测量及观察心脏结构方面的重要性，明确各波群的主要作用。

（5）心脏彩色与频谱多普勒超声扫查流程：逐一演示胸骨旁左心室长轴切面、胸骨旁心底短轴切面、胸骨旁左心室短轴切面、心尖四腔及五腔心切面、心尖二腔心切面、剑突下四腔心切面的彩色与频谱多普勒超声观察方法。

（6）分析心脏彩色与频谱多普勒超声标准切面声像图：讲解心脏彩色与频谱多普勒超声标准切面显示要点，强调多普勒超声心动图在诊断心脏疾病方面的重要性，明确各标准切面的主要作用。

2. 学生上机操作　学生根据教师的操作演示，逐一上机完成胸骨旁左心室长轴切面、胸骨旁心底短轴切面、胸骨旁左心室短轴切面、心尖四腔及五腔心切面、心尖二腔心切面、剑突下四腔心切面的彩色与频谱多普勒超声探查。

3. 教师巡回指导　教师在学生操作过程中，随时给予操作技术指导、不规范操作纠正和问题答疑。

（二）实训结果

1. 每名学生能较规范完成上述心脏 M 型、彩色与频谱多普勒超声检查操作。

2. 能显示出心脏 M 型、彩色与频谱多普勒超声检查的标准声像图。

【实训评价】

1. 学生通过检测、自评达到预期的实训目的和要求。

2. 教师针对学生操作过程中所存在的问题及原因和实训报告中的共性问题择机点评,提出改进的办法和措施。

（游晓功）

实训 14　周围血管超声检查

【实训目的】

1. 掌握周围血管超声检查方法、扫查体位及正常声像图表现。

2. 熟悉颈动脉硬化性狭窄与下肢动脉硬化性狭窄的声像图表现;下肢静脉血栓形成的声像图表现;颈动脉硬化性狭窄的超声测量与评估;超声仪器调节。

3. 了解颈动脉、下肢动脉及下肢静脉的超声检查前准备;探查注意事项。

【实训准备】

1. 彩色多普勒超声诊断仪。

2. 医用耦合剂、卫生纸。

3. 超声工作站储存图像、数字化课件、多媒体等超声资料图片。

【实训学时】

2 学时。

【实训方法与结果】

（一）实训方法

1. 教师示教

（1）探头选择:选用线阵探头,频率一般为 7~10MHz。

（2）超声预置条件调节:预置条件选择为周围血管,选择 2~3 个聚焦点。

（3）周围血管超声扫查流程:逐一演示颈动脉、下肢动脉、下肢静脉的检查体位及扫查方法、彩色多普勒及频谱多普勒的操作。

（4）分析标准切面声像图:讲解周围血管扫查要点,分析标准切面图像显示的范围、亮度、对比等基本要求。

2. 学生上机操作　学生根据教师的操作演示,逐一上机完成颈动脉、下肢动脉、下肢静脉的扫查。

3. 教师巡回指导　教师在学生操作过程中,随时给予操作技术指导、不规范操作的纠正和问题答疑。

（二）实训结果

1. 每名学生能规范地完成颈动脉、下肢动脉纵断面和横断面切面扫查操作。

2. 能显示出颈动脉、下肢动脉、下肢静脉的标准声像图。

【实训评价】

1. 学生通过检测、自评达到预期的实训目的和要求。

2. 教师针对学生操作过程中所存在的问题及原因和实训报告中的共性问题择机点评,提出改进的办法和措施。

（游晓功）

实训 15 甲状腺、浅表淋巴结和运动系统超声检查

【实训目的】

1. 掌握甲状腺超声检查前准备、检查体位、扫查方法和标准切面声像图表现。

2. 熟悉超声仪调节使用和常见病声像图表现。

3. 了解多普勒超声的甲状腺应用。

【实训准备】

1. 彩色多普勒超声诊断仪。

2. 医用耦合剂、卫生纸等。

3. 超声工作站存储图像、数字化课件、多媒体等超声资料图片。

【实训学时】

3 学时。

【实训方法与结果】

（一）实训方法

1. 教师示教

（1）探头选择：选用线阵探头,频率一般为 7.5MHz 以上。

（2）超声预置条件调节：预置条件选择为甲状腺,选择 2~3 个聚焦点,动态范围调节适当。

（3）甲状腺、浅表淋巴结和运动系统扫查流程：逐一演示甲状腺横切、纵切,颈部淋巴结横切、纵切,肌肉、肌腱纵切、横切扫查方法。

（4）分析标准切面声像图：分析讲解标准切面显示的主要结构,标准切面图像显示的范围、亮度和对比等基本要求。

（5）演示超声预置条件、体位、呼吸动作等因素对甲状腺超声扫查效果的影响。

2. 学生上机操作　学生根据教师的操作演示,逐一上机完成甲状腺横切、纵切的扫查。

3. 教师巡回指导　在学生操作过程中,教师随时给予操作技术指导,对不规范操作予以纠正并回答学生的问题。

（二）实训结果

1. 每名学生能较规范完成上述两个切面扫查操作。

2. 能显示出上述两个切面的标准声像图。

3. 能指认出标准声像图的方位和显示的主要结构。

【实训评价】

1. 学生通过检测、自评达到预期的实训目的和要求。

2. 教师针对学生操作过程中所存在的问题及原因和实训报告中的共性问题择机点评,提出改进的办法和措施。

（游晓功）

实训16　超声图文工作站的使用

【实训目的】

1. 学会超声图文工作站基本操作。

2. 熟悉超声图文工作站的功能模块结构。

3. 能初步编辑超声图文报告。

【实训准备】

1. 彩色多普勒超声诊断仪。

2. 超声图文工作站。

【实训学时】

2学时。

【实训方法与结果】

（一）实训方法

1. 先由教师示教,然后学生分组进行操作练习。

2. 参观超声图文工作站,了解超声图文工作站的组成。

3. 讲解超声图文工作站的功能,演示图文工作站的常用功能并操作示范。

（1）开机。

（2）登记。

（3）图像接收。

（4）超声图像的处理。

（5）超声报告的编辑。

（6）超声报告的输出。

4. 讲解操作中的注意事项。

（二）实训结果

1. 说出超声图文工作站的登记、图像采集及报告书写步骤。

2. 根据实训内容写出实训报告。

【实训评价】

1. 学生通过检测、自评达到预期的实训目的和要求。

2. 教师针对学生操作过程中所存在的问题及原因和实训报告中的共性问题择机点评,提出改进的办法和措施。

（游晓功）

教学大纲（参考）

一、课程性质与教学任务

超声技术与诊断基础是三年制中等职业教育医学影像技术专业的一门专业核心课程。课程主要内容包括超声临床应用基础、超声扫查技术、正常声像图表现、超声扫查要点和注意事项、常见病超声诊断概要、实训指导和融合教材数字资源。课程任务是通过学习使学生具备基本的超声检查理论知识和较熟练的常用超声操作技术，熟悉常见病的超声诊断要点，具有人际沟通与社会工作能力，为临床培养实用型医学影像检查技术专门人才。

二、课程目标

（一）素质目标

1. 培养学生具有严谨的学风和踏实的作风。

2. 培养学生具有良好的职业道德，热情服务，恪尽职守，一丝不苟。

3. 培养学生具有良好的团结协作精神

4. 培养学生具有高度的社会责任感和奉献精神。

（二）知识目标

1. 掌握临床超声检查规范、设备操作技术、临床上常用部位和脏器超声检查方法及正常声像图表现。

2. 熟悉超声检查与诊断的物理基础、临床常用超声显示方式和常见病超声诊断要点。

3. 了解超声新技术、新设备。

（三）技能目标

1. 能熟练操作超声诊断仪，完成主要部位和脏器常用切面的超声扫查并获取常用切面的标准声像图。

2. 能做好超声检查前准备工作，对临床常见病做出初步的超声诊断，与超声诊断医生进行技术沟通，与患者进行良好的交流。

三、教学时间分配

章次	教学内容	学时数		
		理论	实践	合计
一	绪论	1	0	1
二	超声检查与诊断的应用基础	4	4	8
三	肝超声检查	4	5	9
四	胆系超声检查	3	3	6
五	胰腺超声检查	2	1	3
六	脾超声检查	1	1	2

章次	教学内容	学时数		
		理论	实践	合计
七	胃肠超声检查	2	1	3
八	泌尿系统与前列腺超声检查	3	3	6
九	妇科超声检查	2	2	4
十	产科超声检查	3	2	5
十一	心脏超声检查	5	5	10
十二	周围血管超声检查	1	2	3
十三	浅表器官超声检查	3	3	6
十四	介入性超声	2	0	2
十五	超声图像存储传输与图文处理	2	2	4
合　计		38	34	72

四、教学内容和要求

单元	教学内容	教学目标		教学活动参考	参考学时	
		知识目标	技能目标		理论	实践
一、绪论	（一）超声技术与诊断基础的内容与发展简介 1. 内容 2. 发展简介 （二）超声技术与诊断基础的特点与学习指导 1. 特点 2. 学习指导	掌握 了解 熟悉 掌握		理论讲授 案例教学 演示教学 启发教学 多媒体课件	1	
二、超声检查与诊断的应用基础	（一）超声成像基础 1. 超声波 2. 超声波的基本物理参数 3. 声束与声场 4. 超声分辨力 5. 界面与声阻抗 6. 界面对入射超声波的作用 7. 入射超声波对生物组织的作用	掌握 掌握 掌握 熟悉 掌握 熟悉 熟悉		理论讲授 案例教学 演示教学 启发教学 多媒体课件	4	

单元	教学内容	教学目标		教学活动参考	参考学时	
		知识目标	技能目标		理论	实践
二、超声检查与诊断的应用基础	（二）超声诊断仪功能调节 1. 超声诊断仪简介 2. 超声诊断仪功能调节 3. 超声诊断仪的维护与保养 （三）超声技术与诊断的临床应用基础 1. 超声检查方法 2. 超声回声描述和声像图分析 3. 超声伪像	掌握 掌握 掌握 掌握 掌握 熟悉				
	实训1　B超和M超功能调节与操作 实训2　彩色和频谱多普勒超声功能调节与操作		能独立完成超声检查的基本技术；会描述声像图分析的内容；会超声诊断仪功能调节	技能实践案例分析		4
三、肝超声检查	（一）肝解剖概要 1. 肝的位置、形态与结构 2. 肝的分叶分段 （二）肝超声检查技术和正常声像图 1. 检查前准备 2. 扫查方法和正常声像图 3. 扫查要点和注意事项 （三）肝常见病超声诊断概要 1. 肝囊肿 2. 多囊肝 3. 肝脓肿 4. 肝血管瘤 5. 肝癌 6. 脂肪肝 7. 肝硬化	了解 了解 熟悉 掌握 熟悉 熟悉 熟悉 熟悉 熟悉 熟悉 熟悉 熟悉		理论讲授 案例教学 演示教学 启发教学 多媒体课件	4	
	实训3　肝超声检查方法及测量 实训4　肝主要切面扫查操作和标准切面声像图分析		能独立完成肝常用切面的扫查及肝的测量；会描述肝正常声像图	技能实践案例分析		5

单元	教学内容	教学目标		教学活动参考	参考学时	
		知识目标	技能目标		理论	实践
四、胆系超声检查	（一）胆系解剖概要 1. 胆囊 2. 肝内胆管 3. 肝外胆管 （二）胆系超声检查技术和正常声像图 1. 检查前准备 2. 扫查方法和正常声像图 3. 扫查要点和注意事项 （三）胆系常见病超声诊断概要 1. 胆囊结石 2. 急性胆囊炎 3. 胆囊息肉样病变 4. 胆囊癌 5. 阻塞性黄疸	了解 了解 了解 熟悉 掌握 熟悉 掌握 熟悉 熟悉 熟悉 熟悉			3	
	实训5　胆系超声检查		能独立完成胆道常用切面的扫查；会描述胆道正常声像图	技能实践案例分析		3
五、胰腺超声检查	（一）胰腺解剖概要 1. 胰腺的位置与毗邻 2. 胰腺的分部 3. 胰腺的血管定位标志 （二）胰腺超声检查技术和正常声像图 1. 检查前准备 2. 扫查方法和正常声像图 3. 扫查要点和注意事项 （三）胰腺常见病超声诊断概要 1. 急性胰腺炎 2. 胰腺囊肿 3. 胰腺癌	了解 了解 了解 熟悉 掌握 熟悉 熟悉 熟悉 熟悉		理论讲授 案例教学 演示教学 启发教学 多媒体课件	2	
	实训6　胰腺超声检查		能独立完成胰腺常用切面的扫查；会描述胰腺正常声像图	技能实践案例分析		1

单元	教学内容	教学目标		教学活动参考	参考学时	
		知识目标	技能目标		理论	实践
六、脾超声检查	（一）脾解剖概要 （二）脾超声检查技术和正常声像图 1. 检查前准备 2. 扫查方法和正常声像图 3. 扫查要点和注意事项 （三）脾常见病超声诊断概要 1. 弥漫性脾大 2. 脾破裂	了解 了解 掌握 熟悉 熟悉 熟悉		理论讲授 案例教学 演示教学 启发教学 多媒体课件	1	
	实训7　脾超声检查		能独立完成脾常用切面的扫查；会描述脾正常声像图	技能实践 案例分析		1
七、胃肠超声检查	（一）胃肠解剖概要 （二）胃肠超声检查技术和正常声像图 1. 检查前准备 2. 扫查方法和正常声像图 3. 扫查要点和注意事项 （三）胃肠常见病超声诊断概要 1. 胃肠道肿瘤 2. 肠套叠 3. 急性阑尾炎 4. 肠系膜淋巴结肿大	了解 熟悉 掌握 熟悉 熟悉 熟悉 熟悉 熟悉		理论讲授 案例教学 演示教学 启发教学 多媒体课件	2	
	实训8　胃肠超声检查		能独立完成胃的超声扫查；会描述胃正常声像图	技能实践 案例分析		1
八、泌尿系统与前列腺超声检查	（一）泌尿系统超声检查 1. 解剖概要 2. 检查前准备 3. 扫查方法和正常声像图 4. 扫查要点和注意事项 5. 泌尿系统结石 6. 肾积水 7. 肾囊性病变	了解 熟悉 掌握 熟悉 熟悉 熟悉 熟悉		理论讲授 问题教学 案例教学 演示教学 启发教学 多媒体课件	3	

单元	教学内容	教学目标 知识目标	教学目标 技能目标	教学活动参考	参考学时 理论	参考学时 实践
八、泌尿系统与前列腺超声检查	8. 肾错构瘤 9. 肾细胞癌 10. 膀胱肿瘤 （二）前列腺超声检查 1. 前列腺解剖概要 2. 检查前准备 3. 扫查方法和正常声像图 4. 扫查要点和注意事项 5. 前列腺增生症 6. 前列腺癌	熟悉 熟悉 熟悉 了解 熟悉 掌握 熟悉 熟悉 熟悉				
	实训9　泌尿系统及前列腺超声检查		能独立完成泌尿系统及前列腺超声检查；会描述正常泌尿系统及前列腺正常声像图	技能实践案例分析		3
九、妇科超声检查	（一）子宫及附件解剖概要 1. 子宫 2. 输卵管与卵巢 （二）子宫及附件超声检查技术和正常声像图 1. 检查前准备 2. 扫查方法和正常声像图 3. 扫查要点和注意事项 （三）子宫及附件常见病超声诊断概要 1. 宫内节育器 2. 子宫肌瘤 3. 子宫腺肌病 4. 子宫内膜癌 5. 卵巢非赘生性囊肿 6. 卵巢肿瘤	了解 了解 熟悉 掌握 熟悉 掌握 掌握 熟悉 熟悉 熟悉 熟悉		理论讲授 问题教学 案例教学 演示教学 启发教学 多媒体课件	2	
	实训10　子宫及附件超声检查		能独立完成子宫及附件超声扫查；会描述正常子宫及附件声像图	技能实践案例分析		2

单元	教学内容	教学目标		教学活动参考	参考学时	
		知识目标	技能目标		理论	实践
十、产科超声检查	（一）正常妊娠超声检查 1. 早期妊娠超声检查 2. 中晚期妊娠超声检查 3. 胎儿发育与测量 （二）异常妊娠超声检查 1. 流产 2. 异位妊娠 3. 葡萄胎 4. 前置胎盘 5. 羊水异常 （三）胎儿畸形超声检查 1. 无脑儿 2. 脑膨出 3. 脊柱裂 4. 腹壁缺损内脏外翻 5. 单心室 6. 致死性骨发育不良	掌握 掌握 掌握 熟悉 熟悉 熟悉 熟悉 熟悉 熟悉 熟悉 熟悉 熟悉 熟悉 熟悉		理论讲授 案例教学 演示教学 启发教学 多媒体课件	3	
	实训 11　产科超声检查		能独立完成模拟早中晚期妊娠的扫查；会描述正常早中晚期妊娠声像图	临床见习 案例分析		2
十一、心脏超声检查	（一）心脏解剖概要 1. 心脏的位置与外形 2. 心脏的结构 （二）心脏超声检查技术与正常超声心动图 1. 检查前准备 2. 二维超声心动图 3. M 型超声心动图 4. 多普勒超声心动图 5. 超声测值与心功能测定 6. 扫查要点和注意事项 （三）心脏常见病超声诊断概要 1. 房间隔缺损 2. 室间隔缺损	了解 了解 熟悉 掌握 掌握 掌握 掌握 熟悉 熟悉 熟悉		理论讲授 案例教学 演示教学 启发教学 多媒体课件	5	

单元	教学内容	教学目标		教学活动参考	参考学时	
		知识目标	技能目标		理论	实践
十一、心脏超声检查	3. 动脉导管未闭 4. 二尖瓣狭窄及关闭不全 5. 主动脉瓣狭窄及关闭不全 6. 肥厚型心肌病 7. 心肌梗死 8. 心包积液	熟悉 熟悉 熟悉 熟悉 熟悉 熟悉				
	实训12 心脏二维超声检查 实训13 心脏M型、彩色与频谱多普勒超声检查		能独立完成心脏二维超声检查;能独立完成心脏M型及多普勒超声检查;会描述心脏正常声像图	临床见习案例分析		5
十二、周围血管超声检查	(一)颈动脉超声检查 1. 颈动脉解剖概要 2. 检查前准备 3. 扫查方法和正常声像图 4. 扫查要点和注意事项 5. 颈动脉硬化性闭塞症 (二)下肢动脉超声检查 1. 下肢动脉解剖概要 2. 检查前准备 3. 扫查方法和正常声像图 4. 扫查要点和注意事项 5. 下肢动脉硬化性闭塞症 (三)下肢静脉超声检查 1. 下肢静脉解剖概要 2. 检查前准备 3. 扫查方法和正常声像图 4. 扫查要点和注意事项 5. 下肢深静脉血栓形成	了解 熟悉 掌握 熟悉 熟悉 了解 熟悉 掌握 熟悉 熟悉 了解 熟悉 掌握 熟悉 熟悉		理论讲授 案例教学 演示教学 启发教学 多媒体课件	1	
	实训14 周围血管超声检查		能独立完成周围血管的超声扫查;会描述周围血管正常声像图	临床见习案例分析		2

单元	教学内容	教学目标		教学活动参考	参考学时	
		知识目标	技能目标		理论	实践
十三、浅表器官超声检查	（一）甲状腺超声检查 1. 甲状腺解剖概要 2. 检查前准备 3. 扫查方法和正常声像图 4. 扫查要点和注意事项 5. 甲状腺功能亢进症 6. 甲状腺肿 7. 甲状腺腺瘤 8. 甲状腺癌 （二）乳腺超声检查 1. 乳腺解剖概要 2. 检查前准备 3. 扫查方法和正常声像图 4. 扫查要点和注意事项 5. 乳腺增生症 6. 乳腺纤维腺瘤 7. 乳腺癌 （三）浅表淋巴结超声检查 1. 淋巴结解剖概要 2. 检查前准备 3. 扫查方法和正常声像图 4. 扫查要点和注意事项 5. 淋巴结增大评估分析 （四）运动系统超声检查 1. 运动系统解剖概要 2. 检查前准备 3. 扫查方法和正常声像图 4. 扫查要点和注意事项 5. 运动系统常见疾病超声诊断	了解 熟悉 掌握 熟悉 熟悉 熟悉 熟悉 熟悉 了解 熟悉 掌握 熟悉 熟悉 熟悉 熟悉 了解 熟悉 掌握 熟悉 熟悉 了解 熟悉 掌握 熟悉 熟悉		理论讲授 案例教学 演示教学 启发教学 多媒体课件	3	
	实训15 甲状腺、浅表淋巴结和运动系统超声检查		能独立完成甲状腺、浅表淋巴结超声扫查；会描述正常甲状腺、浅表淋巴结超声扫查声像图	临床见习 案例分析		3

单元	教学内容	教学目标		教学活动参考	参考学时	
		知识目标	技能目标		理论	实践
十四、介入性超声	（一）超声引导穿刺的技术原则 1. 介入超声器材 2. 穿刺路径的选择原则 3. 影响穿刺精度的因素 （二）临床常用超声介入技术 1. 超声引导下穿刺活检 2. 囊性病变介入治疗 3. 超声引导消融治疗	 了解 了解 了解 熟悉 熟悉 了解		理论讲授 案例教学 演示教学 启发教学 多媒体课件	2	
十五、超声图像存储传输与图文处理	（一）超声图像传输与存储 1. DICOM 标准与 DICOM 格式图像 2. 超声图像分类与格式 3. 超声图像接收与传输 4. 超声图像存储与备份 （二）超声图文工作站功能介绍 1. 信息登记 2. 图像接收与处理 3. 报告编辑与打印 4. 图像备份与教学科研 5. 科室管理 （三）超声报告规范与书写格式 1. 超声报告书写规范 2. 超声报告的基本格式及要求	 了解 了解 了解 熟悉 熟悉 熟悉 掌握 了解 了解 掌握 掌握		理论讲授 案例教学 演示教学 启发教学 多媒体课件	2	
	实训 16　超声图文工作站的使用		能独立完成超声图文工作站的登记、图像采集及报告书写	临床见习 案例分析		2

五、说明

（一）教学安排

本课程标准主要对中等卫生职业教育医学影像技术专业教学使用,总学时为 72 学时,其中理论教学 38 学时,实训 34 学时。

（二）教学要求

1. 本课程对知识部分教学目标分为掌握、熟悉、了解三个层次。掌握：指对基本知识、基本理论有较深刻的认识，灵活地运用所学的知识解决实际问题。熟悉：指能够领会概念、原理的基本含义，解释现象。了解：指对基本知识、基本理论能有一定的认识，能够记忆所学的知识要点。

2. 本课程重点突出以岗位胜任能力为导向的教学理念，在技能目标分为能和会两个层次。能，指能独立、规范地解决实践技能问题，完成实践技能操作。会，指在教师指导下能初步实施实践技能操作。

（三）教学建议

1. 本课程依据医学影像技术岗位的工作任务、职业能力要求，强化理论实践一体化，突出"做中学、学中做"的职业教育特色，根据培养目标、教学内容和学生的学习特点以及相关资格考试要求，提倡项目教学、案例教学、任务教学、情境教学等方法，利用校内外实训基地，将学生的自主学习、合作学习和教师引导教学等形式有机组合。

2. 教学过程中，可通过测验、观察记录、技能考核和理论考试等形式对学生的职业素养、专业知识和技能进行综合考评。应体现评价主体、评价过程和评价方式的多元化。评价内容不仅关注学生对知识的理解和技能的掌握，更应关注知识在临床实践中运用和解决实际问题的能力，重视职业素质的养成。

参 考 文 献

[1] 任卫东,常才.超声诊断学[M].3版.北京:人民卫生出版社,2013.

[2] 郭万学.超声医学[M].6版.北京:人民军医出版社,2014.

[3] 姜玉新,冉海涛.医学超声影像学[M].2版.北京:人民卫生出版社,2016.

[4] 姜玉波.超声技术与诊断基础[M].3版.北京:人民卫生出版社,2016.

[5] 周进祝,吕国荣.超声检查技术[M].北京:人民卫生出版社,2020.

[6] 中国医师协会超声医师分会.中国腹部超声检查指南[M].北京:人民卫生出版社,2022.

[7] 中国医师协会超声医师分会.中国妇科超声检查指南[M].北京:人民卫生出版社,2017.